ERNÄHRUNG
FÜR DIE SCHÖNHEIT

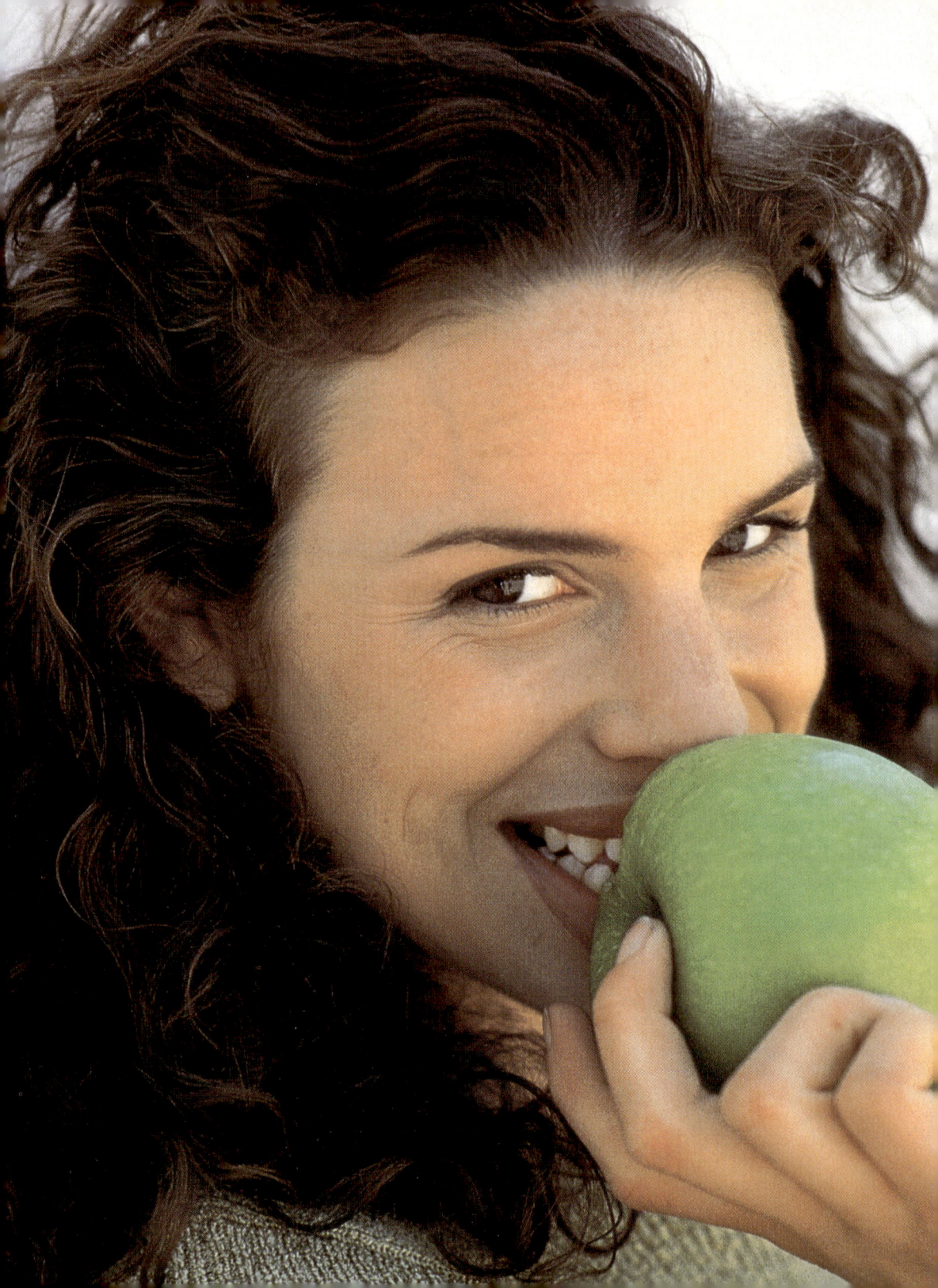

Klaus Oberbeil

ERNÄHRUNG FÜR DIE SCHÖNHEIT

Natürliche Vitalstoffe für gesunde Haut und strahlendes Aussehen

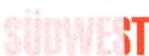
SÜDWEST

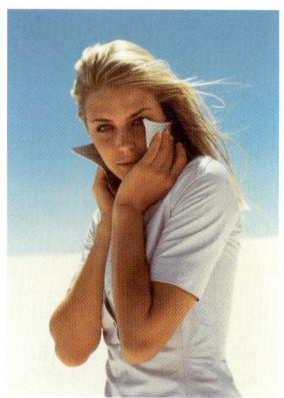

INHALT

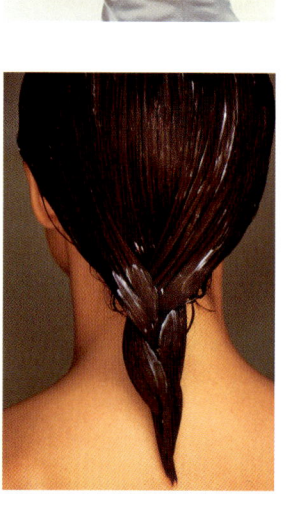

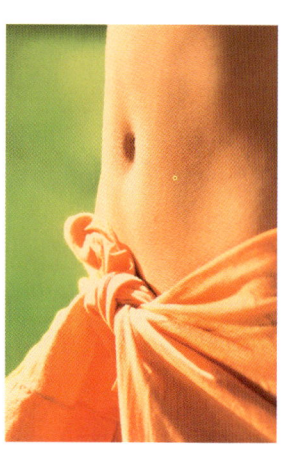

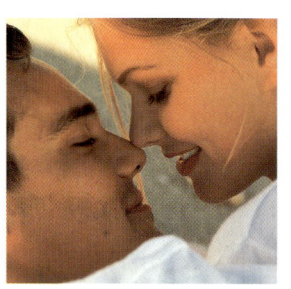
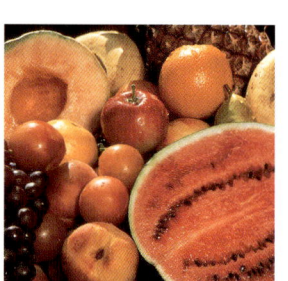
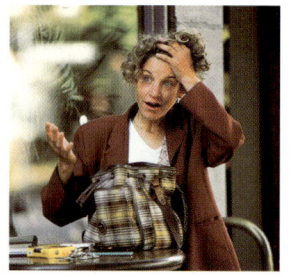
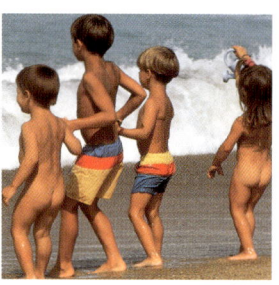

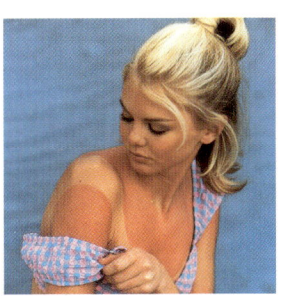

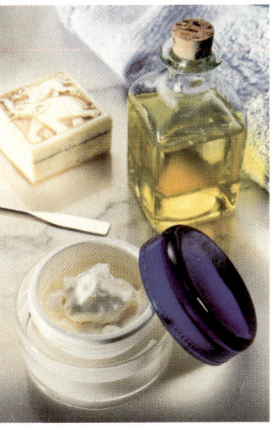

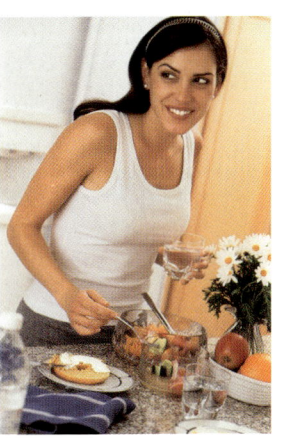

Vorwort

Gesunde Haut ist in unserer heutigen Zeit zu einer Seltenheit geworden. Allergien, Autoimmunerkrankungen und andere, in ihrem Ursprung noch ungeklärte Krankheiten nehmen stark zu. Was viele schon lange aus eigener Erfahrung wissen, haben moderne Zellforscher jetzt bestätigt: Durch gesunde Ernährung und die Zufuhr von bestimmten Biostoffen können wir einen erheblichen Einfluss auf den Zustand unserer Haut nehmen und Krankheiten lindern oder sogar ausheilen.

Die Haut – weit mehr als eine äußere Hülle

Unsere Haut ist ein lebenswichtiges Schutzorgan und zugleich Exponent unserer äußeren Schönheit. Eine schöne Haut ist erstrebenswert und wird oft teuer bezahlt.

Leicht hat es unsere Haut nicht: Sie muss unseren ganzen Körper nach außen hin abschließen, möglichst vor Regen und Kälte, Hitze und zu starker Sonnenbestrahlung schützen, zudem soll sie mit kleinen Verletzungen fertig werden, Temperatur und Feuchtigkeit regulieren, dabei feinste Sinnesreize aufnehmen und sich gegen Unmengen von Pilzen, Parasiten und anderen Mikroorganismen wehren, die sich ständig auf ihr tummeln. Seit Mitte der neunziger Jahre gibt es atemberaubende neue Erkenntnisse über Hautschichten und Unterbau, den fein abgestimmten Kosmos aus Bindegewebe, Blutgefäßen, Nerven, Schweiß-, Talg- und Haarbalgdrüsen, Pigmentzellen, Lymphgefäßen und Nervenendigungen. Unter dem Mikroskop mutet jeder Quadratmillimeter Haut wie eine betriebsame Großstadt an, in der unablässig – Tag und Nacht – reges Leben herrscht.

Falsche Versprechen der Kosmetikindustrie

Viele Menschen glauben, ihre Haut von außen so behandeln zu können, dass sie immer schön glatt und weich bleibt. Verlockende Angebote an Salben und Sprays, Wässerchen und Cremes, Seifen und Badezusätzen versprechen uns ein nahezu ewig jugendliches Aussehen. Unsere Haut jedoch betrachtet gerade solche Substanzen als Fremdkörper, ihre Zellen müssen das vermeintlich Gute mit großer Energie bekämpfen. Ein Beispiel dafür sind bestimmte säure- oder alkoholhaltige Tinkturen, die auf einen Wattebausch aufgetragen werden und mit denen man nun wahrlich viel fettigen Schmutz von Nase und Wangen reiben kann – und dies selbst nach ausgiebiger Gesichtswäsche. Was da am Wattebausch haften bleibt, ist aber für die Haut selbst eine äußere Schutzschicht, auch wenn diese unterm Mikroskop von hässlichen Mikroben geradezu wimmelt. Unsere Haut züchtet diese Mikroorganismen zum Schutz vor krankheitserregenden Keimen. Und sie ist deshalb nicht gerade davon begeistert, wenn diese Schutzschicht mit einer scharfen Flüssigkeit abgerieben wird.

Schönheit kommt von innen

Unsere Haut ist nicht nur äußere Körperhülle, sondern ein Organ wie Herz, Niere oder Leber auch. Sie ist an den inneren Stoffwechsel angeschlossen und bezieht ihre Gesundheit in erster Linie aus Darm, Leber, Blut oder anderen inneren Versorgungsmechanismen. Die Haut wird also von innen ernährt, verjüngt und verschönt.

Viele Menschen haben ihre Haut durch Fehlernährung oder durch schlechte Behandlung von außen geschädigt. Mit ihrem Spiegelbild sind sie nicht immer glücklich: Falten, Krähenfüße, schlaffes Gewebe, störende Fettablagerungen, ein grauer, ungesunder Teint, trockene, rissige Haut, geplatzte Äderchen, Pickel, Ekzeme u. v. a. m. Dabei entscheidet gerade der Zustand der Haut darüber, wie jung man wirkt. Sie ist der entscheidende Faktor für ein positives persönliches Erscheinungsbild.

Die gute Nachricht: Hautzellen warten oft gierig auf Nachschub an verjüngenden Biostoffen. Werden diese reichlich übers Blut angeliefert, blüht die Haut oft innerhalb weniger Tage regelrecht auf, ähnlich einem ausgetrockneten Wüstenboden nach einem ordentlichen Regenguss. Bis tief hinein ins Bindegewebe kommt es dann zur stürmischen Neubildung von Hautstrukturen. Bereits eine einzige Woche eines hautfreundlichen Speiseplans verleiht unserem Äußeren bei entsprechender Disposition mehr an Attraktivität als viele Kosmetikprodukte zusammen. Hier muss einschränkend gesagt werden, dass es auch gesunde, natürliche Kosmetika gibt, also eine empfehlenswerte Pflege von außen. Wie diese aussieht und auf welche Weise sie hilft – auch darüber erfahren Sie außerordentlich viel Interessantes in diesem Buch.

Mit gesunder, auf den Hautstoffwechsel abgestimmter Ernährung können Sie Ihre Haut verschönern und darüber hinaus viel für Ihr Allgemeinbefinden tun.

9

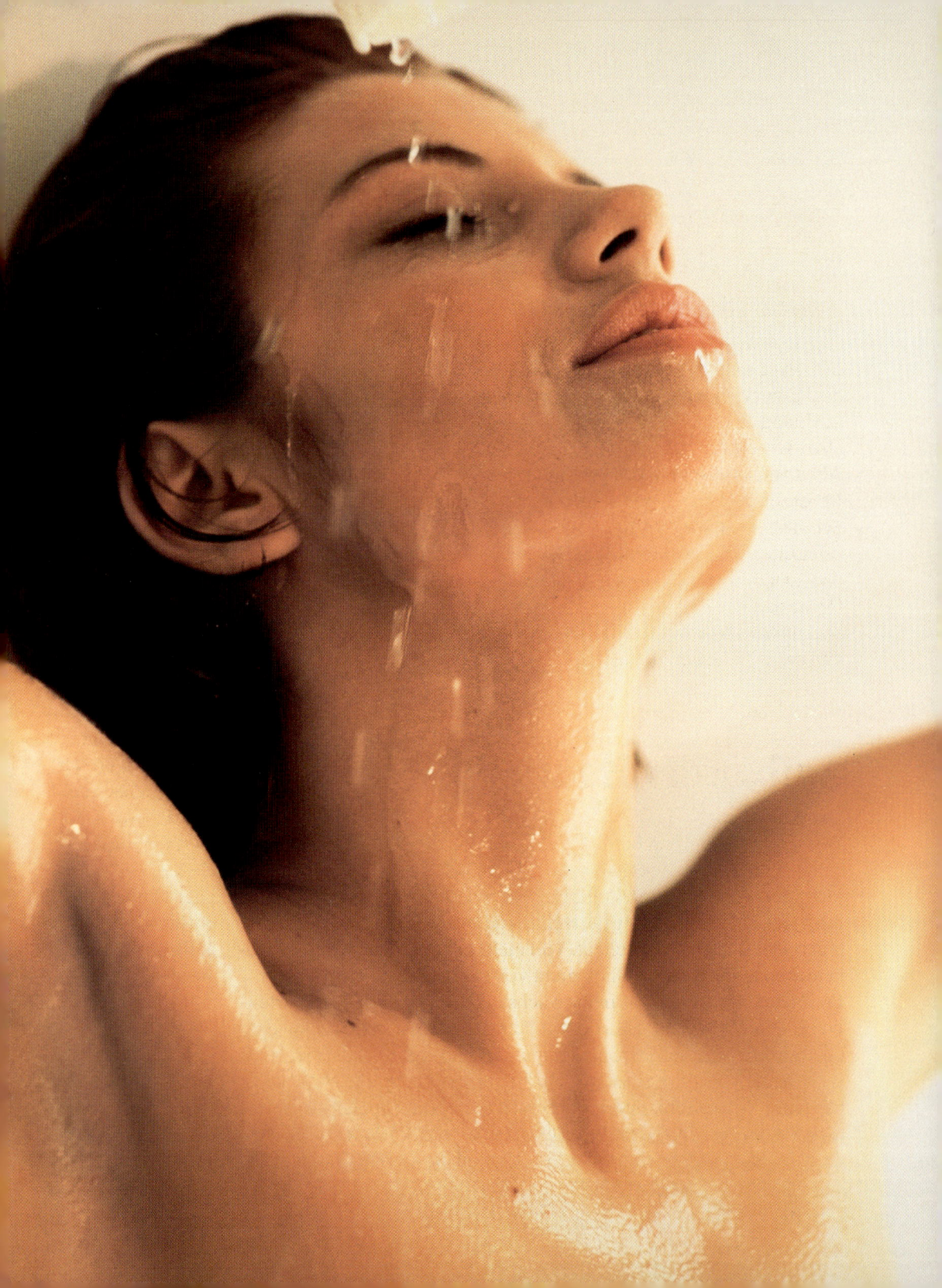

DIE HAUT – UNSER GRÖSSTES ORGAN

Die Haut stellt sowohl Grenze als auch Verbindung zur Außenwelt dar. Einerseits schützt sie uns vor Umwelteinflüssen wie Sonnenstrahlung, Hitze, Kälte oder schädlichen Bakterien und Viren, hat also Abwehrfunktion, andererseits ermöglicht sie als Sinnesorgan den Kontakt unseres Körpers mit der Umwelt. Ihr Zustand zeigt häufig unser seelisches und körperliches Befinden an. Sie hat zudem Schutz-, Speicher- und Ausscheidungsfunktionen. Ein halber bis zehn Liter Schweiß können täglich über unsere Haut abgegeben werden. Durch ihre vielfältigen Aufgaben ist die Haut ein sehr wichtiges Organ unseres Körpers, wenn nicht das wichtigste. Sie macht 15 Prozent unseres Körpergewichts aus und nimmt ausgebreitet eine Fläche von ca. zwei Quadratmeter ein.

Beachten Sie: Die Hautoberfläche von Babys und Kleinkindern ist im Verhältnis zu ihrem Körpergewicht wesentlich größer als diejenige von Erwachsenen. Deshalb muss sie besonders gegen äußere Reize, wie z. B. Kälte geschützt werden.

Aufbau der Haut

Wenn wir unsere Haut betrachten, sehen wir eine mehr oder weniger behaarte Fläche, die stellenweise von Fältchen durchzogen ist und unter der an manchen Stellen bläuliche Adern durchschimmern. Mal fühlt sich die Haut trocken an, mal sondert sie Schweiß ab, ein andermal bildet sich eine Gänsehaut. Viel mehr gibt die Haut von ihrem Innenleben auf den ersten Blick nicht von sich preis.

Die Natur, mit allem, was in ihr wächst, ist in ihrer grandiosen Artenvielfalt, ihrer Schönheit und ihrem üppigen Wachstum immer wieder beeindruckend. Ein ebensolch reges Treiben spielt sich aber auch im Mikrokosmos der einzelnen Zellen oder Gewebeteile ab. Je tiefer moderne Wissenschaftler mit innovativen Mikroskopen ins Innere dieser winzigen Wunderwelt eindringen, desto mehr ergeben sich hier bislang unbekannte und wahrlich atemberaubende Einblicke.

> ### Wissenswertes über unsere Haut
>
> ● Sie besteht aus drei Schichten: der äußeren Epidermis (ca. 0,1 Millimeter dick), der bindegewebereichen Dermis (ca. 0,5 bis 3,5 Millimeter dick) und der darunter liegenden subkutanen Bindegewebe- und Fettschicht (im Normalfall bis zu 25 Millimeter dick).
>
> ● Die Haut ist unser größtes Organ. Ihre Oberfläche beträgt ca. zwei Quadratmeter, sie macht etwa 15 Prozent unseres Körpergewichts aus.
>
> ● Ein daumennagelgroßer Fleck Gesichtshaut enthält etwa einen Meter Blutgefäße, 100 Schweiß-, 15 Öl- und 60 Haarbalgdrüsen, vier Meter Nervenbahnen, mehrere tausend Pigmentzellen (für die Hautbräunung), eineinhalb Meter Lymphgefäße und 25 Nervenenden (für Tast- und Schmerzsinn).
>
> ● Jeden Tag dünstet die Haut bis zu zwei Liter Flüssigkeit aus, bei Hitze noch wesentlich mehr.
>
> ● Haare und Nägel sind so genannte Hautanhangsgebilde. Deshalb sind ihnen in diesem Buch auch entsprechende eigene Kapitel gewidmet.

Hauttalg ist ein natürlicher Feuchthaltefaktor der Haut. Der äußere Schutzfilm der Haut kann durch übermäßiges Waschen, insbesondere mit seifenhaltigen Mitteln, beeinträchtigt werden. Es entsteht ein so genanntes Austrocknungsekzem.

Die Haut und ihre Schichten

Alle drei Hautschichten zusammen bilden eine äußerst stoffwechselaktive Einheit. Wer störende Hauterscheinungen oder -beschwerden behandeln oder erfolgreich Falten bzw. Runzeln bekämpfen möchte, darf seine Fürsorge deshalb nicht ausschließlich auf die äußere Hautschicht richten. Denn was oben an der Epidermis schön und glatt sein soll, muss von unten über Hautunterschicht und Dermis mit einer Fülle wichtiger Nährstoffe versorgt werden.

Der äußere Schutzfilm der Haut

Ganz außen schmiegt sich ein säurehaltiger Film an die äußere Epidermis. Er besteht aus ranzig gewordenem Talg, Schweißablagerungen, totem Eiweißmüll und abgestorbenen Hautschuppen. Unter

einem Hochleistungsmikroskop bietet sich ein regelrechtes Grusel-
bild: Da kriechen und bewegen sich schrecklich hässliche Kleinst-
tierchen, Mikroorganismen wie Pilze, Parasiten, Bakterien oder
Viren. Sie bekämpfen sich gegenseitig, um bei der Besiedelung
dieses Lebensraums möglichst die Konkurrenz auszuschalten.

Mikroben aller Art sind stets gegenwärtig. Ein Beispiel: Man kann
seinen Salat putzen und waschen, so viel man will – diese Kleinstlebewesen lassen sich selbst von großen, glatten Kopfsalatblättern
nicht vollständig abwaschen. Nicht anders verhält es sich mit der
Haut. Haut und Salat haben dabei eines gemeinsam: Dieser gruselige
Mikrobenfilm ist gar nichts Schlechtes, sondern ein eminent wichtiger Schutzfilm, dem unsere Haut ihre Gesundheit mit verdankt. Denn
im Lauf der Evolution haben sich die »guten« Mikroben als stärker
erwiesen, sie fressen »böse« Fremdkeime einfach auf, damit sie keinen Schaden anrichten können.

Der saure pH-Wert der Haut

Dieser sehr lebendige Schutzfilm der Haut hat einen pH-Wert im sauren Bereich, deshalb schmeckt die Haut auch leicht säuerlich. Säure
vernichtet Bakterien und schreckt die mikroskopisch winzigen
Krankheitserreger auch generell ab. Wenn wir unsere Haut nun mit
alkalischen, basischen Stoffen reinigen (alkalische oder basische
Stoffe sind das Gegenteil von Säuren), dann werden Hautschweiß-
säuren neutralisiert, die Haut verliert ihren Schutzfilm. Darüber freu-
en sich natürlich die Krankheitserreger, weil ihre Feinde, die »guten«
Mikroben, in Massen absterben. Die Haut wird infektiös befallen –
sehr schnell können sich dann auch verschiedenste Hautkrankheiten
einstellen. Empfehlenswert sind daher möglichst neutrale Waschsubstanzen, die den Säureschutzmantel der Haut nicht angreifen.

Die Epidermis

Die Epidermis ist eine teilweise verhornte Schicht, die an den Hand-
und vor allem an den Fußsohlen recht dick und derb werden kann.
Wer viel barfuß geht, bildet an den Sohlen eine bis zu zwei Millimeter dicke Schicht aus. Diese äußerste Hautschicht besteht – genauer
betrachtet – aus vier Hautschichten. Unter der Hornschicht regt sich
schon emsiger Zellstoffwechsel. Hier baut sich eine massive Barrie-

Ein pH-Wert von 7 gilt als neutral. Gesunde, normale Haut hat einen pH-Wert von 5,5 – ist also leicht sauer. Der Säureschutz-mantel besteht vorwiegend aus Amino- und Fettsäuren sowie Cholesterin und Milchsäure.

Die Dicke der äußersten Hornschicht ist unterschiedlich, je nachdem, wie stark die jeweilige Hautpartie beansprucht wird. Im Schnitt ist sie nur ein Zehntel Millimeter stark, an den Fußsohlen dagegen bildet sie bis zu eineinhalb Millimeter dicke Schwielen.

re gegen Krankheitserreger auf, überhaupt gegen alle feindlichen Einflüsse von außen (z. B. Hitze, Frost, Kratz- oder Schlageinwirkungen). Diese Hautschicht ist gleichzeitig Exponent unserer äußeren Schönheit. Eine gesunde Haut ist stets glatt, elastisch und fest.

Die verschiedenen Schichten der Oberhaut

Die Epidermis oder Oberhaut wird nicht von den Blutgefäßen erreicht und dementsprechend auch nicht mehr durchblutet. Dies ist auch recht vernünftig, denn ansonsten würde unsere Haut bei der allergeringsten Abschürfung sehr heftig bluten. Ebenso wären außen liegende Blutgefäße möglichen Krankheitserregern stark ausgesetzt. Der Aufbau der Epidermis mit ihren speziellen Zellen (den Keratinozyten) ist ein Wunder für sich:

Zuerst bilden sich in der untersten Schicht der Oberhaut (der Basalschicht) aufrecht stehende Zellen. Diese teilen sich und wandern teilweise nach oben, der äußersten Hautschicht entgegen. Dabei legen sie sich mehr und mehr quer und schieben sich wie Zwiebelschalen übereinander, ehe sie – an der Oberfläche – eine feste, undurchdringliche Schicht aus winzigen verhornten Platten bilden. Der Weg der unteren Basalzellen bis in die Hornhaut und schließlich zur schuppenartigen Abschilferung dauert rund 15 Tage.

Die Haut bewahrt unseren Organismus vor vielen schädlichen Einflüssen. Deshalb ist es so wichtig, sie sorgfältig zu pflegen und ausreichend zu schützen – und das nicht nur unter extremen Bedingungen.

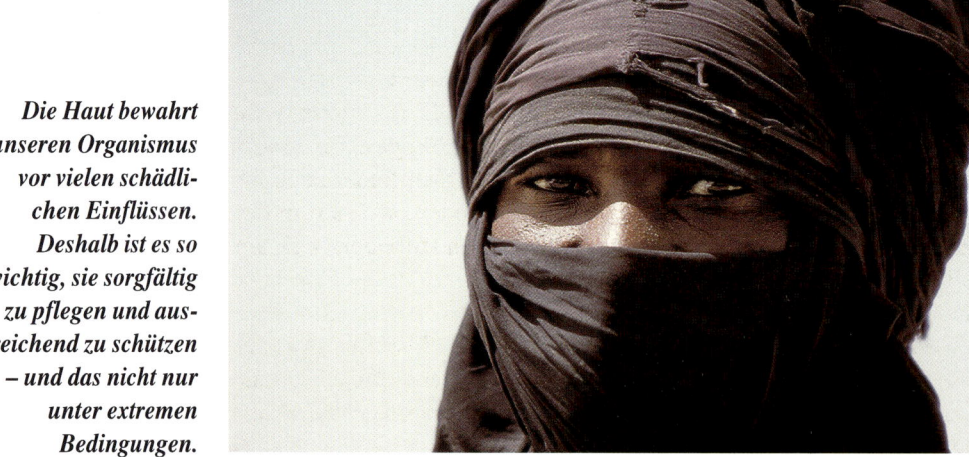

Schnelle Regeneration durch Keratinozyten

Ein Teil dieser ursprünglich aufrecht stehenden Zellen bleibt in tieferen Lagen in Reserve. Wenn wir uns nun in der Küche beim Kartoffelschälen in den Finger schneiden, werden diese Reservekeratinozyten sofort zur Ausbesserung und Abdichtung nach oben geschickt. Vermengt werden die feinen Platten der äußeren Hornschicht mit einem fetthaltigen Mörtel. Dieser macht die Haut weich, flexibel – und vor allem aufnahmefähig für Wasser. Das ist ganz wichtig, denn gerade die Kombination von Wasser und Fettsubstanzen macht die Haut geschmeidig und schön.

Die Dermis

So richtig turbulent wird es in der darunter liegenden Dermisschicht. Da wimmelt es geradezu von Blut- und Lymphgefäßen, Nervenfasern, verschiedenen Kollagenstrukturen, Schweiß- und Talgdrüsen bzw. -kanälen usw. Mächtige Wurzelbälge treiben Haare durch sie hindurch in die äußerste Hornschicht.

Je üppiger diese Zwischenschicht ist, desto mehr profitieren wir von ihr. Ganz klar, dass dieses eifrige Zellgeschehen rund um die Uhr genährt werden will. Denn hier wird schließlich auch das Bindegewebe produziert, die kräftige, stützende und polsternde Unterschicht jugendlicher, gesunder Haut.

Die Unterhaut

Unter der Dermis liegt die Unterhautschicht oder Subkutis. Bindegewebe wird hier nur noch wenig produziert, dafür aber viel Fett eingebaut, das die Haut ebenfalls braucht (z. B. als Schutz vor Kälte). Frauen sind dabei biologisch bedingt mit mehr Fettgewebe ausgestattet als Männer. Das sorgt für sanfte Kurven, aber leider auch für unerwünschte Pölsterchen. Es gibt Körperregionen, wo sich in der Subkutis mehrere Zentimeter dicke Fettschichten aufbauen (z. B. am Bauch). An anderen Stellen (z. B. den Augenlidern) ist der Fettanteil äußerst gering. Die subkutane Schicht gesund erhalten bedeutet demnach auch Gewichtskontrolle und eine entfettende Ernährungsweise. Denn Fettzellen (so genannte Adipozyten) sind unersättlich. Sie können hässlich gelb aufquellen und dabei praktisch unerschöpflich viel Triglyzeride (Fettmoleküle) aufnehmen.

In der Dermis befinden sich auch die Duftdrüsen, die hormonell gesteuert bei jedem Menschen seinen typischen, individuellen Körpergeruch erzeugen. Ob wir jemand gut riechen können, entscheidet auch unser Unterbewusstsein, das den jeweiligen Duft wahrnimmt und gefühlsmäßig einordnet.

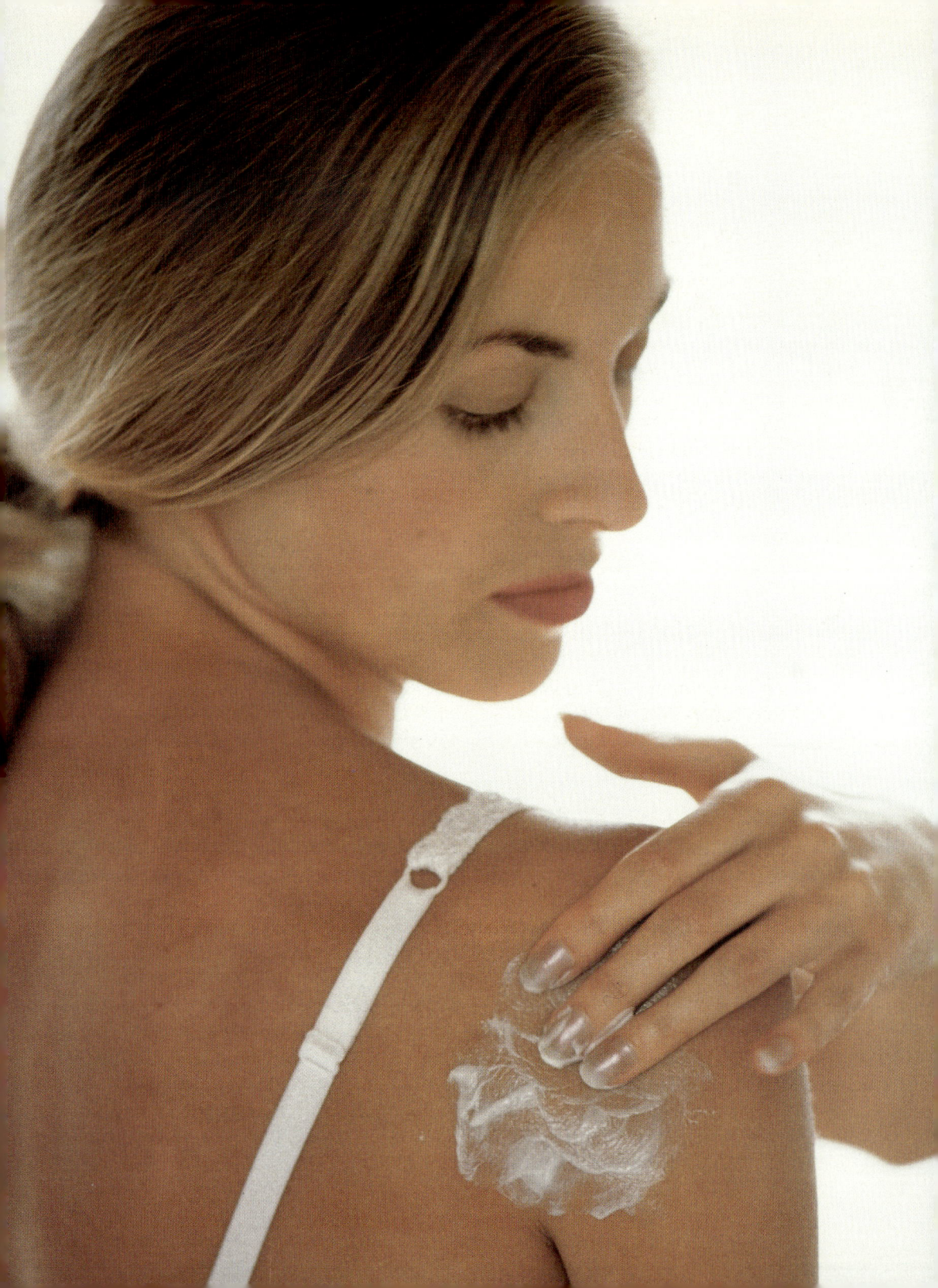

DIE OBERHAUT – DAS BILD IM SPIEGEL

Ob wir eine schöne, glatte Haut haben, hängt in erster Linie vom Zustand unserer Epidermis, also der äußersten Hautschicht, ab. Darüber hinaus leistet unsere Oberhaut aber noch wesentlich mehr: Sie ist eine Schutzbarriere gegen schädliche Einwirkungen von außen. Für eine gesunde Ernährung der Haut zu sorgen, ist also längst nicht nur eine Frage des guten Aussehens, sondern aktiver Gesundheitsschutz.

Die Oberhaut hat zahlreiche Mittel zur Verfügung, um sich selbst zu schützen. Äußerlich angewendete Cremes und Wässerchen behindern oft mehr diese Schutzfunktionen, als dass sie unterstützend wirken.

Schutzfunktion der Epidermis

Anders als allen anderen Gewebeteilen droht der äußersten Hautschicht sowohl von außen als auch von innen Gefahr. Während andere Organe im Inneren unseres Körpers eingebettet und geschützt sind, muss die Epidermis tagaus, tagein sowohl mit äußeren Reizen und Einwirkungen fertig werden als auch krank machende Faktoren überstehen, die ihren Ursprung im Körperinneren haben. Hier ist vor allem der durch Fehlernährung verursachte Mangel an wichtigen Fett- und Aminosäuren, Vitaminen und Spurenelementen zu nennen.

Die Haut und ihre Abwehrmechanismen

Um sich entsprechend gegen diese Einwirkungen wehren zu können, besitzt die Epidermis die verschiedensten Schutzmechanismen gegen äußere Einflüsse mechanischer, chemischer, physikalischer und mikrobieller Natur: So bildet sich bei wiederholter starker mechanischer Beanspruchung zum Schutz der darunter liegenden Gewebestrukturen eine Hornschicht (Schwiele). Diese entsteht naturgemäß vor allem an den Handinnenflächen und an den Fußsohlen.

Gegen UV-Strahlen schützt sich die Haut durch ihre Fähigkeit zur Pigmentbildung, die sich als Bräunung zeigt (siehe auch Seite 22ff.), und durch die Bildung einer so genannten Lichtschwiele, bei der sich die Schicht der verhornten Epidermiszellen verdickt. Die tiefer gelegenen Hautschichten werden dadurch effektiv vor Zellschädigungen bewahrt.

Der Wasserhaushalt wird reguliert

Eine ausreichende Wasserzufuhr ist entscheidend für das glatte, straffe Aussehen der Haut. Viele Menschen trinken viel zu wenig: Mindestens eineinhalb bis zwei Liter Mineralwasser, Kräutertee oder verdünnten Fruchtsaft sollte man täglich zu sich nehmen.

Eine der wichtigsten Aufgaben der Epidermis ist der Schutz des Körpers vor Austrocknung. Man hat errechnet, dass der Mensch ohne Epidermis ca. 20 Liter Wasser pro Tag durch Verdunstung verlieren würde. Neben der äußeren Hornschicht trägt die aus Talg gebildete Hautfettschicht wesentlich dazu bei, die Austrocknung der Haut zu verhindern. Auch das Wachstum von Bakterien und Pilzen wird durch einen intakten Fett- und Säuremantel der Haut gehemmt. Nicht zuletzt muss auch die Abwehr von Mikroben erwähnt werden – eine Aufgabe, für die die Oberhaut zusammen mit dem äußeren Säureschutzmantel zuständig ist.

Effektive Abwehr von Krankheitserregern

Die äußere Hornschicht der Haut ist für die meisten Krankheitserreger so undurchdringlich wie eine Betonwand. Viele schädliche Bakterien, Pilze, Viren usw. werden schon von der säurehaltigen Schweißschicht abgetötet. Diese Mikroflora der Haut ist reich an Hefen, Milben und »guten« Bakterien. Je nach Körperteil können sich hier pro Quadratzentimeter bis zu 700 000 schützende Keime ansiedeln. Zwischen den Keratinozyten verstreut findet man spezielle Fresszellen, die so genannten Langerhans-Inseln, die eingedrungene Krankheitserreger aufnehmen können und Informationen darüber an andere Abwehrzellen, die T-Lymphozyten, weiterreichen, die für die Immunreaktion zuständig sind. Die hornbildenden Zellen (Keratinozyten) sind »intelligent«. Sie erkennen Krankheitserreger und bilden daraufhin bestimmte Immunstoffe aus (wie z.B. Interleukin), über die Abwehrzellen (Lymphozyten) aktiviert werden können. Diese Zellen können auch selbstständig Entzündungen hervorrufen, die durch Abwehrreaktionen z.B. gegen Parasiten oder gegen durch Insektenstiche eindringende Gifte verursacht werden.

Was der Haut von außen schaden kann

- Mechanische Schäden, z.B. durch Kratzen, Stechen, Schürfen, Schläge
- Verbrühungen, Verbrennungen
- Schadstoffe und Umweltgifte
- Zu tiefe Temperaturen
- Zu starke UV-Bestrahlung (Sonnenbrand)
- Mücken- oder Insektenstiche
- Kontaktallergene (z.B. Nickelarmreifen)
- Infektiöser Befall durch Bakterien, Viren, Pilze, Parasiten
- Reinigungsmittel, die den Säureschutzmantel angreifen, wie z.B. scharfe Putzmittel
- Übertriebene Hygiene, zu häufiges Waschen mit Seife und Duschgels

Was der Haut von innen schaden kann

- Nährstoffmangel durch Fehlernährung (z.B. Mangel an Vitaminen, Spurenelementen, Fettsäuren)
- Ungenügende Verdauungsaktivität des Darms, kranke Darmflora
- Gestörter Stoffwechsel (z.B. Eiweiß, Fett)
- Stress, Nervenschwäche
- Gefäßschwäche (z.B. Ödeme, Unterschenkelgeschwüre)
- Ungenügender Immunschutz (z.B. gegen freie Radikale)
- Bakterien-, Pilz-, Virenbefall von innen (z.B. Gürtelrose)
- Bindegewebsschwäche
- Übergewicht
- Hormonstörungen
- Spezielle Krankheiten wie Diabetes mellitus oder Schilddrüsenerkrankungen
- Schwangerschaft
- Arznei- und Genussmittelmissbrauch
- Neurodermitis
- Überschießende Narbenbildung (z.B. nach Operationen)

Was das Bad glänzend macht, tut den Händen meist überhaupt nicht gut. Schützen Sie sie mit Gummihandschuhen oder Glyzerincreme beim Putzen, um raue, rissige Haut und splitternde Fingernägel zu vermeiden. Dosieren Sie Putzmittel sparsam, und verwenden Sie nicht zu heißes Wasser.

Gestörtes Zellwachstum durch schlechte Ernährung

Wenn das geordnete »Nach-oben-Wachsen« der Zellen (siehe dazu Seite 14) durch Fehlernährung gestört wird, verliert die Hornschicht ihre Fähigkeit zur optimalen Wasseraufnahme. Sie kann dann nicht mehr – wie bei der gesunden Haut – rund das Dreifache ihres Eigengewichts an Wasser aufnehmen, sondern nur noch einen kleinen Bruchteil davon. Mit Hilfe von kosmetischen Feuchtigkeitscremes lässt sich ein solches Defizit auf keinen Fall ausgleichen. Bei der Schuppenflechte (Psoriasis; siehe auch Seite 132ff.) ist die Zellreise der Keratinozyten an die Oberfläche der Haut stark verkürzt (auf manchmal nur drei Tage). Dies führt zu der heftigen und hässlichen Schuppenbildung.

Die trockene Luft in Büros, besonders wenn diese klimatisiert sind, setzt der Haut stark zu. Öffnen Sie mehrmals täglich die Fenster zum Lüften, stellen Sie Luftbefeuchter auf oder große, blattreiche Grünpflanzen, die viel Wasser verdunsten.

Was die Oberhaut gesund erhält

Tiere in freier Natur behalten bis an ihr Lebensende ein gesundes »junges« äußeres Hautbild, Fell, Feder- oder Schuppenkleid. Der Grund: Sie ernähren sich stets physiologisch richtig, entwickeln instinktiv die richtige Mischung von Stress und Ruhephasen, und sie stimulieren ihre hautfreundlichen Gene (in den Zellkernen), indem sie sich viel bewegen und wechselweise der Unbill des Wetters aussetzen (Kälte, Hitze, Regen, Schneestürme, Wind; siehe auch Seite 172ff.). Unsere Lebensformen sind hingegen weitgehend hautfeindlich: eine oft katastrophale Kost, zu wenig körperliche Aktivität, Aufenthalt in geschlossenen Räumen bei Kunstlicht, viel zu viel Stress und zu wenig wirklich erholsame Ruhephasen bzw. Schlaf. Alle diese Faktoren tragen dazu bei, die Haut übermäßig zu strapazieren, sie vorzeitig altern zu lassen und anfälliger zu machen für Störungen und Krankheiten. Am günstigsten wäre es, zu einer naturgemäßeren Lebensweise zurückzukehren. Da dies nur begrenzt möglich ist, muss durch die Ernährung ein Ausgleich geschaffen werden.

In diesem Kapitel geht es in erster Linie um wichtige Biostoffe wie Vitamine, Aminosäuren und Spurenelemente, die die Epidermis für Regeneration und Schutz dringend benötigt.

Selbsttest – wie gesund oder krank ist meine Oberhaut?

Beantworten Sie die folgenden Fragen ganz ehrlich, und kreuzen Sie die entsprechenden Kästchen an.

- Ist Ihre Haut unter den Oberarmen glatter und weicher als im Gesicht?   ja ❏   nein ❏
- Leiden Sie hin und wieder unter Juckreiz?   ja ❏   nein ❏
- Bekommen Sie leicht einen Sonnenbrand?   ja ❏   nein ❏
- Bilden sich Falten, wenn Sie Ihre Haut kräftig zwicken?   ja ❏   nein ❏
- Bleiben Dellen, Wellen oder Verfurchungen länger als zehn Sekunden zurück, wenn Sie Ihre Haut zwischen zwei Fingern zusammenkneifen und wieder loslassen?   ja ❏   nein ❏
- Glänzt Ihre Haut an Stirn und Nase?   ja ❏   nein ❏
- Ist Ihre Haut mal trocken, mal fettig?   ja ❏   nein ❏
- Reagiert Ihre Haut allergisch auf bestimmte Lebensmittel?   ja ❏   nein ❏
- Schuppt Ihre Haut leicht ab?   ja ❏   nein ❏
- Bilden sich Quaddeln, wenn Sie mit der Kante eines Löffels kräftig übers Gesicht fahren?   ja ❏   nein ❏
- Ist Ihre Haut morgens glatter als am Nachmittag?   ja ❏   nein ❏

Auswertung des Tests

- Bis zu zwei Ja-Antworten: Die Struktur Ihrer Epidermis ist noch in Ordnung. Pflegen Sie sie sorgsam, um diesen Zustand möglichst lang zu erhalten.
- Drei bis sieben Ja-Antworten: Der komplizierte und vielschichtige Aufbau Ihrer Oberhaut ist gestört. Ursache können sowohl innere als auch äußere Einflüsse – oder beides zusammen – sein. Prüfen Sie Ihre Lebens- und Ernährungsgewohnheiten, um hautschädlichen Einflüssen auf die Spur zu kommen und diese auszuschalten bzw. für Ausgleich zu sorgen.
- Acht und mehr Ja-Antworten: Ihre Epidermis ist krank und benötigt dringend Hilfe. Rat finden Sie in diesem Buch.

Die Gesichtshaut sollte im Idealfall ebenso glatt und weich sein wie die Haut an der Innenseite der Oberarme. Dass das Gesicht eine möglicherweise dunklere Hautfärbung aufweist, hängt mit einer höheren Konzentration an Pigmentmelanin zusammen.

Die natürliche Färbung der Haut

**Die unter-
schiedlichen
Hauttypen
unterscheiden
sich durch ihre
verschiedenen
Arten von
Melanin. Bei
Menschen mit
schwarzer Haut-
farbe wird z. B.
das Melanin in
den nach oben
wandernden
Keratinozyten
nicht abgebaut.**

Gleich unter der hornigen Außenhaut sitzt die »intelligente« Haut, die unterste Basalschicht. Unter die hornstoffproduzierenden Zellen mischen sich hier nämlich hochkomplizierte nervenähnliche Zellen. Diese müssen ganz besonders gut mit Nährstoffen versorgt werden, wenn es um so lebenswerte Dinge wie gesunde Haut oder faltenlose Schönheit geht.

Bis zu zehn Prozent dieser Zellen der Epidermis sind so genannte Melanozyten. Wir brauchen sie, um eine schön gebräunte Haut zu haben bzw. um bedrohliche UV-Sonnenstrahlen abzuwehren. Wissenschaftler haben jetzt herausgefunden, auf welch faszinierende Weise die Sonne mit unserer Haut ihre »Ferngespräche« abwickelt.

Ganz früh morgens, wenn die allerersten Sonnenstrahlen noch so schwach sind, dass erst die Pflanzen (und kurz danach einige Tiere) sie wahrnehmen, dreht unsere Hirnanhangsdrüse, die so genannte Hypophyse, den Schalter von Nacht auf Tag. Gleichzeitig pumpt sie ein Prohormon ins Blut, das den ganzen Stoffwechsel nach und nach

*Weniger ist mehr.
Gewöhnen Sie Ihre
Haut langsam und
schonend an die
Sonne. Denn sie
vergisst keinen ein-
zigen Sonnenbrand.*

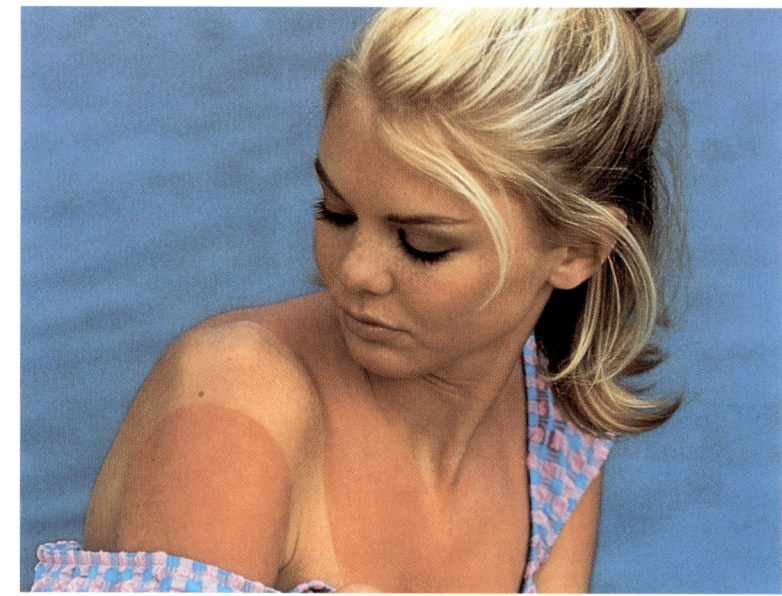

in Schwung bringen soll. Dieser Eiweißstoff teilt sich seinerseits in das eigentliche Weckhormon ACTH (adrenocorticotropes Hormon), in den euphorisierenden Stoff Beta-Endorphin (wir sollen den Tag nämlich freudig beginnen) – und in ein Hormon mit der Bezeichnung »MSH« (melanozytenstimulierendes Hormon). Das MSH ist ein effektorisches Hormon, d. h. es entfaltet unmittelbare Wirkungen im Organismus, nämlich in den Melanozyten der Oberhaut, während die übrigen Hormone in der Regel andere Drüsen wie z. B. die Schilddrüse oder die Keimdrüsen beeinflussen.

Das von der Hypophyse freigesetzte MSH strömt sogleich in die Basalschicht der Oberhaut, wo es seinen Zielzellen (den Melanozyten) den Auftrag der Hirnanhangsdrüse erteilt: »Aufgepasst, es wird Tag, und die Sonne schickt womöglich wieder ihre sengenden Strahlen.« Die Melanozyten beginnen nun sofort damit, jene Farbpigmente herzustellen (das so genannte Melanin), die unsere Haut bräunen lassen. Bei direkter UV-Bestrahlung werden die Melanozyten stärker zur Produktion von Pigmentmelanin angeregt. Dieses wird anschließend an die Keratinozyten abgegeben, wo es dann auf der Zellwanderung in die oberste Hornschicht der Haut nach und nach wieder durch Enzyme abgebaut wird. Deshalb hält sich unsere Urlaubsbräune in der Regel auch nicht länger als zwei bis drei Wochen.

Vitamin C unterstützt die Bräunung

Melanin, der vielfach willkommene Bräunungs- und Schönheitsstoff, entsteht mit Hilfe von Kupfer aus der Aminosäure (Eiweißbaustein) Tyrosin. Um ihr Melanin herzustellen, braucht die Oberhaut zusätzlich sehr viel Vitamin C. Aber auch die Hirnanhangsdrüse, als Versender des Urhormons, muss mit Vitamin C angereichert sein, damit sie frühmorgens die Fabrikation der Weckhormone auf volle Touren fahren kann. Kein anderer Gewebeteil im Körper hat deshalb eine höhere Konzentration an Vitamin C als diese vielseitige Drüse. Vitamin C (Askorbinsäure) ist – wie wir alle wissen – in frischem Obst enthalten. Das Spurenelement Kupfer findet man reichlich in Vollkornprodukten, aber auch in Innereien, Fisch, Kakao, Nüssen und Pilzen. Der Eiweißstoff Tyrosin ist in praktisch allen Lebensmitteln enthalten. Allerdings: Tyrosin ist gleichzeitig eine psychoaktive Aminosäure, die bei jeder Form von Stress im Organismus in Massen

Bei Vitamin-C-Mangel kommt es auch zu Verhornungsstörungen der Epidermis. Bei Skorbutpatienten bilden sich an der Haut kleine Hornkegel, die ihr ein hühnerhautartiges Aussehen verleihen.

verbraucht wird. Genauer gesagt wird sie für die Produktion von Stresshormonen benötigt. Dies ist einer der Gründe, weshalb stressgeplagte, von Terminen, Kummer oder Konflikten gebeutelte Menschen oft eine weniger gleichmäßig und schön gebräunte Haut haben, als Mitbürger, die es etwas ruhiger angehen lassen.

Welker Haut mangelt das Eiweiß

Wohltuend bei zu wenig Magensäure, Verdauungsstörungen und Übelkeit ist ein erfrischendes Getränk aus verdünntem Pfefferminzessig. Legen Sie dazu eine Hand voll getrocknete Pfefferminzblätter für zwei Wochen in einem halben Liter Apfelessig ein. Nehmen Sie ein bis zwei Teelöffel davon auf ein Glas Wasser.

Keinen anderen Nährstoff braucht unsere Epidermis dringender als Eiweiß. Kein Wunder: Immerhin besteht die äußerste Hornschicht fast vollständig aus Keratin bzw. toten Hornzellen, kurz: aus schwefelreichem Gerüsteiweiß. Eiweiß gibt es in unserer täglichen Nahrung in Hülle und Fülle. Denn alle Pflanzen und Tiere bestehen ja – genauso wie wir Menschen – im Wesentlichen aus Aminosäuren, 20 unterschiedlichen Eiweißbausteinen. Leider gelangen diese Lebensmittelaminosäuren nicht immer dorthin, wo sie dringend gebraucht werden. Dies liegt vor allem daran, dass bei vielen Menschen ab dem 35. Lebensjahr die Eiweißverwertung im Argen liegt – eine der häufigsten Ursachen für eine schlecht ernährte, ungesunde und unschöne Haut.

Wenn der Haut Aminosäuren fehlen

Nicht immer bedeutet eine eiweißreiche Ernährung auch eine ausreichende Versorgung mit diesem essenziellen Nährstoff. Das hängt vor allem mit einer ungenügenden Verdauung zusammen.

Damit die großen, verklumpten Eiweißbrocken (z.B. in Fleisch, Gemüse) aufgelöst werden können, muss der Magen viel ätzendsauren Magensaft bereitstellen. Darin enthaltene Enzyme zersetzen die kräftigen Eiweißstrukturen – die Eiweißvorverdauung kann beginnen.

Doch häufig fehlt es an eben dieser Magensäure. Die Folge: Nahrungseiweiß gelangt ungenügend vorverdaut in den Dünndarm. Wenn nun auch noch proteolytische (eiweißzersetzende) Enzyme der Bauchspeicheldrüse fehlen, wird Eiweiß nicht zu Aminosäuren abgebaut. Nur diese können jedoch durch die Darmschleimhaut ins Blut und über das Adernlabyrinth in die Oberschicht der Haut gelangen.

Nun nimmt das Dilemma seinen Lauf: Unverdautes Eiweiß fault im Darm, verursacht Verdauungsstörungen (z.B. Blähungen, Durchfall). Sperrige Eiweißmoleküle drängen ins Blut, werden dort vom Immunsystem als fremde Eindringlinge behandelt – es kommt zu oft heftigen Lebensmittelallergien.

Weil die Nieren diese Großmoleküle nicht über ihre feinen Nephronen (Nierenfilterchen) ausscheiden können, bleibt dem Organismus keine andere Wahl, als das schädliche Eiweiß über die Haut auszuscheiden. Anstatt dass die Haut mit Eiweißbausteinen richtig schön hochgepäppelt wird, kommt es nun auch noch zu hässlichen Hauterscheinungen wie Pickeln, Pusteln und Ekzemen. Die Oberhaut selbst, die Epidermis, aber wartet vergeblich auf die wichtigen Nährstoffe. Ihre Zellen welken, sie wird schlaff und krank.

Besonders gefährdet ist die Haut im Winter beim Skilaufen oder beim Badeurlaub in tropischen Gefilden. Bei sonnenungewöhnter Haut und verstärkter Einstrahlung, die noch von Schnee, Wasser oder weißem Sand reflektiert wird, sind ohne ausreichenden Sonnenschutz Lichtschäden vorprogammiert.

Melanin verschönt die Haut

● Diejenigen Hautteile, die der Sonne bzw. dem Tageslicht am häufigsten ausgesetzt sind, enthalten am meisten bräunende Melanozyten (z.B. Gesicht, Hals, Hände).

● Am Vormittag oder Nachmittag (manchmal auch morgens oder abends) bräunt unsere Haut intensiver als in der sengenden Mittagsglut. Der Grund liegt auf der Hand: Die Hirnanhangsdrüse schüttet mittags nicht mehr so viel von ihrem Bräunungshormon MSH aus.

● Ohne MSH ist unsere Epidermis völlig schutzlos den UV-Strahlen ausgeliefert. Die Melanozyten können dann keine Abwehrpigmente mehr bilden. So kommt es sehr schnell zum Sonnenbrand.

● Je mehr Pigmente sich in der Oberhaut bilden, desto geschützter ist sie zwangsläufig vor UV-Strahlen.

● Auch unsere Haare, die Iris und die Aderhaut der Augen werden durch solche Melaninstoffe gefärbt.

● Die wichtigsten Nahrungsmittel für eine kerngesunde Basalschicht sind frische, möglichst säuerliche, Vitamin-C-reiche Früchte wie Kiwis, Zitronen, Grapefruits, Orangen, saure Beeren, Äpfel usw.

Schwefel für geschmeidige Haut

In dem verhornten, so genannten Plattenepithel der Oberhaut sind sämtliche Aminosäuren vertreten. Doch es gibt eine, die eine Sonderrolle spielt: Zystein. Dieser unvergleichliche Eiweißbaustein transportiert nämlich den für eine schöne Haut unerlässlichen Schwefel in die Epidermiszellen. Ohne Schwefel trocknet unsere Haut schneller aus als die Sahara unter der Sonnenglut.

Als sich die Tiere und später die Vorläufer der Menschen entwickelten, stand die Natur vor einem Problem: Die großen Hautflächen waren den schädigenden UV-Strahlen der Sonne ausgesetzt und mussten geschützt werden. Doch nur ein einziges Element war selbst (in seinen molekularen Verbindungen) gegen den Einfluss der Sonne gefeit: Schwefel.

Zystein als Transporteiweiß

Bleiben Sie kritisch gegenüber den maßlos übertriebenen Versprechungen der Kosmetikhersteller: Wirkstoffe lassen sich in aller Regel nicht von außen eincremen, sondern nur innerlich durch die Ernährung zuführen.

Da lag es für die Natur auf der Hand, Schwefel in die äußersten Hautschichten zu schicken. Doch leichter gesagt als getan: Schwefel ist wohl das eigensinnigste unter allen Elementen, von allein macht es keinen Schritt in Körperzellen. Nur von sehr wenigen Aminosäuren lässt es sich transportieren. Die für die Haut wichtigste davon ist Zystein.

Somit erfüllt Zystein zwei enorm wichtige Aufgaben in der Epidermis: Schutz vor Strahlenschäden und vor Austrocknung. Je zysteinreicher die Haut, desto geschmeidiger ist sie. Ganz außen am Bollwerk Haut kämpft Zystein auch als Kernstück des mächtigen Immunenzyms Glutathionperoxidase gegen freie Radikale.

Versorgung klappt nur über die Blutbahn

Verständlich, dass sich Hersteller von Kosmetika bemühen, den Schwefel des Zysteins von außen in Epidermiszellen einzubringen. Praktisch ohne echten Erfolg. Was bleibt, ist lediglich eine Cremeschicht, die wieder abgewaschen wird. Der hautverjüngende Schwefel gelangt nur durch Eiweißtransport aus dem Stoffwechsel übers Blut in die Haut und liefert damit einen der Hauptbeweise dafür, dass unsere Haut fast ausschließlich durch gezielte Ernährung jung erhalten und verschönt werden kann.

Wie Sie die Sulfatzufuhr sichern

Enthalten ist Zystein (bzw. die weiteren schwefelhaltigen Eiweiß-bausteine Methionin und Taurin) vorwiegend in Hülsenfrüchten (speziell Bohnen), Soja- bzw. Tofuprodukts, Eiern, Zwiebeln und Knoblauch. Unerläßlich für das Funktionieren der Zysteinmoleküle in der Oberhaut ist Vitamin C. Zweimal täglich frisches Obst sowie Salat, Rohkost und Gemüse sind deshalb wichtige Schönheitsroh-stoffe für die Haut.

Das Vitamin C aus frischen Früchten ist noch aus einem weiteren Grund für unsere Epidermis so notwendig. Es ist nicht nur als Enzym an wichtigen Stoffwechselfunktionen der verschiedenen Haut-schichten beteiligt, sondern selbst Träger bestimmter Sulfat-(Schwe-fel-)gruppen in die Haut. Die Herstellung des Gels für die weiche Grundsubstanz unterhalb der äußersten Epidermisschicht ist ohne Vitamin C nicht möglich.

Biotin – der gute Freund der Haut

- Dieses B-Vitamin (früher wurde es als Vitamin H bezeichnet) ist für den Aufbau der schwefel- und feuchtigkeitshaltigen Hautstruktur unerlässlich. Ohne Biotin trocknet die Haut aus, Hautschuppen bilden sich, Hautrisse entstehen, die natürliche Talgproduktion wird gehemmt, die Epidermis verhornt.

- Als Folge eines länger anhaltenden Biotinmangels kann es zu Hautentzündungen (auch Haarausfall) kommen. Die Haut wirkt insgesamt ungesund, fahl und welk.

- Biotin wird von unserer eigenen Darmflora synthetisiert. Dies jedoch nur, wenn die aus Billionen gesunder Bakterien zu-sammengesetzte Dickdarmflora selbst gesund ist. Fehlernäh-rung sowie Genussgifte schädigen sie schwer.

- Eine gesunde Kost ist deshalb Voraussetzung für eine ge-schmeidige schöne Haut. Ideal für den Aufbau der Darmflora: Obst, Salat, Rohkost, Gemüse, Biokartoffeln mit Schale, Natur-reis, Vollkornprodukte sowie Biojoghurt.

- Biotin selbst ist vor allem in Innereien, Eigelb, Haferflocken, Möhren und Erdnüssen enthalten.

Das im rohen Eiklar enthaltene Eiweiß Avidin kann zu Biotin-mangelerschei-nungen führen, da es mit Biotin eine unlösliche Verbindung eingeht und es damit biologisch unwirksam macht.

Immunschutz für die Oberhaut

Gemüse und Obst mit viel Karotin sollten Sie stets mit etwas Pflanzenöl oder Butter zubereiten. Der Körper braucht zur Aufspaltung und Nutzung des Biostoffs Vitamin A kleine Mengen pflanzlichen oder tierischen Fetts.

Die Epidermis schützt uns, muss aber unbedingt auch selbst geschützt werden, um nicht welk und krank bzw. zum Nährboden von Hautkrankheiten zu werden. Neben der schwefelhaltigen Aminosäure Zystein (Kernstück des Immunenzyms Glutathionperoxidase) sowie dem potenten Immun Vitamin C benötigt die Oberhaut rund um die Uhr noch viele andere Biostoffe.

Vitamin A

Prohormon für Vitamin A sind rund 40 verschiedene Karotinoide, die im Körper in Vitamin A umgewandelt werden können. In tierischer Nahrung ist das Vitamin bereits in seiner endgültigen molekularen Form (als Retinol) enthalten. Auf einem »Eiweißtaxi« wird es über das Blut zu den Zellen der Oberhaut geschleust, umgebaut und als Schutzfaktor in die Zellen transportiert.

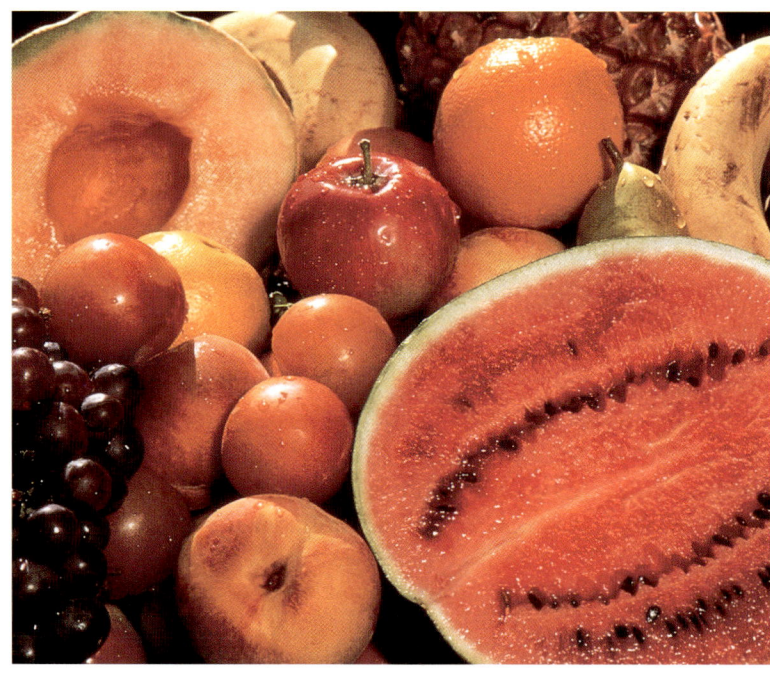

Je frischer Obst ist, desto mehr wertvolle Bestandteile enthält es. Vitalstoffe aus der Nahrung werden vom Körper weitaus besser aufgenommen als aus künstlichen Präparaten.

Hier hilft das Vitamin beim Aufbau der schwefelhaltigen Hornsubstanzen. Bei Vitamin-A-Mangel fehlt der Oberhaut ihr natürlicher
Schutz. Wird sie jetzt zu starker UV-Bestrahlung ausgesetzt (Sonne,
Sonnenstudio), dann bildet sie in ihrer Not extra viele Hornsubstanzen aus. Sie verhornt nun rasch und wird hässlich verdickt.

Vitamin A ist somit wichtigster Schönheitsstoff der Epidermis.
Karotinhaltige Lebensmittel erkennt man meist schon an ihrer
grünen, gelben oder orangeroten bzw. roten Farbe (Karotinoide sind
Pflanzenfarbstoffe). Pfirsiche, Kürbisse, Papayas, Karotten, Melo-
nen, Grüngemüse, Tomaten und Avocados enthalten besonders viel
Karotin.

Wer viel davon isst, wird etwas Überraschendes feststellen: Die Haut
bräunt viel langsamer, entwickelt aber einen wunderschönen natürlichen Kupfer- oder Nougatton, der lange anhält. Dabei verhornt die
Oberhaut überhaupt nicht, sondern bleibt weich und geschmeidig.
Sonnenfans und Urlaubsreisende in südliche Länder sollten deshalb
besonders viel karotinhaltige Lebensmittel essen.

Vitamin E

Unsere Außenhaut steht unter einem Dauerangriff freier Radikale.
Diese sind eigentlich gar nicht böse, sondern sie haben von der Natur
den Auftrag erhalten: »Stürzt euch auf alles, was krank oder welk ist
und vernichtet es völlig!« Auf diese Weise regulieren diese hoch-
aggressiven Moleküle seit Jahrmilliarden alles Leben und Sterben
auf der Erde. Ein Beispiel: Wenn im Herbst ein halbwelkes Blatt vom
Baum herabschwebt, wird der noch grüne Teil innerhalb von Stunden
ebenfalls gelb und braun, weil freie Radikale die noch lebenden Zellen abtöten.

Wenn wir ein Stück Butter auf dem Küchentisch liegen lassen, wird
es schnell gelblich, die Außenschicht ranzig. Freie Radikale haben
die ungeschützten Fettsäuren zersetzt.

Auch unsere Oberhaut muss tagaus, tagein derlei Angriffe abwehren.
Doch auch die freien Radikale haben mächtige Feinde: neben den
Vitaminen A und C auch das Vitamin E. Diese schützen und panzern
unsere Hautzellen. Wenn die freien Radikale erkennen, dass Haut-
oder andere Zellen durch diese Vitamine gut geschützt sind, wenden
sie sich ab und suchen nach anderen Opfern.

**Diese Lebens-
mittel enthalten
viel Vitamin E:**
- **Vollkorn-
  produkte**
- **Nüsse**
- **Pflanzenöle**
- **Eier**
- **Milch**

Selen

Während Vitamin E bevorzugt fettige und cholesterinhaltige Hautsubstanzen schützt, kümmert sich dieses rare Spurenelement um den Innenschutz von Zellen. Es ist – ebenso wie der schwefelhaltige Eiweißbaustein Zystein – Bestandteil des potenten Immunenzyms Glutathionperoxidase (siehe auch Seite 26). Enthalten ist Selen vorwiegend in den Keimlingen von Getreide oder Reis. Ideale Nahrungsergänzung sind Melasse und Bierhefe. Insgesamt sind es alle naturbelassenen Lebensmittel, die unsere Haut gesund und schön machen. Je mehr raffinierte oder veränderte Lebensmittel unser täglicher Speiseplan enthält, z. B. Wurst, Pommes frites, Fertigprodukte, Dosengemüse, Torten oder Limonadengetränke, desto mehr schaden wir dem sensiblen Gefüge unserer Oberhaut. Unsere Haut schützt uns, also schützen wir unsere Haut – so muss das Motto lauten.

Reichlich Selen ist auch in Seefisch enthalten, der uns außerdem mit viel hochwertigem Eiweiß und dem seltenen Jod versorgt. Schöpfen Sie aus dem reichen Repertoire an guten Fischrezepten, und bringen Sie ihn zweimal wöchentlich auf den Tisch.

Regeneration im Schlaf

Wenn wir stark überarbeitet sind oder eine Nacht lang durchgefeiert haben, kann es geschehen, dass die Haut an Gesicht, Hals, Dekolletee oder im Bauchbereich welk oder auch faltig geworden ist, oder dass sich zumindest Unregelmäßigkeiten auf der ansonsten glatten Haut abzeichnen.

Nährstoffmangel durch Stress

Die Ursache: Stress frisst massenweise wertvolle Nährstoffe aus dem Blut. Was übrig bleibt, wird für lebensnotwendige Organfunktionen beansprucht – die Haut geht dann meist leer aus. Als Folge der Mangelversorgung können schnell sichtbare Schäden entstehen. Die so genannten Keratinpolypeptide der Oberhaut verknüpfen und verspreizen sich normalerweise zu einem äußerst festen, gummiartig dehnbaren Geflecht. Die bereits erwähnten Zysteinmoleküle verschweißen sich darin zu zusätzlichen Puffern und Polstern. Die gute Nachricht: So schnell die Oberhaut bei Nährstoffmangel welk wird, so schnell erholt sie sich bei entsprechender Versorgung wieder. Wichtig dafür sind nicht nur spezielle Lebensmittel, sondern auch ausreichend Ruhe bzw. Schlaf.

- Nur im Ruhezustand wird das schützende Immunsystem effektiv aufgebaut.
- Die Stressbelastung des Körpers sinkt dabei um bis zu 90 Prozent.
- Außerdem kommt es zur so genannten Assimilation: Herzfrequenz, Puls, Blutdruck sinken ab, gleichzeitig wird die Darmtätigkeit gesteigert. Die Folge: Dem gesamten Organismus und insbesondere auch der Epidermis strömen stoffwechselaktive Nährstoffe zu.

Wichtig für eine gesunde Außenhaut ist deshalb die Kombination von Ruhephasen und entsprechender Ernährung, die alle wichtigen Biostoffe enthalten und möglichst naturbelassen sein sollte. Oft geht Stress aber mit ungesunder Ernährung einher: Wer unter Zeitdruck steht, greift besonders häufig zu Fastfood und Fertiggerichten.

Unter Stress wird auch die beste Ernährung nicht richtig verwertet. Deshalb ist es wichtig, seine Mahlzeiten in Ruhe und einer entspannten Atmosphäre einzunehmen.

Die wichtigsten Lebensmittel für die Oberhaut

- Die Früchte: Äpfel, Avocados, Brombeeren, Grapefruits, Heidelbeeren, Himbeeren, Johannisbeeren, Kiwis, Orangen, Stachelbeeren, Zitronen
- Das Gemüse: Bohnen, Brokkoli, Buchweizen, Erbsen, Feldsalat, Fenchel, Grünkohl, Karotten, Knoblauch, Linsen, Mais, Oliven, Mangold, Porree, Soja, Spinat, Tomaten, Zucchini, Zwiebeln
- Außerdem: Biokartoffeln mit Schale, Naturreis (unpoliert), Vollkornprodukte, Vollwertnudeln, Eier, Tofuprodukte, Leber, Schafs- und Ziegenkäse, Biojoghurt, Milch, Butter, Pflanzenöle, Essig

Finger weg – diese Lebensmittel schaden der Oberhaut

- Zucker, alles Süße, süße Getränke
- Helle Teigwaren, polierter Reis, Pommes frites, Misch- und Weißbrot (täglich einige Scheibchen Baguette sind erlaubt)
- Dosen-, Fertig- und Mikrowellengerichte (erlaubt ist tiefgefrorenes Gemüse)
- Fette Saucen, Dips, Dressings, Mayonnaisen
- Fette Wurst (bis zu 50 Gramm pro Tag sind erlaubt)

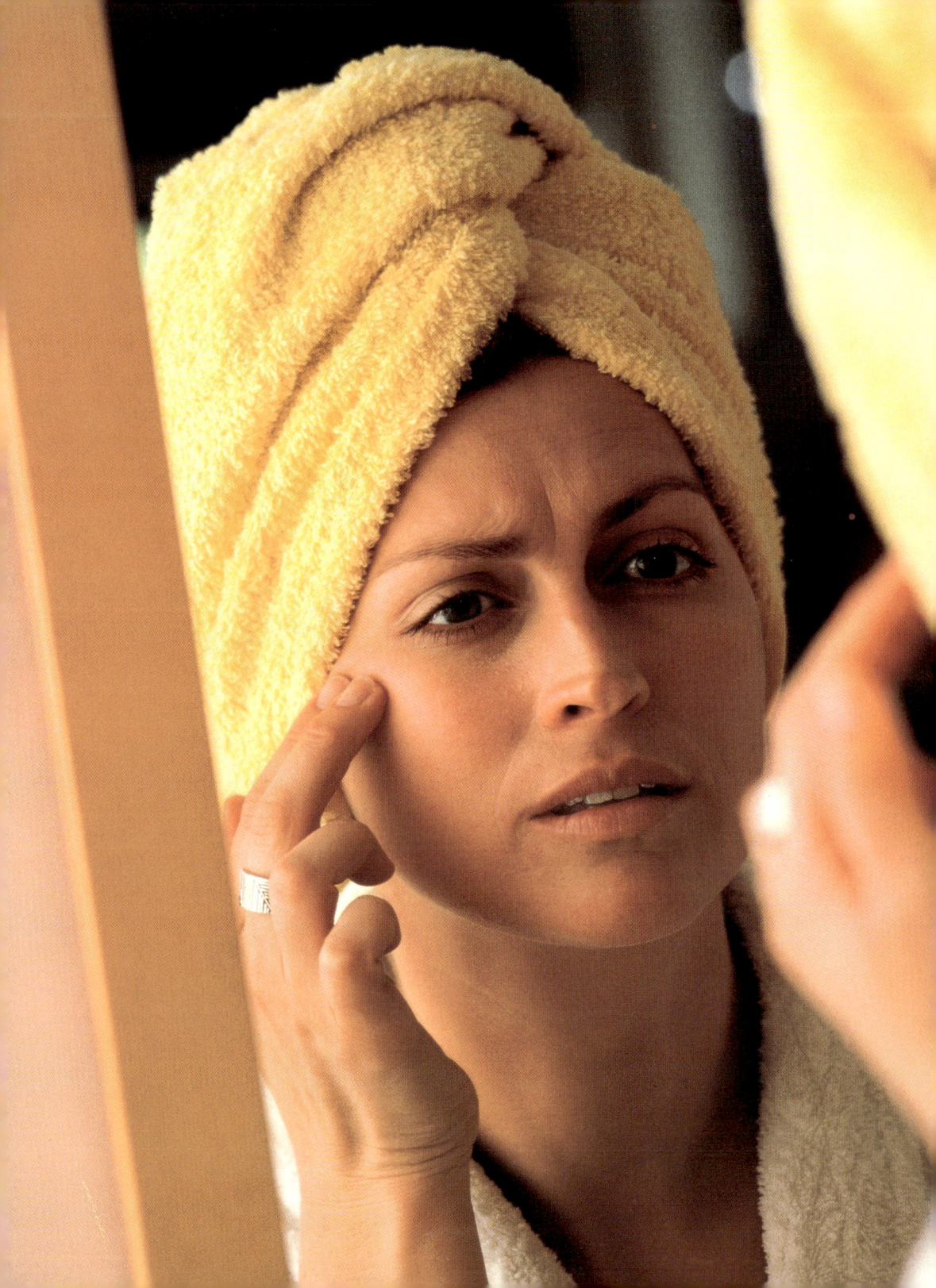

DIE DERMIS – EINE STÜTZENDE SCHICHT

Die Dermis, auch als Korium oder Lederhaut bezeichnet, besteht aus Bindegewebe, in das Schweiß- und Talgdrüsen, Blutgefäße und Nerven eingelagert sind. Durch ihre Kollagenfasern ist sie in erster Linie für die Elastizität der Haut verantwortlich. Hier findet auch die Aufnahme von Sinnesreizen aus der Außenwelt und die Temperaturregulation statt.

Die Funktion des Bindegewebes

Unter der Oberhaut, der Epidermis, sitzt die so genannte Dermis, in der unser Hautbindegewebe zu Hause ist. Dieses umhüllende und stützende Gewebe gibt es auch sonst überall in unserem Körper: Es umschließt Adern und Organe, schließt sich an Knochen, Knorpel, Zähne, Sehnen, Muskeln an, wirkt polsternd, schützend und verbindend. Die Dermis, die lebendige Mittelschicht der Haut, besteht zu rund drei Vierteln aus Kollagenfasern. Diese sind in eine gallertartige Grundsubstanz aus so genannten Glykosaminoglykanen eingebettet, die Wasser speichern kann und so die Haut elastisch hält.

Tagsüber ist diese Schicht – ebenso wie andere Kollagenstrukturen im Körper – extrem belastet, durch Bewegung, Sitzen, Stehen, körperliche Anstrengung. Unter dieser Anforderung nutzen sich Bindegewebezellen ständig ab. Sie werden deshalb Tag und Nacht neu aufgebaut. Dies geschieht vorwiegend durch Zink- und Vitamin-C-abhängige Enzyme, die unermüdlich damit beschäftigt sind, Eiweißbausteine zu Kollagen- und Elastinfasern zu verknüpfen. Voraussetzung dafür ist freilich eine gute Durchblutung der Dermis, denn alle Biostoffe können ja nur über das labyrinthartige Gefäßsystem an ihre Kollagenzielzellen herangebracht werden.

Die Dermis macht nicht nur unsere Haut elastisch. Sie hat auch eine Reihe anderer wichtiger Aufgaben: Über die Schweißabsonderung ist sie für die Aufrechterhaltung unserer Körpertemperatur zuständig. Außerdem wird in dieser Hautschicht das lebensnotwendige Vitamin D synthetisiert.

33

Die Durchblutung der Dermis

Kosmetische Präparate enthalten häufig Kollagene. Diese Eiweißmoleküle können nicht in die Haut aufgenommen werden, da sie viel zu groß sind, um bis in die mittlere Schicht vordringen zu können. Sie verbleiben bestenfalls in der oberen toten Hornschicht, wo sie aufquellen. Sie haben also keine verjüngende Tiefenwirkung, wie oft behauptet wird.

Die Hautmittelschicht ist mit Blutgefäßen reichlich versehen. Diese müssen ihrerseits dichte, gesunde Gefäßwände haben, sonst kommt es unter Belastung zu Blut- und Wasseraustritten ins angrenzende Gewebe (Besenreiser, Ödeme). Die Versorgung der Bindegewebezellen ist dann gehemmt. Ist der Blutfluss zusätzlich zu träge, können Kollagenzellen ihre Aufgabe möglicherweise nur noch zu 50 oder sogar nur zu 30 Prozent erfüllen. Dies schwächt ihre innere Struktur. Ohnehin dem Angriff freier Radikale ausgesetzt, sterben sie ab. Aus diesem Grund haben viele Menschen nur noch eine dünne Bindegewebeschicht unter der Oberhaut.

Was ist eigentlich Kollagen?

● Ein spezielles Protein (Eiweißmolekül), das aus langen Ketten von rund 1000 Aminosäuren besteht.

● In unserem Körper gibt es rund 14 verschiedene Arten von Kollagen. Je nachdem, welche Aufgabe das jeweilige Kollagen zu erfüllen hat, verknüpfen sich die langen Proteinstränge zu sehr speziellen Geflechten.

● Kollagen kommt u. a. in Sehnen, Bändern, Knorpel, Knochen und Zahnbein vor.

● Die Eiweißketten des Kollagens sind vergleichsweise härter als Stahl. Sie sind – ähnlich wie ineinander verkeilte und verspreizte Spiralen – zu einem nahezu unzerreißbaren Geflecht verknüpft und zusätzlich noch durch elastische, kräftige Elastinfasern verwoben.

● Kollagen unterscheidet sich von nahezu allen anderen Proteinen im Körper dadurch, dass es im Wesentlichen aus nur zwei (von insgesamt 20) Eiweißbausteinen besteht: dem Glyzin und dem Prolin.

● Neben den beiden Eiweißbausteinen Glyzin und Prolin sind zwei weitere Nährstoffe für ein gesundes Bindegewebe von höchster Bedeutung: das Spurenelement Zink und Vitamin C, jeweils als Enzymspender, also als Motor beim Zusammenknüpfen des Kollagengewebes.

Gefahren für die Dermis

Kollagen, Hauptrohstoff für Bindegewebe, dient als Eiweißreservoir des Körpers. Wenn aufgrund von Fehlernährung und/oder zu viel Stress Eiweiß fehlt, holt es sich der Organismus unbarmherzig aus dem Bindegewebe. Als Folge davon dünnt dieses Gewebe aus – ungeliebte Falten entstehen.

Auch ein Defizit von Zink oder Vitamin C kann das Bindegewebe der Dermishautschicht empfindlich schwächen und unser äußeres Erscheinungsbild beeinträchtigen. Typisches Beispiel: Starke Raucher entwickeln mitunter über der Oberlippe viele kleine Fältchen. Die Ursache: Für die Entsorgung von Teer und Nikotin wird dem Organismus viel Vitamin C entzogen und verbraucht. Wenn der Haut dieser wichtige kollagenknüpfende Nährstoff fehlt, bricht das Bindegewebe zusammen.

Wie Falten, Runzeln und Krähenfüße entstehen

Nährboden für Falten ist ein schwaches, welkes, ungenügend mit Nährstoffen versorgtes Bindegewebe. Weil immer mehr Fibroblasten (Bindegewebezellen) absterben, sammelt sich Zellmüll aus totem Eiweiß und ranzigem Cholesterin, das sich talgartig verhärtet.

Bei einem Mangel an Magensäure (70 Prozent aller Menschen über 40 Jahre sind davon betroffen) wird Kalzium nicht ionisiert (vorverdaut, elektrisch aufgeladen). Es ist dann nicht stoffwechselaktiv und setzt sich infolgedessen z. B. in Gelenken und Arterien (Gefahr von Arthrose, Arteriosklerose) oder auch im Bindegewebe ab. Hier kristallisiert Kalzium mit Cholesterin und Eiweißmüll zu länglichen Verkrustungen, den Falten oder Runzeln.

Kosmetische Produkte wirken von außen nur sehr begrenzt auf die Haut ein. Hautmassage allein kann keine Falten »wegpressen«. Toten Eiweißkrusten kann man nur übers Blut zu Leibe rücken. So z. B. mit transportfähigen eiweißzersetzenden Enzymen. Diese Enzyme sind z. B. in Ananas (als Bromelain) und in Papaya (als Papain) enthalten. Eine Vier-Wochen-Kur mit diesen Südfrüchten (jeweils vormittags und nachmittags 200 Gramm) kann Falten, Runzeln und Krähenfüße glätten. Voraussetzung ist jedoch, dass das Bindegewebe durch eine kerngesunde Basiskost aufgebaut wird.

Tiere in freier Natur behalten bis an ihr Lebensende ihr stabiles Bindegewebe. Die so genannten Fibroblasten (Kollagen- und Bindegewebezellen) eines alten Fuchses sehen unter dem Mikroskop immer noch so gesund und unversehrt aus wie die eines Jungtieres. Dafür gibt es viele Gründe. Die wichtigsten davon sind die stets optimale Ernährung und naturnahe Lebensweise.

Wasser, Natrium, Kalium und Kalzium sind sehr wichtig, damit Haut so pfirsichglatt und samtig wie ein Babypopo werden kann.

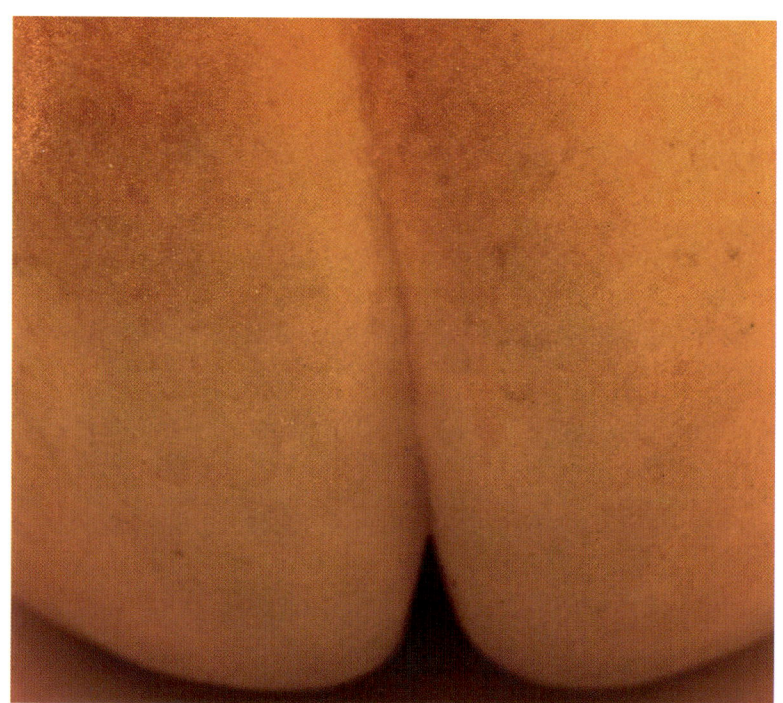

Glykosaminoglykane – die Grundsubstanz

Für eine jugendliche, elastische Haut sorgen spezielle Kohlenhydratmoleküle in unserer Dermis, die in der Lage sind, Wasser und Mineralstoffe zu binden.

Die Kollagen- und Elastinfasern sind zwar alle gut dehnbar, sie bilden aber im Bindegewebe lediglich das Gerüst. Damit etwa die Gesichtshaut nach Fingerdruck gleich wieder gummiartig zurückschnellt, braucht das Bindegewebe noch eine weitere kostbare Substanz: Wasser. Aufpumpen wie einen Luftballon kann die Natur unser Kollagen nämlich nicht. Nun würde allerdings Wasser zwischen dem dichten Geflecht gleich wieder ausfließen. Also muss das Dermisgewebe noch zusätzlich mit bestimmten Substanzen aufgefüllt werden. Auch für diese hat die Wissenschaft wieder eine recht komplizierte Bezeichnung gefunden: »Glykosaminoglykane«. Diese bilden die Grundsubstanz des Bindegewebes, in die die kollagenen Fasern eingebettet sind. Sie sind u.a. auch reichlich in unserer Gelenkschmiere enthalten und sorgen dort dafür, dass sich die harten Gelenkknochen nicht aneinander wundreiben. Es sind bestimmte Zucker- bzw. Kohlenhydratmoleküle, die Wasser ansaugen und auf diese Weise eine gallertartige Polstersubstanz bilden.

Mineralstoffe für die Wasserbalance

Glykosaminoglykane zählen zu den wichtigsten Schönheitsmolekülen. Erst sie machen die Haut glatt, weich und elastisch. Neben Wasser enthalten sie viel Kalium, Natrium und Kalzium in einer optimalen Zusammensetzung. Das in ihnen enthaltene Natrium (z. B. in Kochsalz) bindet Wasser. Das Gegenmineral von Natrium, das Kalium (es ist vor allem in Gemüse enthalten), sorgt gleichzeitig für die entsprechende Wasserbalance, schickt überflüssiges Wasser gleich wieder in die so genannte extrazelluläre Flüssigkeit, in die alle Zellen eingebettet sind.

Nahrungsmittel für die elastische Haut

Wichtig ist ionisiertes Kalzium (ideal: Käse z. B. mit Weintrauben, Kiwi oder anderen Südfrüchten essen). Es sorgt im Bindegewebe für den entsprechenden Austausch wichtiger Nährstoffe.

Die geleeartige Matrix jugendlicher Haut verlangt nach eigener Kost: Kohl, Lauch, Rüben, Sellerie, Grün und Blattgemüse; Kartoffeln, leicht in Wasser mit jodiertem Meersalz gedünstet, dazu ein paar Tropfen Essig, die für die kalziumverwertende Magensäure sorgen. Unter einer solchen Kost blüht das Bindegewebe auf, selbst arthrosebedingte Gelenkschmerzen klingen bei entsprechender Disposition ab. Ohne Gemüse (das selbst sehr eiweißreich ist) als Hauptbestandteil im täglichen Speiseplan ist ein gesundes Kollagen, also eine hübsch gepolsterte Haut, nicht möglich. Für die im Gemüse enthaltenen Nährstoffbestandteile hat unser Stoffwechsel keinen Ersatz. Wer sich vorwiegend mit Fastfood, Hamburgern, Pizza, Bratwurst mit Pommes, süßen, fetten Kuchen und süßen Getränken ernährt, baut sein eigenes Bindegewebe schonungslos ab.

Selbst immunaktive Vitamine und Spurenelemente (Selen, die Vitamine A, C und E) finden dann in den Zellen keine Bindung, das Gewebe ist schutzlos aggressiven, zerstörerischen freien Radikalen preisgegeben.

Achten Sie schon bei Ihren Kindern auf gesunde, abwechslungsreiche Pausensnacks für die Schule. Sie legen damit den Grundstein für gute Ernährungsgewohnheiten, von denen der Nachwuchs sein Leben lang profitiert.

Vitamin D fördert die Kalziumaufnahme über den Darm. Es wird in der Haut gebildet und zusätzlich auch mit der Nahrung aufgenommen.

Neue Forschungsergebnisse zum Vitamin D

● Acht Minuten dauert die abenteuerliche Weltallreise der Photonen (Lichtteilchen) von der Sonne bis in die cholesterinhaltigen Zellen der Dermis. Hier stimulieren sie die Synthese von Calciferol, dem so genannten Vitamin D.

● Das Vitamin D sorgt auch dafür, dass der Kalziumspiegel in unserem Blut nicht absinkt. Weil Knochen und Zähne zum erheblichen Teil aus diesem Mineralstoff bestehen, ist eine voll funktionsfähige Mittelhautschicht also auch mitverantwortlich für ein gesundes und kräftiges Skelett bzw. Gebiss.

● Wissenschaftler haben herausgefunden, dass Vitamin D eine noch viel wichtigere Aufgabe hat: Als so genannter Transkriptionsfaktor aktiviert es in den Genen des Zellkerns Vital- und Verjüngungsimpulse. Es ist ein unmittelbarer Sendbote der Sonne, der uns schön und jung erhält.

● Deshalb hat Vitamin D – ähnlich wie das ebenfalls fettlösliche Vitamin A und das Lebenshormon Trijodthyronin der Schilddrüse – ganz besondere Privilegien: Es darf ohne Reisepass und Visum direkt die ölfeuchte Schutzhülle unserer rund 70 Billionen Körperzellen passieren, ebenso die innere Schutzhülle, die sich um den kostbaren Zellkern schließt. Alle anderen Biostoffe – wie z. B. Glukose, Vitamin C oder Enzyme – müssen erst ihre speziellen Landeplätze (die Rezeptoren) ansteuern. Hier klopfen sie an, zeigen ihr Visum – erst dann lässt ein »Pförtner« sie ein.

● Bindegewebezellen profitieren als erste von der Sonne bzw. vom hellen Tageslicht (das übrigens auch durch leichte Kleidung dringt). Calciferol lässt das Kollagen aufblühen, deshalb haben alle Tiere in freier Natur auch so ein tolles Bindegewebe.

● Mit ihrer Umsetzung von Sonnenenergie in genetische Impulse sorgt die Mittelhaut, die Dermis, dafür, dass wir fit, nervenstark und letztlich auch glücklich sind. Eine ausgedörrte Kollagenschicht ist dazu nicht mehr in der Lage.

● Auf diese Weise wird die Haut – ähnlich wie der Darm – zum Regulator unserer körperlichen und mentalen Gesundheit.

Den Kollagenaufbau fördern

Unser Kollagen wird ständig auf- oder abgebaut, es befindet sich nie in einem einheitlichen Zustand, der über Tage oder Wochen hinweg anhält. Je nach Stress, Belastung, Gefährdung durch freie Radikale, Durchblutung oder Nährstoffversorgung ist das Bindegewebe geringfügig schwächer oder fester. Wer eine gesunde, gut gepolsterte und möglichst faltenfreie Haut haben möchte, muss deshalb den Kollagenabbau stoppen und Aufbauphasen im Bindegewebe aktiv unterstützen. Verschiedene Faktoren müssen hier nach Ansicht moderner Hautzellforscher zusammenwirken – nach dem Vorbild der Tiere in freier Natur.

Vitamin C – ein wichtiger Biostoff

Den lebensnotwendigen Biostoff Vitamin C produzieren nahezu alle Tiere im eigenen Körper selbst (Ausnahmen: Rhesusaffe, Formosafledermaus). Dabei baut der Stoffwechsel lediglich das strukturverwandte Glukosemolekül geringfügig um. Glukose ist die kleinste Einheit, der Baustein aller Kohlenhydrate. Und diese gibt es in der Natur zur Genüge.

Irgendwann auf dem langen Weg unserer Evolution haben wir Menschen die Fähigkeit verloren, Vitamin C selbst herzustellen. Das dafür notwendige Enzym gibt es in unserem Organismus nicht mehr. Also müssen wir – ebenso wie unsere Vorfahren vor Hunderttausenden von Jahren – Vitamin C in Form von Lebensmitteln zu uns nehmen. Wenn ein Tier Vitamin C braucht, um sein Bindegewebe aufzurüsten, vollzieht sich die entsprechende Versorgung von allein. Bei uns Menschen hingegen kommt es sofort zu einem Abbau von Kollagen, wenn die optimale Blutkonzentration auch nur geringfügig absinkt: Je weniger Vitamin C sich im Blut befindet, desto schwächer wird also unser Bindegewebe. Wir selbst spüren diese oft minimalen Veränderungen leider erst dann, wenn sich größere Schäden einstellen. Unter dem Mikroskop des Wissenschaftlers aber offenbart sich der rapide Zellverfall.

Vitamin C ist für den Bindegewebestoffwechsel unentbehrlich. Wir können auch (fast) nicht zu viel davon aufnehmen, da Vitamin C wasserlöslich ist und ein Überschuss schnell ausgeschieden wird.

Vitamin C baut Kollagen auf

Erstes Anzeichen einer Gewebestraffung ist oft ein spürbar kräftigeres Zahnfleisch, Blutungen hören auf. Die Ursache: Vitamin C dichtet das Bindegewebe der Blutgefäße ab, verbessert somit die Nährstoffversorgung im Bindegewebe.

In Kalifornien haben Zellforscher ein interessantes Experiment durchgeführt. Sie haben gesunden männlichen und weiblichen Studenten verschiedene Gewebeproben entnommen und diese in flache Glasschälchen eingelegt, die mit einer Nährlösung angefüllt waren. Vitamin C war in dieser Nährlösung hoch konzentriert.

Es stellte sich überraschenderweise heraus, dass die noch lebendigen Bindegewebezellen ihre Kollagenproduktion gleich um das Achtfache erhöhten, während die Produktion anderer Proteine einen ganz normalen Verlauf nahm. Die Studie machte besonders deutlich, wie wichtig gerade das Obstvitamin für unser Bindegewebe und für unsere Schönheit ist.

Zunächst einmal entsteht unter der Oberhaut das so genannte Prokollagen, ineinander verflochtene feste Stränge aus den Eiweißbausteinen Glyzin und Prolin. Um aus diesem Kollagenrohstoff das fertige, von Elastinfasern durchzogene Bindegewebe zu machen, wird Vitamin C gebraucht. Und zwar für jeden einzelnen, winzigen Knüpfpunkt im Bindegewebegeflecht ein Vitamin-C-Molekül.

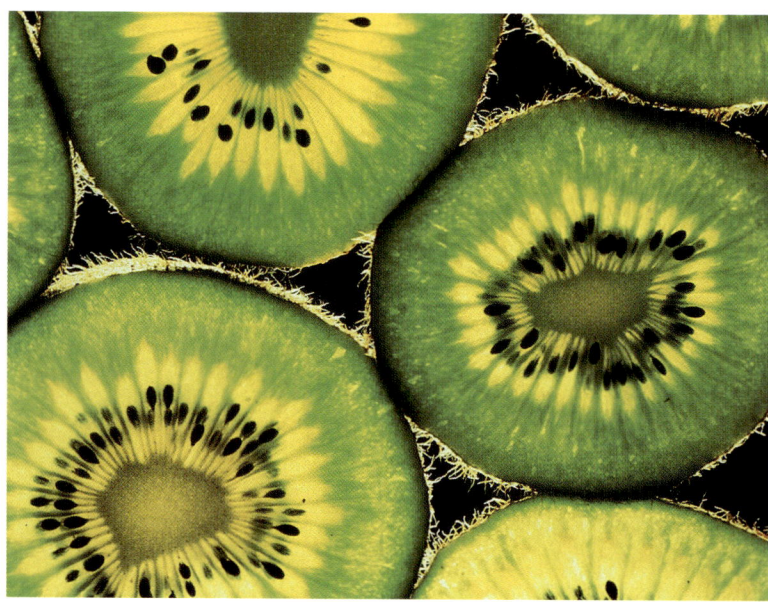

Kiwis sind ausgesprochen wohlschmeckend und erfrischend. Mit ihrem extrem hohen Vitamin-C-Gehalt deckt schon eine Kiwi den Tagesbedarf eines Erwachsenen.

Der Biostoff wurde immer unentbehrlicher

Pflanzen stellen dieses Vitamin lediglich zu dem Zweck her, ihren Kern oder Keim bzw. ihre Zellstrukturen vor Parasiten, Krankheitserregern usw. zu schützen. Während Kollagen das Stützgewebe der Tiere und Menschen ist, sind es in Pflanzen Faserstoffe wie z. B. Zellulose, die den nötigen Halt vermitteln. Diese Faserstoffe (oder Ballaststoffe) werden aus Glukose, also aus Kohlenhydraten, hergestellt. Als im Zuge der Evolution irgendwann die ersten Pflanzen »laufen lernten« und zu Tieren wurden, nutzten sie die in Pflanzen enthaltenen Biostoffe für völlig neue Stoffwechselprozesse. Vor allem das einfach strukturierte, höchst stoffwechselaktive Vitamin-C-Molekül ließ sich bestens gebrauchen. Erst mit seiner Hilfe entstanden Drüsen oder auch Stresshormone, war Sauerstoffversorgung und Energiegewinnung in Muskelzellen erst möglich.

Stress erhöht den Bedarf

Vitamin C wird in unserem Körper in jeder Sekunde an allen Ecken und Enden gebraucht. Dabei lautet die Formel: Je mehr Stress, desto mehr Vitamin C wird benötigt. Menschen, die von morgens bis abends in Beruf oder Haushalt durch die Stressmühle gedreht werden, brauchen besonders viel davon. Oft schreit unser Bindegewebe regelrecht nach dem kostbaren Aufbaustoff. Doch anstatt damit versorgt zu werden, muss es seine kärglichen Reserven auch noch an andere Organe abtreten.

Sie haben's besser – Tiere sind Selbstversorger

Wissenschaftler haben herausgefunden, dass Tiere in freier Natur viel mehr Vitamin C synthetisieren und auch verbrauchen, als uns Menschen täglich zur Verfügung steht. Die meisten Tiere stellen täglich (umgerechnet auf 70 Kilogramm Körpergewicht) bis zu zehn Gramm davon her.

Dies ist umso bemerkenswerter, als alle diese Tiere nicht im Überschuss produzieren, sondern nur jeweils so viel wie sie selbst, z. B. auch für ihr Bindegewebe, benötigen. Uns modernen Menschen aber gestehen die Hersteller wissenschaftlicher Empfehlungslisten gerade einmal einen Tagesbedarf von 130 Milligramm, also 0,13 Gramm, an Vitamin C zu.

Die optimale Dosis an Vitamin C ist sehr umstritten. Es ist aber bewiesen, dass hohe Dosen an Vitamin C (600 Milligramm pro Tag) eine vorbeugende Wirkung bei Erkältungskrankheiten haben.

**Rohes Sauer-
kraut ist ebenfalls
ein hervorragen-
der Vitamin-C-
Lieferant.
Bereiten Sie es als
Salat zu, oder
mischen Sie nach
dem Garen noch
eine Hand voll
rohes, klein
geschnittenes
Kraut unter.**

Die Vitamin-C-Kur für ein schönes Bindegewebe

● Ein Supertipp von US-Biochemikern: abends, unmittelbar vor dem Zubettgehen, noch ein Häppchen Eiweiß pur zu sich nehmen (wahlweise ca. 30 Gramm Hähnchenfleisch, Fisch oder kalter Braten; Vegetarier können Tofu nehmen), dazu den Saft einer Zitrone trinken.

● Noch besser: Zitrone vierteln und das Fruchtfleisch heraus- beißen und essen. Die im Fruchtfleisch enthaltenen Bioflavonoide (Pflanzenschutzstoffe) schützen das sehr empfindliche Vitamin-C-Molekül und erhöhen die Wirksamkeit dieses Biostoffs bis zum 20fachen.

● Die Kombination Eiweiß plus Vitamin C führt nachts zu einem unablässigen Neuaufbau von Kollagen. Das Bindegewebe profitiert dabei von der im Ruhezustand geringen Belastung. Zwar ist unser Kollagen im Gesicht, an Hals, Brust, Bauch und Schenkeln morgens ohnehin fester als abends. Die nächtliche Versorgung mit Eiweiß und Vitamin C fördert aber die entsprechenden Verjüngungsprozesse.

Nahrungsergänzung mit Askorbinsäure

Ohne Askorbinsäure (Vitamin C) kann Kollagen nicht geknüpft werden. Welkes Gewebe unter den Augen, an Hals oder Brust entsteht oft einzig und allein durch einen Mangel an diesem Vitamin. Wer sein Kollagen und sich selbst verjüngen möchte, muss deshalb in allererster Linie seine Vitamin-C-Versorgung sicherstellen.

Dies bedeutet: mehrmals täglich frisches Obst, viel Gemüse und Kartoffeln. Die Molekularbiologen unter den Hautfachärzten empfehlen eine Kur mit Askorbinsäurepulver (aus der Apotheke) über drei Tage oder eine Woche: dreimal am Tag ein gestrichener Esslöffel davon, z. B. in Saft oder kalter Tee eingerührt (nicht erhitzen, Vitamin C wird schnell zerstört). Besonders empfehlenswert ist diese Kur im Spätwinter, wenn das Angebot an Obst und Gemüse teuer und wenig abwechslungsreich ist. Raucher haben einen erhöhten Vitamin-C-Bedarf, der über die Ernährung kaum zu decken ist. Für sie ist Askorbinsäure wichtig, um das Vitamindefizit auszugleichen.

Stringent Factors – der Kommandostab

Diese molekülkleinen Zellhelfer haben Genforscher erst vor wenigen Jahren entdeckt. Sie greifen immer dann zum Zelltelefon, wenn Nährstoffe fehlen, z. B. Kalium, Magnesium, Mangan, Vitamin B6, bestimmte Eiweißbausteine oder irgendein anderer Biostoff. Die Gene im Zellkern nehmen den Anruf entgegen und bremsen daraufhin den Zellstoffwechsel – so lange, bis das Blut die fehlende Zellnahrung wieder herangeführt hat.

Dahinter steckt ein schier unglaubliches Sparsamkeitsprinzip der Natur. Diese hat nämlich seit Bestehen der Erde – also seit Milliarden von Jahren – noch kein einziges Mal versucht, ein Molekül zusammenzubasteln, wenn nicht vorher sämtliche dafür nötigen Rohstoffe bereitstanden. Energie selbst im Allerkleinsten zu vergeuden – das gibt es in der Natur nicht.

Zellstoffwechsel wird gebremst

Wie wirken sich diese Stringent Factors (zu deutsch etwa: Zwangsfaktoren) nun auf den Zustand unseres Bindegewebes aus? Ganz einfach: Gene haben das Kommando über jeden einzelnen Stoffwechselvorgang im Körper. Es gibt demnach Gene, die für die Produktion von Glückshormonen sorgen, die Muskeln wachsen lassen, die für die Zellatmung sorgen – und eben auch solche, die das Bindegewebe verjüngen.

Bei Tieren in freier Natur arbeiten diese Gene fehlerfrei. Tiere nutzen somit ihr genetisches Potenzial zu 100 Prozent – weil ihrem Kollagen Tag und Nacht alle notwendigen Nährstoffe zur Verfügung stehen.

Ganz anders bei uns Menschen: katastrophale Ernährung, viel Stress – da schreien hungernde Bindegewebezellen oft vergeblich nach Eiweiß und anderen Biostoffen für den Zellneubau. Die winzigen Stringent Factors rufen die Kollagengene im Zellkern an: »Eiweißbaustein Prolin fehlt, außerdem Zink und eine Reihe weiterer Hilfsstoffe.« Innerhalb von Zehntelsekunden drosseln daraufhin die zuständigen Gene den Bindegewebestoffwechsel – und zwar im ganzen Körper. Von etwa 50000 Ribosomen (winzige Eiweißfabriken) pro Kollagenzelle werden die Hälfte oder mehr abgebaut. Dasselbe geschieht mit den rund 500 Mitochondrien (Energiebrennöfen) pro

Auch das Geschlecht entscheidet mit, wie fest das Bindegewebe ist. Frauen haben ein lockerer strukturiertes Bindegewebe, weil es sich in der Schwangerschaft extrem dehnen lassen muss.

43

Bindegewebezelle. Kollagenzellen arbeiten nur noch mit halber Kraft. An Verjüngung, straffe Haut, polsternden Unterbau, faltenlose Haut ist nicht mehr zu denken. Erst wenn alle rund 70 lebensnotwendigen Nährstoffe (Vitamine, Spurenelemente, Aminosäuren usw.) wieder ausreichend im Blut zirkulieren, heben die Stringent Factors und Gene die Blockade über das Kollagen auf – und unsere Mittelhaut kann sich wieder regenerieren.

Umweltreize stimulieren das Bindegewebe

Unser Bindegewebe liebt die Abwechslung. Schlechtes Wetter, Regen und Schnee machen ihm nichts aus – im Gegenteil.

Mit der für uns oft typischen Lebensart kann sich unser Bindegewebe überhaupt nicht anfreunden. Weil sich genetische Strukturen nur über unendlich lange Zeiträume bzw. Generationen verändern, möchte unser Kollagen am liebsten so behandelt werden wie von unseren Urahnen vor Hunderttausenden von Jahren. Noch heute gleichen schließlich unsere Gene, also die Erbanlagen, zu 99 Prozent denen der Schimpansen.

Das einzige, was sich verändert hat, sind Knochenbau, Fell und vor allem Verstand und Bewusstsein. So ist z.B. unsere Gänsehaut, die wir uns beim Frösteln zuziehen, ein Relikt aus uralten »Affenjahren«: Fellhaare sträuben sich, um der Haut Wärmeschutz zu bieten. Bei uns sind freilich die einst dicken Fellhaare längst verkümmert.

Tiere in freier Natur unterliegen bis zu 100-mal mehr Umweltreizen als wir. Dazu gehören Temperaturunterschiede, Witterungseinflüsse, Lichtwechsel, vor allem aber ständige Veränderungen zwischen Konzentration bzw. Gefahren einerseits und kurzen oder längeren Ruhephasen andererseits.

Dieses ständige Gewitter aus Stressimpulsen greift immer wieder vitalisierend auf die Gene ein, insbesondere auch auf die Kollagengene. Es aktiviert sie, sie geben ihrerseits Anweisung ans große, wässrige Innere der Fibroblasten (Bindegewebzellen), mehr Eiweißsynthesen zu veranlassen. Als Folge davon erhöht sich die Anzahl der bereits erwähnten Ribosomen (Eiweißfabriken). Sie verbleibt auf hohem Niveau. Tag und Nacht wird mehr von den Kollagenaminosäuren Glyzin und Prolin angefordert und in die festelastische Kollagenmatrix eingebaut.

Temperaturwechsel sind gesund

Typisches Beispiel: Gleichmäßig beheizte bzw. temperierte Räume sind für das Bindegewebe ungesund. Viel stimulierender für die Fibroblasten ist es, wenn in den Räumen einer Wohnung oder eines Hauses unterschiedliche Celsiusgrade herrschen: Flur und Schlafzimmer kühl, Wohnzimmer behaglich warm. Beim Wechsel durch unterschiedliche Klimazonen reagieren die Gene sofort mit Vitalimpulsen. Nicht anders als Tiere, die aus dem Schatten eines Waldes in die Sonne treten und umgekehrt. Diese aktivierenden Impulse aus dem Wechsel von Hell und Dunkel, Kalt und Warm, von Sturm zu Windstille, von Regen zu Trockenheit kurbeln den Stoffwechsel der Kollagenzellen enorm an.

Noch ein weiteres Beispiel: Aus Sicht moderner, molekularbiologisch und genetisch geschulter Hautforscher ist es falsch, sich vor dem Spaziergang zu warm einzupacken. Richtig hingegen: sich dünner anziehen und gegen die Kälte warm laufen.

Ideal für die Haut: ohne Hut und Schirm raschen Schrittes im Regen gehen oder joggen, völlig durchnässt heimkehren. Dann sofort unter die Dusche, trockenrubbeln – jetzt laufen die verjüngenden Bindegewebesynthesen auf Hochtouren. Die Haut wird gut durchblutet.

Für die Haut war die Ofenheizung unserer Großeltern gesünder: Die meist recht kalten Schlafzimmer, Bäder und Flure stimulierten die Bindegewebezellen und trainierten die Blutgefäße.

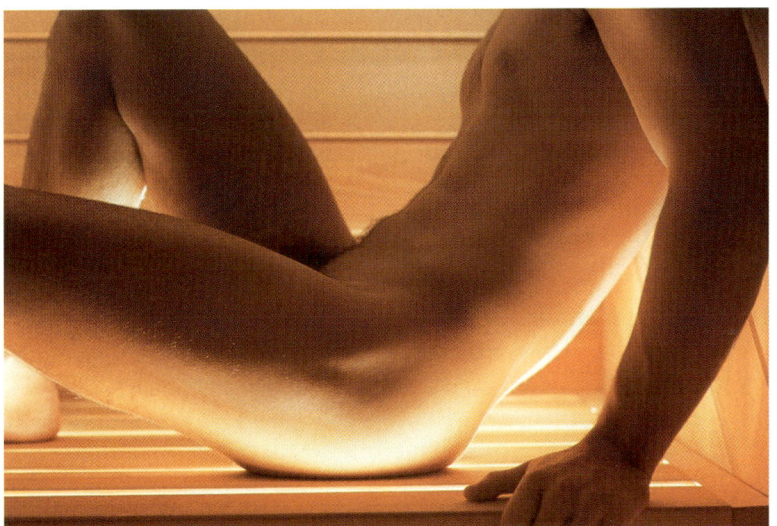

Der Wechsel von Heiß und Kalt ist optimales Gefäßtraining. Nach der Sauna sollten Sie Ihrer Haut intensive Pflege mit einer hochwertigen Körperlotion oder einem -öl gönnen.

Bewegung baut Kollagen auf

Jede körperliche Regung, bis hin zu Fitnessübungen und Sport, ist beste Aufbaumassage für das Hautkollagen. Kollagen ist ja dazu da, um z. B. Muskelbewegungen und Hautbelastungen abzupuffern. Es will auf diese Weise gefordert werden. Ohne körperliche Aktivitäten ist das Leben für unsere Fibroblasten schrecklich langweilig. Sie schlafen regelrecht ein und reduzieren ihren Beitrag zum Gesamtstoffwechsel auf ein Minimum.

Das Bindegewebe fordern

Interessant: Die Zellen der Pflanzen unterscheiden sich gar nicht so wesentlich von denen der Tiere und von uns Menschen. Kein Wunder: Vor undenkbaren Zeiten entwickelte sich das tierische Leben aus Pflanzen bzw. Wasseralgen. Die Pflanzen brauchen unser Bindegewebe nicht, weil sie sich nicht bewegen, sich bestenfalls im Wind hin- und herwiegen. Doch alles, was sich auf Füßen, Hufen, Käferbeinchen, mit Hilfe von Flügeln oder Flossen fortbewegt, benötigt Bindegewebe. Bindegewebe ist in der Millionen Jahre alten Evolution der Natur ein Produkt der Bewegung. Und es will selbst bewegt, massiert, gefordert werden.

Bewegung macht in Gesellschaft mehr Spaß. Erkundigen Sie sich bei den örtlichen Turnvereinen, wo meist für jede Alters- und Gewichtsklasse kostengünstige Fitnesskurse geboten werden.

Übungen für ein gesundes Bindegewebe

Um Stoffwechselprozesse im Bindegewebe in Schwung zu bringen, genügen schon kurze, einfache Ein- bis Drei-Minuten-Übungen:

● Sit-ups: Sich auf den Rücken legen, Beine leicht anstellen, Oberkörper vom Boden senkrecht abheben, sich langsam wieder auf den Boden absinken lassen.

● Treppenstufen rauf und runter rennen.

● Auf Händen und Füßen durchs Zimmer gehen.

● Einen Stuhl packen, hochstemmen und in dieser Stellung verharren.

● Eine Schachtel Streichhölzer auf den Boden ausleeren und jedes Holz einzeln wieder aufheben. Dabei die Knie beugen und sich zwischendurch wieder ganz aufrichten.

Das Schilddrüsenhormon Trijodthyronin

Seit Mitte der neunziger Jahre haben Genforscher etwas Faszinierendes entdeckt: Ähnlich wie Vitamin A und Vitamin D hat auch das Schilddrüsenhormon Trijodthyronin (T3) freien Zugang in Zellen und zu den Genen. Es ist Freund und Verbündeter des Zellkerns, stimuliert hier als so genannter Transkriptionsfaktor Vitalimpulse, u. a. mitten in Bindegewebezellen hinein.

Pflanzen haben kein T3 und brauchen auch keines. T3 ist ein typisches Bewegungshormon, ohne T3 wären bewegliche Lebewesen gar nicht denkbar. Das Hormon zählt zu den großartigsten Wundern der Natur. Sein Prohormon (wird in der nur kirschgroßen Hypothalamusdrüse im Zwischenhirn hergestellt) besteht aus nur drei winzigen Aminosäuren (Eiweißbausteinen). Über ein Zwischenhormon in der Hirnanhangsdrüse aktiviert es die Schilddrüse und somit unseren Stoffwechselmotor.

Im Binnenland herrscht Jodmangel

T3 ist quasi das Zündholz, das Kollagenzellen erst aktiviert. Es besteht zu zwei Dritteln aus dem raren Spurenelement Jod (in jodiertem Speisesalz, Meeresfrüchten, Algen enthalten) und zu einem Drittel aus dem Eiweißbaustein Tyrosin (besonders reich in Käse, Fleisch, Fisch und Sojaprodukten enthalten).

Weil T3 aber so simpel aufgebaut ist, wird es von freien Radikalen im Blut rasch zerstört; es benötigt zu seinem Schutz viel Vitamin C. Menschen, die an der Meeresküste wohnen, haben stets Jodmoleküle auf der Zunge, die vom Seewind herangetragen werden. Deshalb fühlen sich Binnenbewohner am Meer oft so vital und frisch. Abseits der Meeresküste ist ganz Deutschland ein Jodmangelgebiet, weil das in den Böden enthaltene Spurenelement während der Eiszeiten ausgewaschen wurde. Besonders trifft dies auf Süddeutschland und die Alpenregion zu. Jodsalz kann auf einfache Weise Ausgleich schaffen. Sonne, Jod und Obst ergänzen körperliche Aktivitäten zum besten Aktivator für eine ständige Erneuerung und Verjüngung von Bindegewebe. Menschen, die am liebsten nur vorm Fernseher sitzen, Kartoffelchips kauen und dazu Colagetränke trinken, brauchen sich über ein kaputtes Bindegewebe nicht zu wundern.

Viele Menschen leiden unter einer unentdeckten Jodmangelstörung. Wenn Sie sich dauernd schlapp und müde fühlen und trotz aller Bemühungen kontinuierlich an Gewicht zunehmen, sollten Sie Ihre Blutwerte untersuchen lassen.

Aufbauende Ruhephasen

Stress hemmt die Hautdurchblutung, Entspannung fördert sie. Gönnen Sie sich öfter einmal eine Pause, und lernen Sie, sich aktiv zu entspannen, z. B. durch Meditation oder autogenes Training.

Tiere in freier Natur haben uns Menschen gegenüber einen bedeutenden Vorteil. Ihre Ruhephasen sind wesentlich intensiver. Ein Beispiel: Wenn eine Amsel scheinbar heiter auf Futtersuche über eine Wiese hüpft, steht sie unter enormem Stress. Hochkonzentriert und mit geschärften Sinnen sucht sie die Wiese nach Insekten, Würmern, Käfern ab. Gleichzeitig achtet sie mit äußerster Aufmerksamkeit auf natürliche Feinde (wie z. B. Katzen) oder auch auf den stets warnenden Kontrollgesang der Vogelwelt in Büschen und Bäumen.

Nach dieser massiven Stressphase fliegt die Amsel auf einen Ast und verharrt eine Weile in völliger Regungslosigkeit. Ihr Herz schlägt jetzt ganz langsam, ihr Darm arbeitet umso emsiger am Zersetzen der eiweißreichen Insektennahrung. Und noch etwas Wichtiges geschieht: Die Gefäße erweitern sich. Sie können auf diese Weise mehr Blut aufnehmen. Und mit diesem Extraschub an Blut strömen auch mehr Nährstoffe ins Bindegewebe des Vogels.

Dieser Mechanismus vollzieht sich bei allen Tieren gleich: Immer wenn Löwenbabys träge in der Astgabel baumeln, wenn Forellen im schützenden Gras der Uferböschung stillstehen, wenn satte Weidekühe friedlich im Gras liegen.

Die Seele braucht Stresspausen

Für das Bindegewebe sind derlei Versorgungsprozesse im Ruhezustand unabdingbar. Doch leider: Unsere Erholungsphasen sind mager, der Schlaf flach. Im Gegensatz zu Tieren in freier Natur ist die Ruhe trügerisch. Kummer, Sorgen, Pflichten halten uns wach, stören unseren Frieden. Herz, Puls, Blutdruck sind zu hoch, die Adern zu eng, die Darmtätigkeit vermindert – da warten die Fibroblasten im Kollagen freilich vergebens auf Nährstoffe wie Prolin, Glyzin, Vitamin C oder Zink. Doch was soll, was kann man tun? Unseren Pflichten, Konflikten können wir nicht entrinnen, um unserem Bindegewebe einen Gefallen zu tun. »Genetisch gesehen«, so erklären es moderne Wissenschaftler, »schadet unser Verstand, unser Bewusstsein nicht nur dem Bindegewebe. Überall im Körper sorgen mentale Stimuli für Stoffwechselunruhe.« Durch Entspannungsübungen und Meditation können wir jedoch einiges für unser Wohlbefinden tun.

Entspannung zur Hautverjüngung

Meditation nach Art der Tiere – so nennen Zellforscher diese Übung. Wissenschaftler haben herausgefunden, dass man sein Kollagen durch Meditation innerhalb kurzer Zeit regenerieren kann.

Jeweils 20 Minuten oder eine halbe Stunde lang ganz allein und in sich versunken:
- Dem Murmeln eines Bachs lauschen
- Den Zug der Wolken am Himmel beobachten
- Zusehen, wie Baumwipfel sich im Wind wiegen
- Oder einfach nur auf eine grüne Wiese blicken

Wer noch intensiver etwas für seine innere Ruhe und Ausgeglichenheit tun möchte, sollte vielleicht eine der folgenden Methoden erlernen:
- Autogenes Training
- Muskelentspannung nach Jacobsen
- Yoga
- Qi Gong
- Zen-Meditation

Durch eine solch konzentrierte Entspannung senkt sich Ruhe in den Stoffwechsel, man kehrt körperlich und mental erfrischt nach Hause zurück. Das Bindegewebe regeneriert sich.

Unterstützen können wir diese Kollagenverjüngung, wenn wir eine halbe Stunde oder eine Stunde vorher wahlweise eine der folgenden vier nährstoffreichen kleinen Mahlzeiten zu uns nehmen:
- 2 Tofuwürstchen mit 1 Scheibe Pumpernickel und 1/2 Apfel
- 1 Müsli (1/2 Tasse) aus möglichst selbst geschrotetem Getreide (Vollkorn mehrere Stunden vorher einweichen) mit Sahne und frischen Obststückchen
- 1/2 Avocado, mit 1 Teelöffel Zitronensaft und Pfeffer angemacht, dazu 4 Scheiben Vollkornknäcke
- Vollkornbrot mit Käse und Kiwischeibchen belegt

Die meisten Entspannungsmethoden entfalten erst nach einiger Zeit regelmäßiger Anwendung ihre wohltuende Wirkung. Am Anfang brauchen gerade gestresste Menschen etwas Geduld, um sich auf die Übungen innerlich einzulassen.

Fitkost für festes Bindegewebe

Ein namhafter US-Biochemiker hat einmal gesagt: »Unser Darm ist nichts anderes als ein Stück Natur, das in unseren Bauch hineingewachsen ist. Ähnlich einem Baum, der seine Wurzeln tief ins Erdreich eingegraben hat.«

Ähnliches kann man auch über unsere Haut, unser Bindegewebe sagen. Auch sie sind ein Stück Natur, das seine Kräfte aus der übrigen Natur bezieht – nämlich aus dem, was natürlich wächst und sich als Lebensmittel anbietet. Dies war schon vor Jahrmillionen bei unseren Urahnen so. Haut und Bindegewebe verändern sich nicht, weder bei den Tieren noch bei uns Menschen. Ihre Zellen, die Keratinozyten und Fibroblasten, wollen so ernährt werden wie immer schon. Imbissfood und Mikrowellengerichte, Dosenkost und Fertigware sind ihnen ein Greuel. Die ideale Ernährung für ein gesundes und elastisches Bindegewebe enthält viel Eiweiß, das jedoch nicht tierischen Ursprungs sein muss. Ansonsten entspricht sie dem, was man heute unter gesunder Vollwertkost versteht.

Zum Frühstück auch mal Saures

Wer einen empfindlichen Magen hat und zu Sodbrennen neigt, kann das Apfelessig- getränk oder den Fruchtsaft auch erst zum zweiten Frühstück am Vormittag trinken.

Es gibt mehr Eiweißreiches als beim gewöhnlichen Frühstück. Ein kleines Glas Wasser mit Apfelessig gehört schon morgens dazu, um die so genannten Belegzellen der Magenschleimhaut zur Abgabe von mehr Magensäure zu veranlassen und damit die Eiweißverdauung zu verbessern (siehe auch Seite 53ff.). Vollkornprodukte steuern das notwendige Spurenelement Zink bei, frisches Obst liefert der Haut viel Vitamin C.

● *Vor dem Frühstück*

Vermengen Sie 2 Teelöffel Apfelessig mit 0,1 Liter Mineralwasser, und rühren Sie nach Belieben zusätzlich 1 Teelöffel Honig ein. Trinken Sie das Apfelessigwasser kurz vor dem Frühstück. Wer sich mit dem Geschmack von Apfelessig überhaupt nicht anfreunden kann, darf ersatzweise 1 Glas Orangen-, Grapefruit- oder auch Zitronensaft trinken.

Setzen Sie Ihr Frühstück aus folgenden Zutaten zusammen. Bei den eiweißreichen Lebensmitteln können Sie zwischen Fleisch, Käse und Tofu wählen:

- Vollkornbrot, Pumpernickel, Vollkornknäckebrot, Vollkorntoast, Vollkornbrötchen
- Butter, Senf, essighaltige Mayonnaise
- Jeweils 50 Gramm Räuchertofu, Tofuwürstchen, kalter Braten, Roastbeef, Hähnchenfleisch (ohne Haut), Forellenfilet (oder anderer Räucherfisch), magerer Schinken, mageres Cornedbeef (am besten aus dem Bioladen)
- Etwa 30 Gramm Käse, vorzugsweise Schafs- oder Ziegenkäse (egal welche Fettstufe)
- Alle 2 Tage 1 Ei, egal in welcher Form
- Etwas Rohkostgemüse, angemacht mit Essig und Pflanzenöl (wenn möglich kaltgepresst)
- Zum Abschluss frisches Obst, beispielsweise 1 Kiwi, 1/2 Apfel, 1 Orange oder auch entsprechend Weintrauben, verschiedene Beeren oder Pflaumen
- Getränke: Kaffee, Tee, Kräutertee (jeweils 1 Teelöffel Zucker sowie Sahne sind erlaubt)

Tofu ist ein milder, fester Quark aus Sojabohnen, den es in verschiedenen Zubereitungen in Bioläden und Reformhäusern gibt. Er ist sehr reich an wertvollem pflanzlichem Eiweiß und für Vegetarier eine gute Alternative zu Fleisch.

Hautglätter schon zum Frühstück: Der Apfelessigdrink und frisches Obst geben Ihnen morgens einen Frischeschub.

51

Das ideale Frühstück für Kollagen und Haut

- 50 Gramm Ziegen- oder Schafskäse, mit Essig und hochwertigem (kaltgepresstem) Pflanzenöl sowie 1 Messerspitze Kräutermischung angemacht
- 1 Teelöffel Butter
- 1 Tomate
- 6 Gurkenscheibchen
- 6 Oliven
- 6 Weintrauben
- 1/2 Ei in Scheibchen
- Jodiertes Küchensalz, Pfeffer, Paprika
- Kaffee, Tee, Kräutertee (jeweils 1 Teelöffel Zucker und Sahne sind erlaubt)
- 2 Scheiben Vollkorntoast oder anderes Vollkornbrot

Nahrhaftes für Zwischendurch

Wer keine eigene Getreidemühle hat, wird sein Müsli eher mit Flocken zubereiten. Wechseln Sie auch mal ab und wählen Mischungen von Roggen-, Weizen-, Dinkel-, Gersten- oder Hirseflocken statt der üblichen Haferflocken.

Diese Mahlzeiten sollten knapp bemessen, dafür besonders nährstoffreich sein. Belegte Brote, Kuchen, Pizzastücke oder Mayonnaisesalate sollten Sie meiden. Sorgen Sie täglich für Abwechslung:
- 2 Hand voll Sojaknabber (Reformhaus, Bioladen)
- 1 Müsli (1/2 Tasse) aus möglichst selbst geschrotetem Dinkel, Hafer, Gerste, Weizen, Roggen (vorher einweichen), zubereitet mit Früchtestücken, Sahne, Biojoghurt, Honig
- 1 Becher Kräuterquark, dazu 2 Scheiben Knäckebrot
- 50 Gramm Trockenobst (ungeschwefelt, Bioladen)
- 1 Müsliriegel (Reformhaus, Bioladen, nicht zu süß)
- 1 Schale selbst gemachter Obstsalat mit Biojoghurt oder Sahne
- 1/2 Avocado, mit Zitronensaft und Pfeffer zerquetscht, dazu 1 Scheibe Knäckebrot
- 1 Glas Bananenmilch, darin 1 Esslöffel Honig oder Melasse, 1 Esslöffel Sonnenblumenkerne, 1 Esslöffel Vollkornhaferflocken, 1 Esslöffel Rosinen vermengt
- Kleiner Rohkostteller, mit Pflanzenöl und Essig angemacht

Der ideale Snack gegen den kleinen Hunger
- 1 Banane in Scheibchen schneiden
- 1 Kiwi in Stückchen schneiden
- 1 Ananasring in Stücke schneiden
- Banane, Kiwi und Ananas mit etwas Sahne oder Biojoghurt vermengen
- 1 Esslöffel Sonnenblumenkerne untermischen
- Zuletzt 1/2 Teelöffel Sojalezithingranulat (Reformhaus) darüber streuen

Zum Mittagessen viel Gemüse

Die wichtigsten Lieferanten von Kohlenhydraten sind Naturreis, Vollkornprodukte oder Kartoffeln. Das für den Aufbau von Bindegewebe nötige Eiweiß ist reichlich in Gemüse und Hülsenfrüchten enthalten.

Tierisches Eiweiß ist nicht nötig

Viele Menschen sind davon überzeugt, dass man für den Kollagenaufbau besonders viel bindegewebereiches Fleisch essen muss.
Dieser Gedanke ist falsch. Denn jeder Bissen Schnitzel oder Pute wird im Darm in einzelne Eiweißbausteine zerlegt, die Aminosäuren. Diese werden später vom Zellstoffwechsel wieder zu neuen Proteinen verknüpft. Aus welchen Lebensmitteln diese Aminosäuren stammen, ehe sie ihren Weg übers Blut in die Bindegewebezellen finden, spielt keine Rolle.

Fleisch in Maßen

Fleisch, Fisch, Hähnchen müssen also nicht sein. Wer trotzdem nicht gern darauf verzichtet: Portionen von 60 bis 80 Gramm reichen völlig aus. Mit dem Riesenschnitzel, das über den Tellerrand hinausragt, können unser Kollagen und unsere Haut nicht viel anfangen. Ansonsten gilt: Je einfacher, auch »kunstloser«, naturbelassener die Mittagsmahlzeit ist, desto mehr freut sich das Bindegewebe darüber.

Essen Sie statt Fleisch auch öfter einmal Fisch. Besonders Seefisch und Meeresfrüchte sind reich an dem wichtigen Spurenelement Jod.

53

Minderwertiges Eiweiß in Gelatine

Ein ganz besonders verhängnisvoller Irrglaube ist es, viel Gelatine essen zu müssen, um sein Kollagen aufzurüsten. Die farb- und geruchlose, gallertartige Gelatine entsteht, wenn Bindegewebe wie z. B. Sehnen, Haut, Knochen, Knorpel über längere Zeit abgekocht wird. Dabei entstehen neue Gelatinemoleküle, die hydrolisieren (mit Wasser reagieren).

Dieses Gelee wird beispielsweise auch bei der Herstellung von Sülzen, Aspik usw. verwendet. Durch das lange Kochen werden die für unser Gehirn und die Denkvorgänge wichtigen Eiweißbausteine Phenylalanin und Tryptophan zerstört. Lebensmittel mit Gelatine, zu denen auch die bei Kindern so beliebten Götterspeisen (»Wackelpudding«) oder Gummibärchen gehören, enthalten deshalb nur minderwertiges Eiweiß.

Gemüse nicht zu lange garen

Schaffen Sie sich eine Gemüsebürste an, mit der Sie Kartoffeln, Karotten und anderes Gemüse vor dem Kochen gründlich abschrubben, statt es zu schälen. Viele Vitamine konzentrieren sich gerade in den Randzonen, außerdem verlieren sie durch das Schälen wertvolle Ballaststoffe.

Kartoffeln sollte man möglichst im Naturkostladen oder beim Biobauern kaufen und mit der Schale essen, die sehr reich an B-Vitaminen und Spurenelementen ist. Regelmäßig auf den Tisch kommt kurz gegartes Saisongemüse wie Kohlrabi, Fenchel, Grün- und Rotkohl, Mangold, Brokkoli, Spinat, Spargel oder Hülsenfrüchte wie Erbsen, Bohnen und Linsen.

Bestimmte Lebensmittel sind für die gute Durchblutung von Haut und Bindegewebe sehr wichtig. Besonders Buchweizen (enthält viel Rutin, das Gefäße abdichtet), Paprika, Zwiebeln, Knoblauch sowie alle anderen Laucharten (Porree, Bärlauch) kurbeln den Blutfluss aktiv an (verantwortlich dafür sind bestimmte schwefelhaltige Wirkstoffe). Avocados, Mais und Sojaprodukte (z. B. Tofu) steuern außerdem wichtige pflanzliche Fettsäuren bei.

Die Wirkung von Speisesalz

Verwenden Sie in der Küche grundsätzlich immer jodiertes Salz, verwenden Sie es jedoch nur sparsam, und weichen Sie lieber auf Kräuter und Gewürze wie Pfeffer oder Paprika aus. Das im Salz enthaltene Natrium bindet nämlich viel Wasser (fördert u. a. Ödeme auch im Bindegewebebereich) und führt zu erhöhter Kaliumausscheidung. Bei erhöhter Salzzufuhr kann die hochempfindliche Kalium-Natrium-Balance gestört werden, Wasser wird im extrazellulären Raum (in dem die Bindegewebezellen »schwimmen«) aufgestaut, der kaliumabhängige Zustrom wichtiger Nährstoffe in die Fibroblasten (Kollagenzellen) wird gehemmt. Genau aus diesem Grund hat die Natur übrigens ihr Gemüse nicht zu stark gesalzen.

Essig fördert die Eiweißverdauung

Auch vor oder zum Mittagessen sollte man etwas Essig zu sich nehmen – entweder in Form eines Gläschens Apfelessig mit Wasser, oder indem man seinen Salat schmackhaft mit Essig und Öl anmacht. Der Magen stellt dann spontan mehr Salzsäure für die Verdauung zur Verfügung. Das dadurch hervorgerufene saure Milieu im Magensaft ist für die Verwertung von Eiweiß, Eisen und Kalzium sehr wichtig. Dass die Bewohner der Mittelmeerländer seit Jahrtausenden ihren Fisch mit Zitronensaft beträufeln, hängt nicht nur damit zusammen, dass Seezunge oder Makrelen dann besser schmecken, sondern ist überlieferte Gesundheitsweisheit in punkto Eiweißverdauung.

Guter naturreiner Apfelessig sollte trüb, also nicht gefiltert sein und von ganzen Äpfeln stammen. Durch seine Fruchtigkeit ergibt er mit etwas Honig in Wasser ein überraschend wohlschmeckendes Getränk.

Das ideale Mittagessen

- Salat aus Tomaten, Avocadostückchen, Feld- oder grünem Salat, Gurkenscheibchen, mit reichlich Essig und etwas Öl angemacht, mit Sonnenblumenkernen überstreut
- Danach Biokartoffeln mit Schale in wenig Salzwasser gegart; dazu gibt es grüne Bohnen à la Provençale:
- *Zutaten für Bohnen à la Provençale:* 250 g grüne Bohnen, 25 g Butter, 1 Zwiebel, 2 Tomaten, 1/2 Becher Crème fraîche, Salz, Pfeffer
- *Zubereitung:* Die Bohnen putzen, halbieren, ca. 10 Minuten in Salzwasser kochen lassen. Zwiebelscheibchen in Butter goldgelb rösten. Tomaten überbrühen, Schale abziehen, vierteln und zu den Zwiebelscheiben geben. Bohnen dazugeben. Zuletzt die Crème fraîche unterrühren, mit Salz und Pfeffer abschmecken. Die Kartoffeln möglichst mit der Schale essen.
- Wichtig: Vermeiden Sie süße Getränke und süße Nachspeisen zum Mittagessen.

Köstlich und haut-gesund – ein Teller Krabben als Abend-mahlzeit.

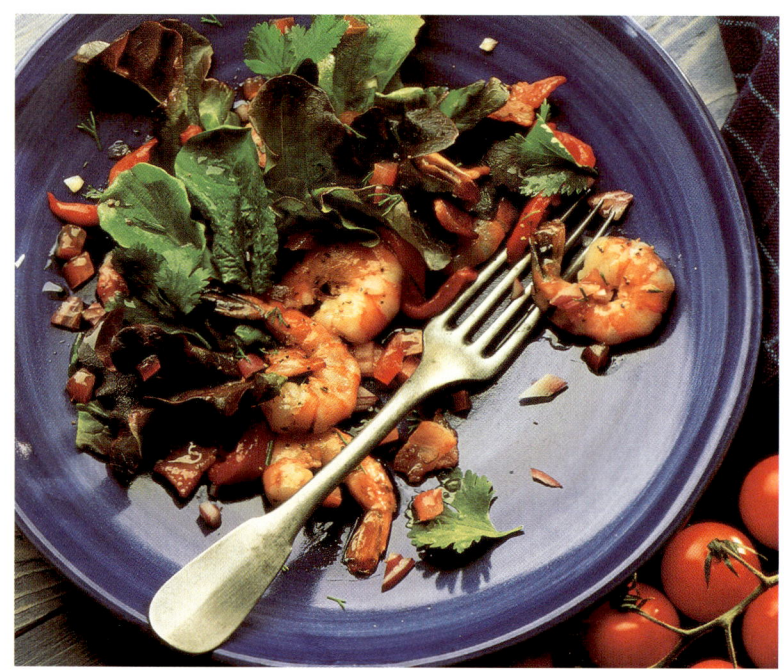

Das Abendessen – früh und leicht

Berufstätige nehmen häufig die Hauptmahlzeit am Abend ein. Wer aber zu spät am Tag noch üppig zulangt, muss das oft mit gestörtem Schlaf und schlechter Verdauung bezahlen.

Das Abendessen sollte leicht und einfach sein und zudem eiweißreich. Das ist ein gewisser Widerspruch, denn ein Essen ausschließlich aus Aminosäuren (Eiweißbausteine, z. B. in Krabbensalat, Fisch) fordert heftige Verdauungsleistungen. Da muss der Stoffwechsel noch abends Rekorde aufstellen, um die Nahrung zu zersetzen und in ihre Einzelbestandteile zu zerlegen. Die unausweichliche Folge: Je später man eine solche Mahlzeit zu sich nimmt, desto schlechter schläft man ein. Ein eiweißreiches Abendessen sollte man deshalb möglichst eine Stunde vorverlegen. Wer Schlafprobleme hat und sehr spät noch etwas zu sich nehmen will, dem helfen Kohlenhydrate in den Traum: Ideal sind zwei Scheiben Vollkornbrot, mit Butter und Honig bestrichen. Schon die alten Chinesen sagten »Wenn du schlafen willst, dann süße deinen Tee.«

Für den Bindegewebeaufbau ist jedoch ein eiweißhaltiges Abendessen vorteilhaft. Empfehlenswert ist deshalb eine üppige Kollagenkost spätestens um 18 Uhr. Sie besteht aus Eiweißreichem, Vollkornprodukten (mit viel Zink, Selen) und jeder Menge Obst (das darin enthaltene Vitamin C powert den Bindegewebestoffwechsel bis in die Morgenstunden). Nach einem solchen Abendessen wacht man – bei entsprechender Disposition – morgens mit deutlich geglätteter Haut und straffem Hals-, Brust- und Bauchgewebe auf.

Das ideale Abendessen

- Ein Rohkostteller mit Hähnchenstreifen, Krabben, Thunfisch, Tofustückchen oder Schafs- bzw. Ziegenkäse, möglichst nicht nach 19 Uhr eingenommen.
- Angemacht wird die Rohkost (aus klein geschnittenem Saisongemüse) mit Essig und hochwertigem Pflanzenöl (z. B. Soja-, Sonnenblumen-, kaltgepresstem Olivenöl).
- Zu diesem Rohkostsalat sind ausnahmsweise einige Scheibchen Baguette erlaubt. Sie schmecken einfach besser dazu und schaden nicht (weil sie insgesamt nur wenig schnell lösliche Glukose enthalten). Zu viel Vollkornbrot am Abend ist übrigens nicht gesund. Wer tagsüber genügend Vollkornprodukte isst, hat ohnehin schon reichlich an Ballaststoffen aufgenommen. Sie sorgen für eine rasche Darmpassage und beseitigen oder verhindern Verstopfungen, doch mehr als ungefähr 60 Gramm am Tag mag der Dickdarm nicht. Es kann dann zu Dickdarmerweiterungen und Verdauungsproblemen kommen.
- Auch abends mögen Haut und Bindegewebe nichts Süßes, vor allem keine süßen Getränke. Sie stören den Nährstofftransfer in Zellen und sind eher ein Freund dick machender Adipozyten (Fettzellen, siehe nachfolgendes Kapitel, Seite 59ff).
- Ideal für Abendstunden vorm Fernseher (wenn Sie noch der Hunger quält): Kräutertee, Mineralwasser, Frucht- oder Gemüsesäfte, 2 Glas trockener Weißwein, 1/2 Liter Bier. Dazu können Sie 1 Hand voll Nüsse, Rosinen oder etwas Trockenobst (ungeschwefelt, aus dem Bioladen) essen.

Ein Glas Wein oder Bier am Abend erhöht den Genuss und ist auch durchaus gesund. Mehr Alkohol sorgt zwar zunächst für Bettschwere, stört dann aber die Tiefschlafphase und lässt unausgeruht erwachen.

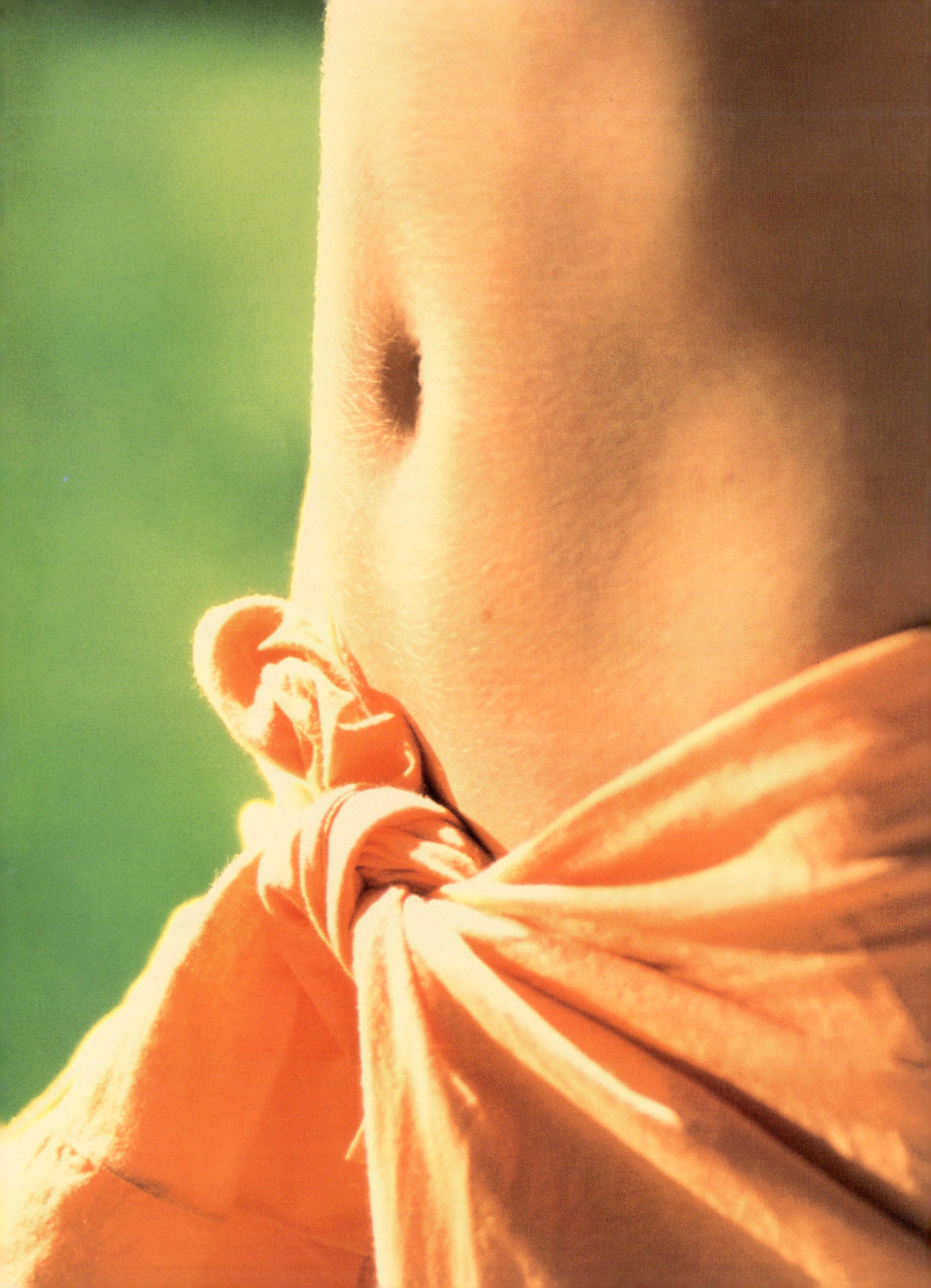

DAS FETTGEWEBE DER UNTERHAUT

Unter der Oberschicht (Epidermis) und der mittleren Hautschicht, der Lederhaut oder Dermis, schließt sich die dritte Hautschicht an, die subkutane Schicht oder Subkutis. Dieses Unterhautzellgewebe enthält nahezu den gesamten Fettanteil der Haut, außerdem Bindegewebe mit Blutgefäßen und Nerven.

Der Fettanteil der subkutanen Schicht ist unterschiedlich. Bei einem normalschlanken Menschen beträgt er bis zu etwa drei Zentimeter im Bauchbereich. Dass die Haut Fett speichern kann, ist wichtig, z. B. als Schutz gegen Kälte und mechanische Einwirkungen oder auch als Energiedepot für den Fall längerer Hungerphasen. Diese spezielle Fähigkeit, Triglyzeride (Fettmoleküle) zu speichern und bei Bedarf wieder abzugeben, macht das Unterhautgewebe freilich zum Risikofaktor, wenn es um ein jugendliches Aussehen geht. Fett ist für eine gut gepolsterte Haut wichtig, zu wenig Fett lässt die Haut alt und welk erscheinen, zu viel davon macht die Haut schwabbelig und fördert somit die Faltenbildung auf eine andere Weise. Außerdem führt zu viel Fett bei entsprechend disponierten Personen zur Zellulite.

Zu dick – ein schweres Erbe?

Die Neigung, Fett zu speichern, ist individuell unterschiedlich. Während Frauen und Mädchen ab der Pubertät naturgemäß mehr Fett im Gewebe einlagern, um auf eine eventuelle Schwangerschaft vorbereitet zu sein, kann eine Neigung zu erhöhter Depotfettbildung allerdings auch durch eine ungesunde Ernährung erworben werden. Die moderne Genforschung hat uns hier einige neue Erkenntnisse gebracht. Wo nicht vererbt, so entscheiden doch oft die ersten Lebensjahre, ob jemand als Erwachsener Gewichtsprobleme hat oder nicht.

Das Hautfett hat nach neuen Erkenntnissen eine ganze Reihe physiologischer Aufgaben: Es produziert selbst Hormone und Immunstoffe, regelt Hungergefühle und wirkt bei der Kontrolle des Blutdrucks mit. Unterm Mikroskop betrachtet, erweist sich jede einzelne Fettzelle als ein äußerst sensibles und betriebsames Großunternehmen.

Entscheidend bleibt die Ernährung

Dick durch zu viele Kohlenhydrate

Größere Gewichtsschwankungen ziehen die Haut in Mitleidenschaft. Abnehmen sollten Sie deshalb nicht mehr als ein bis zwei Pfund pro Woche.

● Der größte Freund und Verbündete unserer Speckpolster an Bauch, Hüften, Po und Oberschenkeln ist das Bauchspeicheldrüsenhormon Insulin. Immer dann, wenn wir Kohlenhydrate essen, wird es ausgestoßen. Es baut den Blutzucker (Glukose, die kleinste Einheit der Kohlenhydrate) in die Körperzellen ein. Gleichzeitig sperrt es die Fettzellen wie mit einem Tresorschlüssel zu.

● Eiweiß macht schlank, schnell lösliche Kohlenhydrate machen dick – auf diese kurze Formel bringen Wissenschaftler das Problem mit der zu fetten Haut. Schon beim Kauen von Nudeln, Kuchen oder beim Trinken von Limonaden und Colagetränken werden bestimmte Enzyme an den hauchfeinen Übergängen von Blutkapillaren zu Fettzellen aktiviert bzw. in Massen produziert. Diese warten nun geduldig, bis die Leber aus überschüssigen Kohlenhydraten Fett gemacht hat. Die Fettmoleküle werden dann zerlegt und als Vorrat ins Fettgewebe überführt.

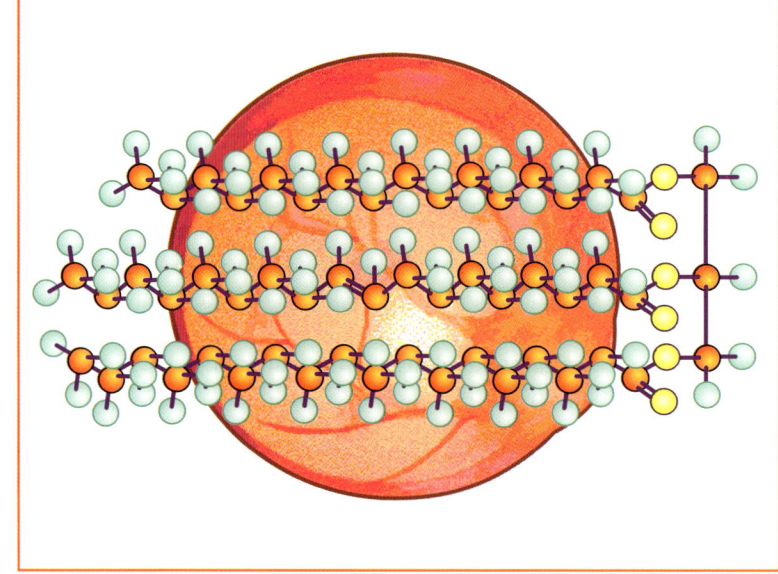

Drei Fettsäuren – oder auch Fettketten genannt – sind an ein Glyzerinmolekül (rechts) gebunden und umgeben den großen runden Körper der Fettzelle, in der Fett gespeichert wird.

● Auf diese Weise bauen Kohlenhydrate eine »Einbahnstraße Fett« aus dem Darm über Blut und Leber zu den Fettzellen in der Haut. Gleichzeitig sorgt Insulin dafür, dass kein Fett zu Energie verheizt wird. Der Teufelskreis steht – da ist jede Diät, jede Hungerkur absolut machtlos.

● Die allergrößte Sünde: schnell lösliche Kohlenhydrate wie helle Mehlprodukte zusammen mit Fettem und Süßem essen (Beispiele: die Pfannkuchen mit Marmelade, die Limonade zu Käsespätzle, das gehaltvolle Tiramisù nach dem fetten Schweinebraten mit Knödeln). Da gerät der Stoffwechsel geradezu in einen »Fettrausch«. Es kommt danach zu einem stundenlangen Zustrom von Fettmolekülen ins Unterhautgewebe.

Genveränderung durch Ernährungsfehler

Über eine gezielte Ernährung lässt sich der Fettgehalt der Haut kontrollieren und senken. Dabei tun sich nicht alle Menschen gleich leicht. Die Veranlagung zur Lipogenese (zum Fetteinbau) ist unterschiedlich, wird oft schon in den Säuglings- oder frühen Kindheitsjahren durch Ernährungsfehler in das Unterhautgewebe einprogrammiert. Betroffene Menschen müssen lipolytische (fettfreisetzende) Stoffwechselmechanismen stärker unterstützen. Neu entdeckt in ihrer Rolle beim Schlankwerden sind bestimmte so genannte Obesity-Gene (zu deutsch: Fettleibigkeitsgene), die je nach Stimulation Fett aus der Unterhaut ein- oder abbauen.

Wenn Babys schon mit süßen Fläschchen hochgepäppelt werden, entwickeln sie (auch im Lauf der Kindheitsjahre) bis zu dreimal mehr Fettzellen als gesund ernährte Erdenbürger. Dies kann sich später als verhängnisvoll erweisen: Fettzellen können bis zum 100fachen ihrer ursprünglichen Größe aufquellen, sie nehmen immer mehr Triglyzeride auf (sofern ausreichend davon im Blut zirkulieren).

Wer sich jahre- oder jahrzehntelang mit tierischem Fett (z. B. Wurst), Süßem, süßen Getränken und hellen Mehlprodukten (Weißbrot, Pizza, Hamburger, Gebäck) ernährt, verändert bestimmte Gene in den Fettzellen. Unser Körper, unser Bindegewebe, die Muskelzellen, das Fettgewebe werden von Genen bestimmt. Der Erforschung dieser Erbträger verdanken heute viele dicke und übergewichtige Menschen neue Hoffnung.

Besonders heimtückisch für Menschen mit Gewichtsproblemen sind die versteckten Fette in vielen Lebensmitteln. Hartwurst, Räucherfisch oder auch Mürbeteiggebäck enthält oft gewaltige Fettmengen, die man weder sieht noch unbedingt herausschmeckt.

Gene regeln den Fettstoffwechsel

Den vielen Übergewichtigen stehen die Schlankheitswütigen gegenüber, die sich auch noch das letzte Gramm Fett auf den Rippen abhungern möchten. Eine gewisse Polsterung braucht aber das Gewebe, um straff und jugendlich auszusehen.

In jedem Kern unserer rund 70 Billionen Zellen stecken 23 Paare eines langen Fadenmoleküls, der Desoxyribonukleinsäure (DNS). Jeweils ein Paar haben wir von unserer Mutter bzw. unserem Vater geerbt. Das DNS-Molekül sieht aus wie eine spiralförmig verdrehte Strickleiter mit 3,5 Milliarden Sprossen. Darauf sitzen rund 150000 Gene, 80000 von ihnen sind aktiv. Manche davon erstrecken sich über nur 1000 Sprossen, andere – wie das muskelbildende Dystrophingen – über drei Millionen Sprossen. Auch die Schlankheits- bzw. Fettleibigkeitsgene sitzen auf dieser Strickleiter, die schließlich so eng zusammengeknuddelt ist, dass 46 Stück davon in einen winzigen Zellkern passen.

Die Natur wünscht sich unbedingt schlanke Geschöpfe (diese sind im Konkurrenzkampf besser überlebensfähig). Deshalb unterstützt sie konsequent die Arbeit unserer Schlankheitsgene. Wenn wir uns aber jahrelang falsch ernähren und zu wenig bewegen, glaubt die Natur, dass dies Folge einer veränderten Umwelt ist. Sie will jetzt helfend eingreifen und stellt deshalb die Gene auf eventuell bevorstehende Hungerphasen ein (wie z.B. bei den Bären oder Murmeltieren vor dem Winterschlaf). Die Schlankheitsgene mutieren jetzt, d.h. sie verändern sich geringfügig. Anstatt des Kommandos »Fett freisetzen« geben sie dann eben den Befehl »Fett sammeln und festhalten«. Als Folge davon baut die subkutane Hautschicht immer mehr und mehr Fettgewebe auf.

Abnehmen ohne Reue

Wer versucht, über eine streng kalorienreduzierte Diät abzunehmen, muss mit einem Mangel an wichtigen Biostoffen wie Vitamin A und B, Eisen und Zink rechnen. So kann es leicht sein, dass man einen kurzfristigen Fettabbau oft mit schlaffer, welker Haut bezahlen muss. Ebenfalls längst bekannt ist auch, dass schnell abgehungerte Pfunde nach einer Hungerkur mit dem so genannten Jo-Jo-Effekt umso rascher wieder zugenommen werden.

Diäten schaden der Haut

Wer mehr als fünf oder sieben Kilogramm Übergewicht hat und versucht, den überflüssigen Speck abzuhungern oder über eine kalorienarme Diät loszuwerden, tut seiner Haut gar keinen Gefallen, sondern schadet ihr im Gegenteil noch:

● Abgehungert wird nur wenig Bauchfett.

● Anfangs verbraucht der Körper seine Glukosereserven, um seine Zellen mit diesem Treibstoff zu beheizen.

● Später holt er sich rigoros Eiweiß (so genannte glukoplastische Aminosäuren) aus dem Gewebe, um diese zu Glukosebriketts umzuformen.

● Hauptreservedepot solcher Eiweißbausteine sind die Muskeln. Doch auch das Bindegewebe stellt 25 Prozent der Eiweißreserven.

● Jeder Diättag schwächt somit das über der Hautfettschicht sitzende Kollagen. Am Ende bleibt eine dünne Runzelhaut über einer weitgehend unangetasteten Fettschicht.

Auf Dauer schlanker und schöner wird nur, wer sehr langsam sein Gewicht reduziert und gleichzeitig mit viel Bewegung und sorgfältiger Hautpflege für höhere Elastizität des Gewebes sorgt.

Zehn wichtige Regeln für eine gesunde Hautfettschicht

● Vermeiden Sie Süßigkeiten oder süße Getränke.

● Verzichten Sie auf Wurst, und essen Sie nur sehr wenig Weißbrot.

● Essen Sie gesunde Kost aus naturbelassenen Lebensmitteln.

● Gönnen Sie Ihrem Körper mehr Fitness, Sport und Bewegung, wenn möglich regelmäßig.

● Planen Sie mehr Ruhephasen ein; auch Schlaf macht schön.

● Gehen Sie öfter an die frische Luft und möglichst auch gezielt in die Kälte.

● Duschen Sie täglich einmal kalt und heiß im Wechsel.

● Schaffen Sie in Ihrer Wohnung Klimazonen (kalte und warme Räume).

● Schlafen Sie nicht zu warm zugedeckt.

● Sorgen Sie für Stressabbau (z. B. durch Entspannungsübungen wie Yoga oder autogenes Training).

● Verzichten Sie auf Ernährungsexzesse, also auf Radikaldiäten oder auch Festtagsvöllerei.

Mit Kälte gegen überschüssiges Fett

Nicht durch Schwitzen nimmt man ab, sondern durch Frieren – diese überraschende Erkenntnis haben Wissenschaftler schon vor langer Zeit gewonnen. Beim Schwitzen (z. B. in der Sauna, bei aktiver Gartenarbeit, im Sport) gehen zwar in der Haut erhebliche Veränderungen vor. Die Fettschicht in der Subkutis ist davon aber kaum betroffen. Schweiß enthält außer flüchtigen Fettsäuren und Cholesterin in minimaler Konzentration keinerlei Fett, hat also mit dem Fettstoffwechsel nichts zu tun.

Stoffwechselvorgänge bei der Thermoregulation

Dass Kälte mehr Fett verbraucht, scheint im Widerspruch dazu zu stehen, dass viele Menschen Winterspeck ansetzen. Das liegt an dem oft fett- und kohlenhydratreicheren Speisezettel und dem ständigen Aufenthalt in geheizten Räumen.

Ganz andere Prozesse als beim Schwitzen vollziehen sich im Innern der drei Hautschichten, wenn die Temperatur absinkt und wir frieren:

● Die Stoffwechselrate steigt, der Körper verheizt mehr Brennstoff, um wärmende Energie zu erzeugen.
● Bei anhaltender Kälte wird zunehmend Fett aus Speckpolstern freigesetzt.
● Der Einbau von Triglyzeriden (Fettmolekülen) in das Fettgewebe wird gehemmt.
● Die Produktion von Stresshormonen (z. B. in Hirnanhangsdrüse, Nebennieren) wird gesteigert. Nur diese Eiweißkörper haben die goldenen Schlüsselchen, um Adipozyten (Fettzellen) aufzusperren und Fettmoleküle zu befreien.
● Die Haut wird besser durchblutet und infolgedessen besser mit Nährstoffen versorgt.
● Die Sauerstoffzufuhr der Hautzellen wird erhöht – und damit die Zellatmung und die Energieverbrennungsrate.

Kältestress als Stimulanz

Das Dilemma vieler übergewichtiger Menschen ist, dass sie sich aus Bequemlichkeit zu wenig dem Kältestress aussetzen. Dieser aber ist – genetisch gesehen – eine sehr wichtige Stimulanz für den optimalen Fetthaushalt der Haut. Stets in gleichmäßig beheizten Räumen, immer gleichmäßig warm angezogen, nachts behaglich zugedeckt und eingebettet – eine solche Verhaltensweise widerspricht völlig den der Haut von der Natur zugeteilten Aufgaben. Denn sie soll es ja sein, die uns (z. B. durch Frieren und Gänsehaut) Kälteschutz vermittelt. Die Haut will und muss immer wieder durch wechselnde klimatische Umweltverhältnisse gefordert sein, sonst schläft ihr Stoffwechsel teilweise ein. Infolgedessen lagert ihr Unterhautgewebe immer mehr Fett ein.

Fettabbau durch Stressimpulse

Fett aufnehmen und wieder abgeben ist ein hochkomplizierter Mechanismus. Eine hoffnungsvolle Nachricht für Übergewichtige aus der modernen Zellforschung: Lipolyse ist bis zu 7000-mal schneller als Lipogenese. Anders ausgedrückt: Fettmoleküle zum Verheizen in die Blutbahnen zu schicken, geht wesentlich schneller als der vergleichsweise gemächliche Fetteinbau in die Speckpolster.

Sollen Fettmoleküle freigesetzt werden, so ist zunächst einmal ein Stressimpuls notwendig. Dazu gehören Hunger, Kälte, körperliche Aktivität, also irgendetwas, was den Körper mehr fordert, als es im Ruhezustand der Fall ist. Genau genommen ist schon ein Lidschlag oder ein Gedanke Stress. Doch sind derlei Stressimpulse noch so geringfügig, dass ihnen mit dem Einsatz minimaler Energie, mit Glukose, begegnet werden kann.

Aus der Sicht des Energiestoffwechsels lässt sich Glukose mit rasch entflammbarem Holz vergleichen, das freilich auch rasch verbrennt. Fett hingegen sind die großen Briketts, die erst spät ihr Energiefeuer abgeben, dafür viel länger brennen und nachhaltiger heizen. Weil bei der Stressabwehr zuallererst Nerven und Gehirn reagieren müssen, werden diese mit Glukosemolekülen beheizt. Der Herzmuskel hingegen braucht enorm viel Dauerkraft, seine Zellen verlangen großkalibrige Fettmoleküle. Dasselbe gilt für andere Muskeln, die langfristig belastet werden, sei es beim Sport, der Gartenarbeit oder im Haushalt beim Stöbern und Fensterputzen.

Betrachten Sie Spaziergänge nicht als abhängig von der Wetterlage, sondern als abhängig von der passenden Kleidung. Ein Streifzug bei Regenwetter mit Gummistiefeln durch alle Pfützen hindurch weckt alte Kindheitserinnerungen und mobilisiert die Fettverbrennung.

Energiebereitstellung durch Stresshormone

Immer wenn vom Körper Aktivität – gleich welcher Art auch immer – gefordert wird, werden Stresshormone in Drüsen oder im Nervengewebe aktiv. Deren Aufgabe ist es, den Organismus aufzuwecken,

Auch starke geistige Anspannung erhöht den Energiebedarf des Körpers. So können Prüfungskandidaten oft während der Lernphase Heißhunger entfalten, ohne dabei zuzunehmen.

zu alarmieren. Gleichzeitig müssen die Stresshormone dafür sorgen, dass der Körper mehr Energie zur Verfügung stellt, also z. B. durch verstärkte Freisetzung von Fettmolekülen aus der subkutanen Hautschicht. Hellwach und konzentriert sein, kostet verständlicherweise mehr Energie. Die Zellen müssen infolgedessen viel kräftiger beheizt werden. Typisches Beispiel dafür: Bei einer Schrecksekunde auf der Autobahn, einem Beinaheunfall, schießt es innerhalb von Zehntelsekunden siedendheiß durch uns hindurch, alarmiert uns, macht uns hellwach und hochkonzentriert. Es wird praktisch elektronenschnell Glukose im Nervensystem und im Gehirn zu Energie verbrannt, außerdem – je nach Situation – auch viel Fett.

Verschiedene Stresshormone

Die Hirnanhangsdrüse schüttet frühmorgens bereits vorsorglich ihre Tagesstresshormone aus (siehe auch Seite 22). Denn wenn wir aus dem Schlaf erwachen, kommt es zur gesteigerten Stressbelastung, der Blutdruck steigt, die Zellen leben auf und verbrauchen mehr Energie. Das normale Tagesweckhormon heißt ACTH (adrenocorticotropes Hormon). Es ist sowohl Glukose- als auch Fettfresser.

Stress ist lebensnotwendig. Allerdings sollte man versuchen, übermäßigen und ständigen Druck zu vermeiden bzw. richtig damit umzugehen. Das wird Ihnen auch Ihre Haut danken.

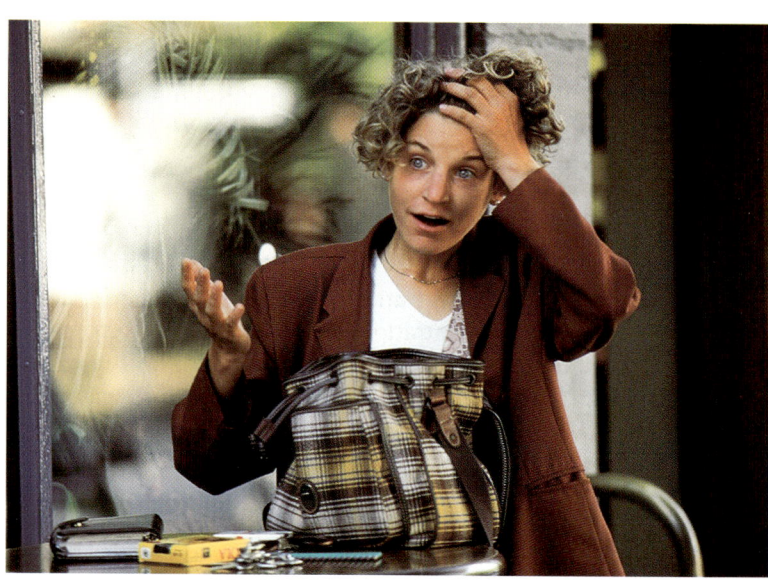

Bei spontaner oder intensiver Belastung greifen andere Hormone nach den Energiedepots: Glukagon (das Gegenspielerhormon von Insulin aus der Bauchspeicheldrüse) öffnet Glukosereserven in der Leber; auch Adrenalin (aus dem Nebennierenmark) oder Noradrenalin (aus dem Nervengewebe) saugen intensiv Fettmoleküle aus dem Bauchspeck.

Ohne Stress wird überhaupt nichts verbrannt, weder Glukose noch Fett. Allerdings: ohne Stress kein Leben. Selbst Träume sind Stress. Im Schlaf kann sogar sehr viel Fett aus dem Depotspeck freigesetzt werden. Obwohl der Begriff so negativ beladen ist, kann man gegen Stress also eigentlich nicht generell etwas einwenden: Man muss unterscheiden zwischen gesunden Stressimpulsen, die den Lebensmotor in Bewegung halten, und ungesunden, die Energien und Biostoffreserven aufzehren und so den Organismus überlasten.

Das Wachstumshormon der Hypophyse

Das so genannte Wachstumshormon aus der Hirnanhangsdrüse ist seit Millionen Jahren der bedeutendste nächtliche Schlankmacher der Natur.

Etwa 70 Minuten nach dem Einschlafen steigen die Wachstumshormonkurven im Blut bis zum 30fachen an. Die Hormonmoleküle steuern Fettzellen an, öffnen sie und befreien die Triglyzeride. Diese werden übers Blut zu den Zellen (auch ins Bindegewebe) geschafft und dort zu Zellenergie verbrannt. Diesem Hormon verdanken es alle Tiere in freier Natur und auch unsere Kinder, dass sie morgens schlank und energiegeladen aufwachen.

● Würde man die kirschkerngroße Hirnanhangsdrüse zwischen Daumen und Zeigefinger auspressen, kämen fast nur Wasser und das Wachstumshormon heraus. Alle anderen sieben Hormone der Drüse sind nur in geringsten Konzentrationen enthalten. Beweis dafür, wie wichtig der Natur dieses fettfressende Hormon ist.

● Doch leider: Je älter wir werden, desto weniger Wachstumshormon produziert unsere Hirnanhangsdrüse. Es gibt Menschen ab 40 Jahren, die dieses Hormon aufgrund schlechter Ernährung überhaupt nicht mehr herstellen. Solche Menschen werden sehr schnell dick. Übergewichtige haben generell niedrige Wachstumshormonkonzentrationen im Blut.

Die Hirnanhangsdrüse steht in einem engen hormonellen Wechselspiel mit der Schilddrüse. Störungen dieser Drüsen, die recht häufig vorkommen, beeinflussen immer auch den Fettstoffwechsel.

Vitamin C spielt auch eine Rolle für das seelische Gleichgewicht. Es aktiviert besondere Botenstoffe im Gehirn, die Stressreaktionen abbauen helfen.

Tipp – nachts mit Wachstumshormon Fett abbauen

● Dieses Hormon ist schwer herzustellen, es besteht ganz aus Eiweiß (insgesamt 189 Aminosäuren pro Molekül) und ist groß und sperrig. Die Hirnanhangsdrüse braucht dazu viel Eiweiß und enorme Mengen an Vitamin C. Deshalb hat die Hypophyse von allen Körperteilen die höchste Vitamin-C-Konzentration überhaupt.

● Zellforscher empfehlen: Abends, unmittelbar vor dem Zubettgehen, ein Häppchen Eiweiß pur essen (ca. 30 Gramm Fleisch, Fisch oder Tofu), dazu den Saft einer Zitrone trinken. Das liefert der Drüse nachts die wichtigen Rohstoffe für die Herstellung des schlank machenden Wachstumshormons. Mit diesem kleinen Kunstgriff lässt sich das Unterhautgewebe entfetten – wenn auch nur allmählich. Wer nachts schlecht einschlafen kann, sollte den Antispecksnack bereits eine Stunde früher einnehmen.

● Wichtig: Die Zitrussäure greift den Zahnschmelz an. Deshalb unbedingt nach dem Snack noch einmal die Zähne putzen!

Wie die Freisetzung von Triglyzeriden funktioniert

Stresshormone steuern bestimmte Rezeptoren (Landeplätze) auf der Außenhaut der Fettzellen an und klopfen dort an. »Es gibt Stress«, meldet das Hormon, »der Körper braucht Fett zur Energiegewinnung.« Im Inneren der Zelle nimmt ein Bruderhormon den Befehl entgegen, das Stresshormon selbst darf nicht in die Fettzelle hinein. Wissenschaftler nennen deshalb das Stresshormon den ersten Boten, das Bruderhormon im Inneren der Zelle den zweiten Boten (im wissenschaftlichen Englisch: second messenger).

Jetzt wird der zweite Bote aktiv. Der Natur nützt es freilich nicht viel, wenn dieses Zellhormon nur ein Fettmolekül aus der Zelle ins Blut schaufelt. Es würde auch nichts nützen, wenn 1000 zweite Boten 1000 oder vielleicht 10000 Triglyzeride befreien. Bei Stress sind Billionen, Billiarden, Trillionen solcher Fettmoleküle gefragt. Darin liegt gleichzeitig die Chance aller Leute, die wirklich abnehmen wollen.

Energieanforderung im Schneeballsystem

Die zweiten Boten lösen nämlich eine Art Schneeballsystem in der Fettzelle aus. Erst vervielfältigen sie den Auftrag über so genannte G-Proteine ins Zehntausendfache. Jedes G-Protein aktiviert dann ein Heer von winzigen Zellhelfern, den so genannten cAMP (cyklisches Adenosinmonophosphat). Bei entsprechender Belastung schaufeln jetzt in jeder Zelle Billionen fleißiger cAMP Unmengen Triglyzeride aus der Fettzelle ins Blut. Dieses Fett wird in Zellen zu Energie verheizt, z.B. in Muskeln, im Herz, im Bindegewebe. Für die Haut bedeutet ein solcher Mechanismus zweierlei: erstens weniger hässliches Fett im Unterhautgewebe und zweitens ein stoffwechselaktives, jugendliches Bindegewebe.

Man kann sich ausrechnen, wie viel Fett bei einem gut genährten, intakten Stoffwechsel verheizt wird: Wenn 70 Billionen Körperzellen Triglyzeride anfordern und sie in ihren zahlreichen Mitochondrien (Energieöfen) verbrennen, greift das die eingelagerten Reserven erheblich an und hilft auf die Dauer beim Abnehmen.

Zellulite – ein Frauenproblem

Zellulite ist zwar keine Krankheit, wird aber von vielen Menschen als störend empfunden. Dass fast nur Frauen davon betroffen sind, hat den Grund darin, dass Frauen anlagebedingt im Unterhautgewebe mehr und leichter Fett ansetzen als Männer. Für den Schutz und die Versorgung eventuell heranwachsender Embryos brauchen sie die Fettpolster und die Energiereserven. Wenn im fortschreitenden Alter die Eigenspannung der Haut nachlässt, bildet sich dann oft Zellulite.

Wie Orangenhaut entsteht

Die von Wissenschaftlern als Zellulite bezeichnete Hauterscheinung hat ihren Ursprung in der Fettschicht der Haut. Betroffen sind zu 98 Prozent Frauen. Sie speichern mehr Fett, und ihre Oberhautschicht ist anlagebedingt oft dünner als bei Männern. Beim Mann sind die in der Unterhautschicht liegenden Fettzellen durch stabile

Die hässlichen Dellen von Zellulite an Hüften und Oberschenkeln können nur sehr langfristig über die Ernährung beeinflusst werden. Alle oft empfohlenen äußerlichen Anwendungen können bestenfalls unterstützend helfen.

Wände voneinander getrennt. Die Fettzellen von Frauen hingegen haben dünne, verletzliche Trennwände. Sie entwickeln sich oft größer, stehen zudem aufrecht und bilden sich zu bolzenartiger Form aus. Dies geschieht vorwiegend im Bereich von Po und Oberschenkeln. Und zwar dann, wenn Frauen zu viel Fett in diesem Bereich ansetzen, während gleichzeitig das Bindegewebe zusammenbricht. Die kleinen Fettbolzen stoßen gegen die zu dünne Oberhaut und wölben sie punktförmig aus.

Hungerkuren schwächen das Bindegewebe noch mehr

Eine Hungerkur oder Schnelldiät ist das schlechteste Mittel gegen die Orangenhaut. Dann nämlich verdünnt das ohnehin meist schwache Bindegewebe noch mehr, der bolzenartige Druck der harten Fettzellen auf die Oberhaut nimmt zu, die Zellulite tritt noch stärker hervor. Erste Hilfe bringt ein Neuaufbau von Bindegewebe und Kollagen. Außerdem muss das Fettgewebe allmählich abgeschmolzen werden. Wenn sich die harten, prallen Fettzellen der Subkutis verkleinern, nimmt deren Druck durchs Bindegewebe auf die Oberhaut ab, und die Haut glättet sich wieder.

Abnehmen muss sein, wenn man die lästige Zellulite mildern will – aber nur über eine langsame und konsequente Ernährungsumstellung und keinesfalls durch Radikaldiäten!

Mit der lipolytischen Diät gegen Zellulite

Lipolyse bedeutet Fettfreisetzung. Dieser von kalifornischen Biochemikern entwickelte Feldzug gegen überflüssigen Bauch- und Hüftspeck setzt ganz auf so genannte lipolytische Substanzen sowie auf ein völlig neuartiges Abspeckprinzip.

Die Natur hat bestimmten Molekülen den Auftrag erteilt, Fett einzubauen; andere Moleküle wiederum – wie die lipolytischen Substanzen – haben die Aufgabe, Fett aus den Adipozyten freizusetzen und in die Energiebrennkammern der Zellen zu transportieren bzw. diese Fettmoleküle zu verheizen.

Im gesunden Organismus eines schlanken Menschen befinden sich lipolytische und lipogene (fetteinbauende) Substanzen in gesunder Balance. Bei dicken oder übergewichtigen Menschen sind jedoch die lipogenen Moleküle in der Übermacht. Sowohl im Blut als auch im Gewebe sind sie stärker konzentriert.

Sinn und Zweck der lipolytischen Diät gegen die Orangenhaut ist es, die Wirkkraft fettfreisetzender Substanzen gegenüber den fettmachenden Molekülen drastisch zu erhöhen. Es kommt danach automatisch und zwangsläufig zu einer Auszehrung an Fett aus den Speckdepots – auch wenn sich ein solcher Prozess über viele Wochen oder Monate hinziehen kann.

Essen Sie sich schlank

Das falsche Fett (in Wurst und Sahnetorte) macht dick, das richtige Fett (das pflanzliche) macht schlank – so lautet eine der Formeln der lipolytischen Diät. Insgesamt ist es eine Kombination aus Eiweiß (in Fisch, Fleisch, Soja, Hülsenfrüchten), Vitamin C (in Obst, Gemüse) und pflanzlichen Ölen, die die ideale Mischung darstellt für die Befreiung von Fett aus den Schwabbelpolstern.

Auf der Suche nach dem faszinierenden Mechanismus der Fettverbrennung konzentrieren sich die Wissenschaftler immer mehr auf folgende drei Faktoren:

- Die hartnäckigen Triglyzeride aus den Fettzellen herausreißen und ins Blut abgeben
- Die Fettmoleküle aus dem Blut in die Mitochondrien schleusen, die Energiebrennöfen z. B. in Muskel- und Bindegewebezellen
- Die Fettverbrennung in diesen Mitochondrien entfachen

Wer für einen größeren Haushalt kocht, ist besonders häufig in Versuchung, zu viel Fett zu sich zu nehmen. Schmecken Sie Gerichte nicht esslöffelweise ab, und befördern Sie Reste sofort in den Müll oder in den Kühlschrank, aber nicht in Ihren Magen.

Die lipolytischen Substanzen

- Jod (in jodiertem Speisesalz und Meeresfrüchten)
- Vitamin C (in Obst und Gemüse)
- Vitamin B6 (in Hülsenfrüchten, Getreide, Nüssen und Leber)
- Folsäure (in Grüngemüse, Getreide, Soja, Eiern und Leber)
- Vitamin B12 (in Eiern, Fisch, Fleisch und Leber; für Vegetarier: Biojoghurt und Sauerkraut fermentieren Vitamin B12)
- Linolsäure (in hochwertigen Pflanzenölen)
- Methionin (Aminosäure in Sojaprodukten, Hülsenfrüchten, Mais, Nüssen, Kernen, Käse, Fleisch und Fisch)
- Lysin (Aminosäure in Käse, Bohnen, Soja bzw. Tofu, Eiern, Fisch und Geflügel)

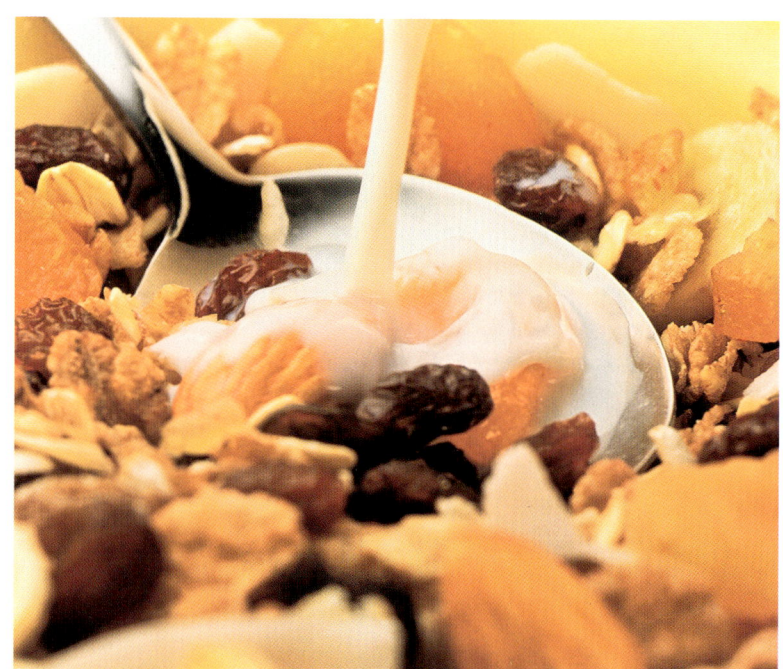

Experimentieren Sie mit der Vielzahl an Müslizutaten. Sie werden sehen, dass bei Ihren Geschmacksnerven dann sicherlich keine Langeweile aufkommt.

Das Ernährungsprogramm bei Zellulite

Manche halten Müsli immer noch als nur geeignet für Gesundheitsapostel. Dabei sind Müslizutaten so abwechslungsreich zu variieren, dass wirklich jeder auf den Geschmack kommen kann.

Das Ernährungsprogramm gegen Zellulite trägt den oben genannten drei Faktoren Rechnung, d. h. es ist darauf ausgerichtet, Fett aus den Körperdepots in der Unterhaut freizusetzen, für einen schnelleren Transport der Fettmoleküle an den Ort ihrer Verbrennung zu sorgen und die Energiegewinnung aus dem Fett zu beschleunigen.

Das Frühstück

Zum Frühstück gibt es 30 Tage lang ein Müsli mit Haferflocken oder geschrotetem Getreide. Sie haben dazu die Wahl unter verschiedenen Milchprodukten: Sahne, Joghurt, Kefir, Milch, Quark oder Frischkäse geben immer neue Geschmacksnuancen. Für Vitamine sorgen klein geschnittene Früchte, Keime und Zitronensaft; Nüsse, Samen und Kerne liefern hochwertige Pflanzenfette.

Rezept für ein Leinsamenmüsli

Zutaten *30 g Haferflocken • 30 g Leinsamen • 50 g Wasser*
1/2 Banane • 25 g Beeren • 1 Kiwi • 1 kleiner Apfel oder 1 Birne
Zitronensaft • 1 Becher Biojoghurt

Zubereitung Haferflocken und Leinsamen über Nacht in Wasser quellen lassen. Obst klein schneiden bzw. raspeln und mit Zitronensaft beträufeln. Mit den übrigen Zutaten vermengen und essen.

Leinsamen verwendet man am besten grob geschrotet für Müsli – dann kann der Körper die harten Samenschalen besser aufschließen.

Die Fettzellen gehen leer aus

Ein solches Frühstück genügt bei vielen Menschen, um den Fettstoffwechsel wohltuend durcheinanderzubringen. Waren es die Fettzellen vorher gewohnt, schon am Vormittag reichlich Triglyzeride angeliefert zu bekommen, gehen sie jetzt plötzlich leer aus. Als Folge davon schließen sie ihren Inhalt noch fester ein. Trotzdem entwickelt sich eine hormonell gesteuerte Saug- oder Magnetwirkung auf ihren Fettinhalt. Der Körper braucht Brennstoffe – und die holt er sich jetzt massiv aus dem Blutzucker oder auch – den Vormittag über – aus dem Depot- oder Bluteiweiß.

Die Zwischenmahlzeit

Spätestens um zehn Uhr vormittags kommt bei Übergewichtigen und Dicken der Hunger, und der ist ziemlich gnadenlos. Dies ist die gefährliche Stunde des Dickwerdens, wenn nämlich rasch und oft heimlich zu Süßem gegriffen wird, zum Wurstbrot, zu Gebäck oder Kuchen. Besonders gefährdet ist man am Arbeitsplatz, wo man sich oft im Kollegenkreis hilfsbereit mit süßem Gebäck aus der nächsten Konditorei oder mit üppig belegten Wurstsemmeln vom Metzger versorgt, um den knurrenden Magen am Vormittag zu besänftigen.
Sie stillen Ihren Heißhunger besser mit Trockenobst, Nüssen (Vorsicht, Kalorien! Nicht mehr als 20 Gramm!) oder einer halben Avocado mit Knäcke (angemacht mit Zitronensaft und Jodsalz). Knäckebrot, zwei Scheiben Toast, ein paar Scheibchen Baguette mit Magerkäse und Kräuterquark sind erlaubt. Oder eine Scheibe Vollkornbrot dünn mit Butter bestrichen, darauf eine Scheibe kalter Braten, Putenfleisch, Roastbeef, etwas Fisch oder Räuchertofu mit Gurke, Tomate und Diätmayonnaise.

Das Mittagessen

Mittags gibt es Gemüse (kurz in wenig Wasser gegart), die nötigen Kohlenhydrate liefern Naturreis, Biokartoffeln (mit Schale) oder Vollwertnudeln. Dazu: etwas Fisch, Fleisch, Geflügel, Tofu. Keine fetten Saucen. Streng verboten: süße Getränke oder überhaupt irgendetwas Süßes wie Dessert oder Eiscreme.

Das Abendessen

Schweres Vollkornbrot macht Magen und Darm am Abend zu viel Verdauungsarbeit. Deshalb ist jetzt auch ein wenig knuspriges Weißbrot gestattet, das im Allgemeinen leider nur wenig wertvolle Nährstoffe bietet.

Der Abend bringt Eiweißreiches. Die Mahlzeit sollten Sie möglichst früh einnehmen. Ideal: Rohkost (z. B. mit Hähnchenfleisch, Forellenfilet, Krabben, Thunfisch, kaltem Fleisch, Eischeibchen). Dazu Knäcke, Vollkornbrot oder Vollkorntoast. Erlaubt ist auch eine Brezel, ein Brötchen oder ein paar Scheiben Baguette. Als Dressing für die Rohkost verwenden Sie nur Essig und Öl. Wichtig: in der Küche jodiertes Speisesalz und hochwertige Pflanzenöle verwenden.

Karnitin bindet freie Fettmoleküle im Blut

Auch ein Zelluliteproblem: Die im Blut zirkulierenden Triglyzeride (Fettmoleküle) finden den Weg nicht in die Mitochondrien (Energieöfen) der Zellen. Von allein können sie nämlich im Inneren einer Muskelzelle die Extraschutzschicht ins Innere der Brennkammer nicht passieren. Sie benötigen dazu ein spezielles Schleusentaxi, eine Zellfähre: Karnitin. Dieser Eiweißstoff besteht aus nur zwei Aminosäuren: Methionin und Lysin. Diese sind zwar in jedem Bissen Hühnerfrikassee mit Reis reichlich enthalten, werden aber in Magen und Darm oft nicht ausreichend herausgelöst. Die Folge: Immer mehr Fett kreist im Blut (erhöhte Cholesterin-, Blutfettwerte) – und die prallen Zellulitefettbolzen behalten ihren Inhalt. Denn bestimmte Signalgeber (Hormone, Nervenpeptide) melden: »Behaltet euren Inhalt, es kreist ausreichend Fett im Blut!«

Saures schafft Abhilfe

Hier hilft die Essigsäure: Machen Sie Ihren Salat und Ihre Rohkost mit Essig an, verwenden Sie essighaltige Diätmayonnaisen, Dressings und Marinaden. Ideal: Trinken Sie unmittelbar vor jeder Mahlzeit ein Gläschen Wasser oder Mineralwasser mit einem Schuss Apfelessig (zwei Teelöffel genügen). Der Essig wirkt als Säurelocker im Magen, senkt den pH-Wert des Magensafts und macht demnach das Verdauungsmilieu saurer. Dies ist eine wichtige, unerlässliche Voraussetzung für die Eiweißvorverdauung durch Pepsin (ein Magenenzym). Die Folge: Schon eine Stunde später ist das Blut viel reicher an Methionin und Lysin, die Leber kann daraus jede Menge Karnitin machen. Und mit dessen Hilfe läuft schon bald die Fettverbrennung im ganzen Körper auf Hochtouren. Jetzt sinken die Fett- und Cholesterinwerte im Blut, der Körper fordert energisch Fett aus den Orangenhautfettpolstern an.

Sauerstoff für die Fettverbrennung

Wissenschaftler haben etwas Interessantes entdeckt. Karnitin braucht viel Vitamin C und Eisen, um selbst für die Fettverbrennung aktiv werden zu können. In Billiarden von Mitochondrien (Energiebrennkammern) im Körper saugt es dann Sauerstoff an, der für alle Verbrennungsvorgänge benötigt wird. Damit wird die Zellatmung, die Sauerstoffversorgung, speziell von Muskeln, erheblich verbessert. Ganz besonders wichtig ist dies für die Herzmuskelzellen.

Der Sauerstoff wird in den roten Blutkörperchen an Eisen gebunden, das übrigens (genauso wie Eiweiß) viel Magensäure braucht, um aus dem Nahrungsbrei gelöst werden zu können. Vitamin C steigert die Eisenverwertung enorm, ohne diesen Früchtebiostoff sinken die Eisenwerte und damit die Sauerstoffversorgung.

Frauen leiden häufiger als Männer unter Eisenmangel. Am leichtesten zu verwerten ist für den Organismus Eisen aus rotem Fleisch – pflanzliches Eisen kann er nur sehr schwer aufnehmen.

Durchhaltevermögen ist gefragt

An diesem körpereigenen Mechanismus zeigt sich sehr deutlich, wie eng Eiweiß und Vitamin C – die wichtigsten lipolytischen Substanzen – beim Fettabbau zusammenarbeiten. Schon nach einer Woche beginnt bei dieser Diät ein steter Abbau von Triglyzeriden aus den Orangenhautzellen. Und nach etwa 30 Tagen ist die Fettschmelze unübersehbar.

Wer jetzt einen entsprechenden Speiseplan konsequent durchhält, tut viel für seine Schönheit: Er kräftigt sein Bindegewebe und baut gleichzeitig überschüssiges Fett aus dem Speck an Bauch, Hüften, Po und Oberschenkeln ab – und ganz besonders auch aus den prallgefüllten Fettzellen der Orangenhaut. Nur so kann der Zellulite wirksam begegnet werden.

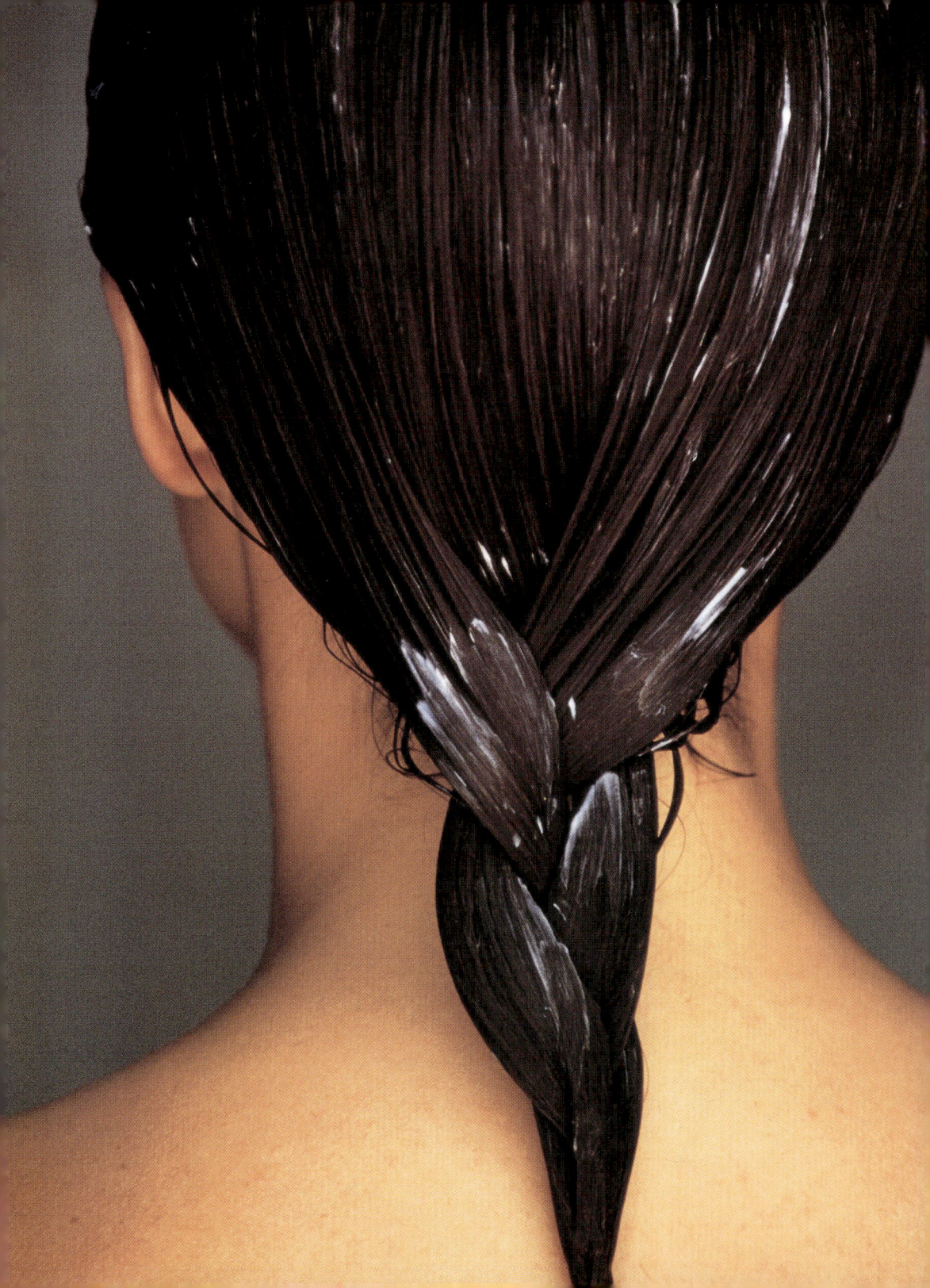

HAARE UND NÄGEL

Hautanhangsgebilde – so nennen Wissenschaftler Haare und Nägel. Genau wie bei der Epidermis, der Oberhaut, sind es nämlich die Keratinozyten (bestimmte Hornhautzellen), aus denen das Keratin für festes Haar und glatte Nägel sprießt. Der einzige Unterschied: Das Keratin des Haars hat eine andere Zusammensetzung, es enthält mehr von der Aminosäure Zystein, das den glänzenden Schwefel ins Haar bringt und das Haarkeratin härter macht.

Das Haar – Schutz und Schmuck

Gesundes, schönes Haar ist ein Zeichen für Jugend und Vitalität. Die Kosmetikindustrie bietet uns die unterschiedlichsten Pflege- und Stylingprodukte an, die uns die Lösung aller Haarprobleme versprechen. Wir alle haben eine individuelle und genetisch festgelegte Haarstruktur. Dies sollten wir auch so akzeptieren, da alle Veränderungen durch äußere Einwirkungen wie Dauerwelle, Färben u. a. auf längere Sicht mehr Schaden als Nutzen bringen. Wir können jedoch viel für unsere Haare tun, wenn wir auf die Ernährung achten. Auch unsere Lebensweise und unser seelisches Wohlbefinden hat einen großen Einfluss auf den Zustand unserer Haare. Stress, ungesunde Ernährung und falsche Pflege führen oft zu fettigen, stumpfen und glanzlosen Haaren.

Das Haar hat einen Zyklus: Jedes Haar durchläuft Wachstums- und Ruhephasen. Die Ruhephasen für ein Kopfhaar dauern etwa drei Monate; die Härchen der Augenbrauen beispielsweise stellen ihr Wachstum oft bis zu acht Monate lang ein.

Aufbau und Funktion der Haare

Unsere Haare bestehen aus einem inneren Markkanal, einer mittleren Faserschicht und der äußeren transparenten Schuppenschicht. Für die Elastizität und Festigkeit ist die seilartige Struktur der Faserschicht verantwortlich. In ihr findet man auch das Melanin, das – je nach Menge – die Farbe unserer Haare bestimmt. Der Glanz entsteht durch Lichtreflexe an der äußersten verhornten Schicht, wenn diese nicht aufgeraut und geschädigt ist.

Das Körperhaar hat mehrere Aufgaben: Seine Funktion als Wärmeschutz hat es im Lauf der Evolution zwar weitgehend eingebüßt, es verstärkt jedoch unsere Berührungssensibilität, indem Reize von außen durch Stellungsänderungen der Haare zu den Hautnerven weitergegeben werden. Außerdem leiten die Haare Schweiß und Talg auf die Hautoberfläche aus.

Lieber stimulieren als schützen

Wer dünnes Haar hat, besitzt oft gar nicht zu wenig davon, sondern das einzelne Haar ist nur sehr fein. Solches Haar ist zwar sehr empfindlich und wird leicht brüchig, bei guter Pflege hat es aber auch einen besonders seidigen Schimmer.

Wir zivilisierten Menschen haben Lebensweisen entwickelt, die oft den unantastbaren Urgesetzen der Natur völlig entgegenstehen. Mit anderen Worten: Viel von dem, was wir für richtig halten, ist genau das Gegenteil – nämlich falsch.

Typisches Beispiel: In der Parfümerie oder vor den Kosmetikregalen von Supermarkt oder Drogerie lesen wir auf zahlreichen Etiketten von Fläschchen, Tuben oder Dosen: Dieses Spray, dieser Festiger schützt Ihr Haar, dieser Conditioner, dieses Shampoo pflegt und schützt Ihr Haar, diese Lotion, diese Creme gibt Ihrem Haar Schutz. »Völliger Unsinn«, erklären moderne Dermatologen, »unser Haar will überhaupt keinen Schutz. Im Gegenteil, es schützt uns, nämlich vor Regen und Kälte.« Dieser Aufgabe will es ebenso gerecht werden wie auch unsere Haut. Dementsprechend wird unser Haar vor allem durch wechselnde Wettereinflüsse (Wind, Regen, Schnee, Nebel, Sonne usw.) genetisch stimuliert.

Testen Sie selbst – ist die Natur nicht stärker?

Machen Sie doch einmal einen kleinen Selbstversuch, um herauszufinden, wie Ihr Haar auf äußere Einflüsse reagiert:

● Wenden Sie ein Kosmetikpräparat an, das besonders eindringlich volles, kräftiges und gesundes Haar verspricht. Prüfen Sie, wie lang die Konsistenz des Haars, der feste Sitz, anhält.

● Machen Sie irgendwann den Gegentest: Bei Regen raus ins Freie, nicht zu warm anziehen, ohne Schirm, ohne Kopfbedeckung sich gegen die Kälte warm laufen bzw. sehr rasch voranschreiten, klatschnass heimkommen. Danach unter die warme Dusche, nochmal kurz kalt nachduschen, trockenrubbeln. Ihr Haar wird sich kräftig aufrichten. Prüfen Sie jetzt, wie lang die neu gewonnene Konsistenz und Fülle anhält.

Regeneration durch Umweltreize

Das Prinzip der Natur, ihr Schönheitsrezept, ist ganz einfach: Haare werden durch Gene gekräftigt, die in den haarbildenden Zellen sitzen. Immer wenn die Schutzfunktion des Haars gefordert wird (besonders bei Kälte und Nässe), stimulieren diese Gene neue, verjüngende Proteinsynthesen in Haarzellen.

Als Menschen vor urdenklichen Zeiten Unterkünfte bauten und lernten, wie man Feuer entfacht, begannen sie ihr Fell zu verlieren, weil sie es nicht mehr brauchten. Menschen, die jahraus, jahrein in warmen, gleichmäßig klimatisierten Räumen leben und selten ins Freie gehen, schaden ihrem Haar. Dasselbe gilt für das ständige Tragen von Hüten und Mützen. Dabei spielen natürlich Erbanlagen sowie eine hormonelle Disposition eine Rolle.

Wissenswertes über unser Haar

- Gesunde Haarpracht besteht aus 80 000 bis 120 000 Haaren.
- Die haarproduzierenden Zellen des Haarbodens gehören zu den aktivsten Zellen des menschlichen Körpers. Eingelagerte Melanozyten geben dabei Pigment (Melanin) an das wachsende Haar ab.
- Die Haare wachsen in zehn Tagen rund drei Millimeter.
- Haarausfall ist normal, das Haupthaar verliert täglich rund 100 Einzelhaare.
- Insgesamt hat das Kopfhaar eine Lebensdauer von einem bis zu fünf Jahren.
- Unser Haar macht unterschiedliche Wachstumsphasen durch. Nach jahrelangem Wachstum ruhen Haare mehrere Wochen lang. In dieser Phase befindet sich etwa jedes siebte Haupthaar. Am Ende steht die Abstoßphase. Etwa jedes 100. Haar auf unserem Kopf befindet sich in diesem Zustand des bevorstehenden Ausfalls.
- Blonde Menschen haben am meisten Haare, brünette weniger und rothaarige Menschen am wenigsten Haare.
- Ob jemand glattes, gewelltes oder gelocktes Haar hat – darüber entscheidet die Form der Haarfollikel.

Die zahlreichen Pflegepräparate für die Haare können nur einen äußerlichen Film um das Haar legen, der es oft auch klebrig und schwer macht. In die Haarsubstanz einzudringen vermögen sie aber nicht.

Gesundes Haar will gut genährt sein

Wer seine Ernährung umstellt, darf keine Wunder über Nacht erwarten: Die bessere Versorgung mit Biostoffen macht sich bei den Haaren erst langsam durch gesünderes Nachwachsen bemerkbar.

Viele Menschen sind irrtümlich der Ansicht, dass ihr Haar lebt und sie es mit Hilfe irgendwelcher Mittelchen vitalisieren könnten. Mit derlei Versprechen wirbt ja auch die Haarkosmetikindustrie. Tatsächlich ist der Haarschaft tot, er ist nichts anderes als lebLose Hornsubstanz. Lediglich in der Haarzwiebel selbst, aus der das Einzelhaar heraussprießt, ist es noch lebendig. Dementsprechend kann man das Haar nicht mehr »zum Leben erwecken«. Einen gewissen Sinn gestehen Haarexperten lediglich bestimmten Festigerpräparaten zu, die sich wie ein künstlicher Film schützend um brüchige, faserige und trockene Haare schließen und diese z. B. vor Spliss bewahren. In das Haar selbst aber dringen alle diese Mittel nicht ein.

Jedes einzelne Haar keimt und entwickelt sich von seiner Haarzwiebel aus; dabei verhornen sich die ursprünglich lebendig-weichen Zellen mehr und mehr zum Haarschaft, der dabei nach und nach aus der Haarzwiebel hinausgeschoben wird.

Gesundes Haar bleibt dabei kräftig und glänzend. Werden die Haare jedoch spröde, trocken und brüchig, dann ist nicht das Haar krank, sondern in erster Linie der innere Stoffwechsel, der in diesem Fall die Haarzwiebeln nicht mehr entsprechend versorgen kann, wodurch es zu Mangelerscheinungen kommt.

Ob Sie Ihre Haare offen tragen oder zu kunstvollen Frisuren zusammenstecken – es ist wichtig, sanft mit dem Kopfschmuck umzugehen und ihn nicht allzu sehr zu traktieren, um z. B. Splissbildung oder Haarbrüche zu vermeiden.

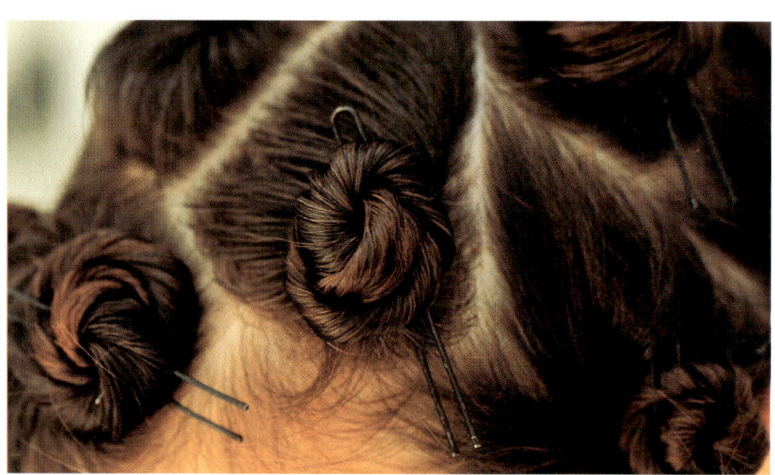

Glanz und Fülle durch gute Verdauung

Weil das Haar selbst nahezu ausschließlich aus Eiweiß besteht, ist die Versorgung der Haarzellen mit Aminosäuren sehr wichtig. Eiweiß findet sich in unserer Nahrung genug, doch hapert es meist mit der Eiweißverwertung. Nicht selten ist ein Mangel an Magensäure dafür verantwortlich, dass die Haare schnell krank werden. Ebenso kann eine ungenügend funktionierende Bauchspeicheldrüse die Ursache sein. Wenn diese ihre eiweißzersetzenden Enzyme, die Proteasen, nicht mehr ausreichend in den Darmsaft abgibt, bleibt das Eiweiß – ähnlich wie bei einem Mangel an zersetzender Magensäure – zumindest teilweise unverdaut.

So richtig zufriedenstellend hineinsehen in seinen Körper, auf der Suche nach Ursachen, kann man leider noch nicht. US-Zellforscher an der University of Southern California in San Diego haben aber einen sehr einfachen Selbsttest entwickelt, der Ihnen darüber Aufschluss geben kann, ob der Organismus sein Nahrungseiweiß ausreichend verdaut:

● Wenn der Stuhl übel riecht, ist dies in der Regel ein Zeichen dafür, dass Nahrungsbestandteile nicht ausreichend verwertet werden.

● Wird es besser, wenn allen drei Hauptmahlzeiten des Tages (Frühstück, Mittagessen, Abendessen) einige Tropfen oder ein Teelöffel Essig beigegeben wird (in Form von Salat, der mit Essig angemacht ist, als kleiner Trunk aus Mineralwasser und Apfelessig)?

● Verschwindet der üble Stuhlgeruch ganz, wenn zusätzlich ein so genanntes Pankreatinpräparat (aus der Apotheke) eingenommen wird? Es enthält u. a. auch proteolytische (eiweißzersetzende) Enzyme und wird von verschiedenen Pharmafirmen angeboten.

Der letztere Fall lässt möglicherweise darauf schließen, dass die Ursache kranker Haare Eiweißmangel ist.

Jahrelanger Missbrauch von Abführmitteln macht sich auch durch kraftloses Haar bemerkbar. Die Nahrung wird nur halbverdaut ausgeschieden, und dem Körper fehlen Nährstoffe. Helfen Sie einem trägen Darm besser mit viel Rohkost auf die Sprünge.

Eiweiß als wichtiger Baustein

Das mit unserer Nahrung aufgenommene Eiweiß ist tot, d. h. es ist nicht selbst stoffwechselaktiv, ähnlich einem welken Blatt im Herbst, das nur noch in seine Aminosäuren zerfällt. Um verwertet werden zu können, braucht es daher verschiedene Hilfsstoffe wie Vitamine, Mineralstoffe und Spurenelemente, die das Eiweiß in Haut und Haarzellen hineintragen und dort aktiv werden lassen.

Bierhefetabletten aus der Drogerie oder Apotheke eignen sich gut für eine Frühjahrskur, die Haut und Haaren gut tut. Man kann die Tabletten auch zerkleinert unter das Müsli mischen.

Biostoffe für den Haaraufbau

- Die Vitamine B2 und B6, ohne die die Aminosäuren nicht zu haaraktivem Keratin zusammengebastelt werden können. Diese Vitamine sind besonders reich in Vollkorn- bzw. Getreideprodukten enthalten. Ideale Nahrungsergänzung: Melasse oder Bierhefe.
- Vitamin C als unerlässlicher Enzymspender (in frischem Obst, gegebenenfalls in Form von Askorbinsäurepulver).
- Das Spurenelement Zink, das ebenfalls Enzyme zur Haarproduktion beisteuert. Es ist überall dort reich enthalten, wo auch B-Vitamine konzentriert sind, insbesondere in Getreide, Melasse und Bierhefe.

Kompliziertes Zusammenspiel der Nährstoffe

Unser Gesamtstoffwechsel spielt immer im Konzert. Zwar sind bestimmte Nährstoffe für Haut und Haare von besonderer Bedeutung, doch auch diese sind wieder von anderen Biostoffen abhängig, sonst können sie ihre Bioaktivität nicht entfalten. Beispiele: Zink braucht Kupfer im Stoffwechsel (und umgekehrt), Vitamin B2 braucht Vitamin B6, Vitamin B12 braucht Folsäure, Natrium braucht Kalium, Kalzium braucht Phosphor. Wegen dieser so genannten synergetischen Wirkungen ist eine rundum ausgewogene Ernährung wichtiger, als die massive Zufuhr einzelner Biostoffe.

Darüber hinaus ergänzen sich insgesamt rund 70 Nährstoffe in ihrer Gesamtwirkung auf den Organismus, auch auf das Bindegewebe, die Haut oder unsere Haarzellen: Aminosäuren, Glukose, Fettsäuren, Vitamine, Mineralien, Spurenelemente – und nicht zuletzt Wasser.

Wie freie Radikale dem Haar schaden

Diese zerstörerischen aggressiven Teilchen haben von der Natur schon vor Milliarden Jahren den Auftrag erhalten, alles Kranke, Welke möglichst ganz abzutöten. Der Grund: Um einen Fortbestand kräftiger Arten und Gattungen aller Pflanzen und Lebewesen zu sichern, soll nur das Gesunde überleben. Den Beweis für ihre Zerstörungswut liefern freie Radikale oft genug im Alltag. Ein Beispiel:

Wenn wir nach einer stressreichen Party frühmorgens nach Hause zurückkehren, macht unser Haar vorm Spiegel mitunter einen erbärmlichen Eindruck: glanzlos, spröde und dünn.

Der Grund: Freie Radikale haben die Gunst der Stunde genutzt und in den empfindlichen Zellen der Haarzwiebeln gewütet. Dabei kam ihnen entgegen, dass das Immunsystem damit beschäftigt war, typische »Partygifte« wie Alkohol, Nikotin oder Kaffee zu neutralisieren. Außerdem war die Luft rauchgeschwängert und sauerstoffarm, das Knabbergebäck gab nicht viel Nährstoffe her – der Stress von Tanzen, Reden, Flirten war groß. In einer solchen Situation wird das Haar zum Aschenputtel. Was an wichtigen Biostoffen im Körper noch vorhanden ist, wird für lebensnotwendige Organfunktionen beansprucht. Das Haar geht leer aus, wird schwach und krank. Kosmetika wie Sprays oder Festiger sprechen auf die ungesunde Haarsubstanz kaum noch an.

Gottlob: Bei ausreichend Schlaf und gesunder Kost kann sich unser Haar rasch wieder erholen, die Zellen im Haarboden regenerieren sich. Diesen Verjüngungsmechanismus kann man auch ganz gezielt mit Immun- und anderen Biostoffen unterstützen. Wichtigste Abwehrstoffe gegen freie Radikale sind die Vitamine A (in gelbem, rotem und grünem Obst und Gemüse), C (in frischem Obst), E (in Pflanzenölen) sowie das Spurenelement Selen (in Getreide und Vollkornprodukten).

In nassem Zustand ist das Haar besonders empfindlich und dehnbar. Entwirren Sie es nur vorsichtig mit einem groben Kamm, und fönen Sie nicht zu lange oder zu heiß.

Naturbelassene Nahrungsmittel

Unser Haar will nur solche Lebensmittel, die in der Natur wachsen. Dann genießt es dieselbe Versorgung wie die beneidenswerten Zellen in Fell, Feder- oder Schuppenkleid wild lebender Tiere:

- Frisches Obst, Salat, Rohkost
- Gemüse, Hülsenfrüchte, Pilze
- Vollkornprodukte, Naturreis, Kartoffeln mit Schale
- Nüsse, Samen, Kerne, Keime
- Milch, Käse, Joghurt, Eier
- Fleisch, Fisch

Wer seinen täglichen Speiseplan aus diesen Nahrungsmitteln zusammensetzt, garantiert seinen Haarzwiebeln eine Grundversorgung mit unerlässlichen Biostoffen.

Hilfe bei Haarproblemen

Schuppen

Kopfschuppen entstehen durch Seborrhö, eine krankhaft erhöhte Absonderung aus Talgdrüsen. Sie sind häufig Endprodukt der Zerstörungswut so genannter freier Radikale. Die fettigen Phospholipide in Kopfhautzellen brauchen besonderen Schutz, denn sie sind ständig Wind, Wetter und Sonne ausgesetzt. Vor allem UV-Strahlen begünstigen Reaktionen bestimmter Sauerstoffradikale, die in den feinen Fettsäuresubstanzen ihre Zellopfer finden. Dem liegt ein uralter Mechanismus der Natur zugrunde, der besonders die fettreichen Schutzhüllen der Zellen attackiert. Typisches Beispiel ist Butter, die unter dem Einfluss freier Radikale ranzig und braun wird.

Wenn freie Radikale die Schutzhäutchen der haarbildenden Zellen »anknabbern«, werden Cholesterin und Fettsäuren ranzig. Außerdem schilfert Zelleiweiß ab und bildet mehr oder minder große hornige Schuppen. Die Schuppenflechte, Psoriasis (siehe auch Seite 132ff.), ist eine besonders ausgeprägte Form dieser Hauterkrankung.

Auch mechanische Reizung der Kopfhaut kann Schuppen verursachen. Die oft empfohlenen 100 Bürstenstriche pro Tag sind nur bei robuster Kopfhaut und einer weichen Bürste mit abgerundeten Naturborsten zu empfehlen.

Behandlung

Kann man Schuppen einfach wegessen? Dermatologen sagen ja – es sei denn, es liegt eine ernsthafte Kopfhauterkrankung vor.

Besonders hilfreich ist Vitamin A bzw. seine in Pflanzen enthaltenen Provitamine. Wenn das Blut keine ausreichend hohen Konzentrationen an diesem Immunvitamin enthält, wenn die Kopfhautzellen infolgedessen ungenügend geschützt sind, werden die Haarbälge in großen Mengen verstopft. Sie wuchern dann und werden nach und nach durch Schleim- oder Talgdrüsen ersetzt.

Vitamin C, Vitamin E und Selen geben dem Haarboden zusätzlichen Schutz gegen freie Radikale. Die Nahrung sollte viel Obst und Gemüse sowie Vollkornprodukte enthalten.

Selenhaltige Shampoos wirken nach Meinung von Haarzellforschern nicht oder kaum schützend auf die Haarzwiebeln ein. Auch häufiges Waschen mit einem medizinischen Shampoo nützt nichts oder wenig und schadet mitunter sogar. Empfohlen wird aber ein so genanntes

Antioxidanzienpräparat aus der Apotheke, das alle vier bedeutenden Immunschutzstoffe (Vitamine A, C, E und Selen) enthält. Eine solche Pillenschutzkur für das Haar kann schon nach einer Woche eine krankhafte Schuppenbildung der Kopfhaut lindern.

Graues Haar

Das Ergrauen der Haare ist eine normale physiologische Alterserscheinung, bei der in den betreffenden Haarzwiebeln die Melaninproduktion eingestellt wird. Oft kommt es jedoch zu einem frühzeitigen Verlust der ursprünglichen Haarfarbe.

Ein Trost für früh Ergraute: Das Haar wird auch gröber und damit fester. Frisuren haben mehr Halt und Fülle, und der Farbe kann man immerhin künstlich nachhelfen.

So kommt Farbe in Ihre Haare

Ganz egal, ob wir schwarzhaarig, blond, brünett oder rothaarig sind, stets sind es Pigmentmoleküle, die im Inneren der haarbildenden Zellen die Farbe ins sprießende Haar abgeben. Genauso wie bei der Haut (siehe Seite 22ff.) oder z. B. auch in der Iris werden diese stickstoffhaltigen Pigmente (Farbstoffe) mit Hilfe der Spurenelemente Zink und Kupfer aus dem Eiweißbaustein Tyrosin gebildet. Auch wenn wir besonders viel von diesen drei Biostoffen essen, gibt es leider keine Garantie für farbkräftiges Haar. Bei gesunder Kost und wenig Stress behält unser Haar seine Farbe jedoch oft bis ins hohe Alter. Wenn Haare hingegen schnell grau werden, hat dies oft die folgenden Ursachen:

● Ärger, Kummer, Sorgen und Konflikte beanspruchen enorm viel Nährstoffe. Ein einziger leidenschaftlicher Gefühlsausdruck, ein Schock, eine plötzliche Enttäuschung kann das Blut nahezu an Biostoffen leerfressen. Da kann es geschehen, dass Teile des Kopfhaars praktisch über Nacht ergrauen oder weiß werden.

● Eine Sonderrolle spielen dabei bestimmte B-Vitamine wie Pantothensäure (B3), Para-Aminobenzoesäure (PABA) und Folsäure sowie Biotin. Alle diese Vitamine wirken im Darm eng zusammen: PABA ist Bestandteil von Folsäure, die wiederum für die Herstellung von Pantothensäure benötigt wird. PABA wird ebenso wie Biotin von Darmbakterien hergestellt, beide Vitamine sind indirekt wichtige Farbspender für unsere Haare.

Ernährung gegen vorzeitiges Ergrauen

Leider ist die an sich so gesunde Leber von Schlachttieren heute oft von Schadstoffen belastet. Deshalb sollte man wissen, dass der Metzger sie von natürlich aufgezogenen Tieren bezieht, und sie nicht allzu oft essen.

»Graue Haare kommen aus dem kranken Darm« – erklären moderne Haarforscher. Oder umgekehrt: Wer seine beschädigte Darmflora regeneriert, kann unter Umständen Farbe in sein Haar zurückholen bzw. sein Haar vor dem Grauwerden schützen. Unser Darm ist der bescheidenste Esser, den es gibt. Er stellt die geringsten Ansprüche, ist mit dem Einfachsten zufrieden: Kartoffeln, Gemüse, Rohkost, Vollkornprodukte. Je komplizierter die Küche, desto mehr gerät die fein ausgewogene Balance guter und schlechter Darmbakterien in der Darmflora durcheinander.

Ideale Lebensmittel sind außerdem Leber (stets sehr reich an kostbaren Nährstoffen), Kaltwasserfisch wie Lachs, Makrele, Kabeljau, Hering, Forelle sowie Eigelb, Nüsse, Samen und Kerne (aus dem Naturkostladen). Beste Nahrungsergänzung: Bierhefe, Melasse, Weizenkeime und Sojalezithin (aus dem Reformhaus).

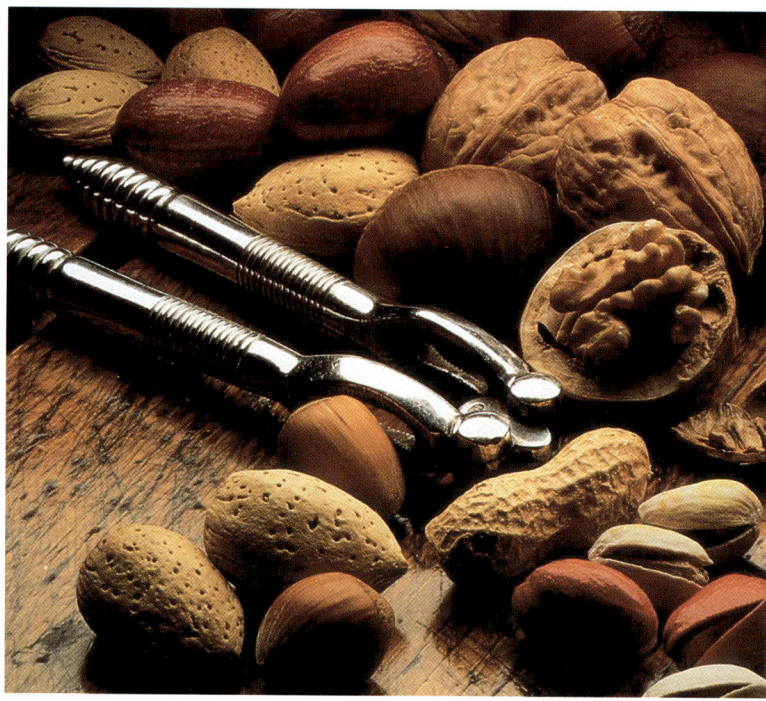

Nüsse sind ein guter Snack für zwischendurch und enthalten viele wichtige Stoffe für die Haare. Bedenken Sie aber auch ihren relativ hohen Fettgehalt.

Haarausfall

Wissenschaftler unterscheiden sehr genau zwischen verschiedenen Formen von Haarausfall. Auch die Ursachen können recht vielfältig sein. Bestimmte Arten von Haarausfall (vor allem bei Männern) sind praktisch nicht behandelbar. Andere wiederum sind unmittelbare Folgen von Nährstoffdefiziten, Stoffwechsel- oder auch Autoimmunerkrankungen.

Diffuser Haarausfall

Häufig ist der diffuse Haarausfall, typisch dafür sind oft bestürzend viele Haare im Kamm. Der Haarausfall kann kreisförmig auf dem Hinterkopf eintreten oder auch den ganzen Kopf betreffen. Meist sind Männer befallen, die Ursachen sind erblich bzw. hormonell. Weitere Ursachen: Schilddrüsen-, Nebennieren- oder Hirnanhangsdrüsenunterfunktion. Mangel an bestimmten Biostoffen wie z. B. Eisen oder Zink, Arzneimittelmissbrauch.

Behandlung

Eine Umstellung auf gesunde Kost kann die Drüsenfunktionen normalisieren und wichtige Nährstoffe für den Haaraufbau bereitstellen. Insbesondere bei Frauen kann Haarausfall dadurch in vielen Fällen gestoppt werden.

Beim typischen männlichen Haarausfall, der bis zur Glatzenbildung führen kann, reagieren die Kopfhaarfollikel empfindlicher auf Androgene (männliche Sexualhormone).

Lokaler Haarausfall

Lokaler Haarausfall, die so genannte Alopecia areata, hat seine Ursachen oft in einer Autoimmunerkrankung der Kopfhaut. Dabei bilden sich kleine, runde, kahle Stellen im Kopfhaarbereich aus, die sich langsam vergrößern. Haarausfall im vorderen Bereich lässt sich leichter ausheilen als Kahlstellen am Hinterkopf. Prognosen sind aber schwer möglich. Während bei einigen Patienten die kahlen Stellen nach einiger Zeit von selbst wieder dauerhaft zuwachsen, fallen bei anderen die Haare immer wieder aus.
Weitere Ursachen: eng sitzende Kopfbedeckung, zu fest gezogene Haare (z. B. bei Knoten, Pferdeschwanz), Lockenwickler, modische Einflechtungen ins Haar, zu häufige Haarwäsche mit massivem Trockenreiben usw.

Behandlung

Die Umstellung von tierischem Fett (z.B. in Wurst, Fleisch) auf pflanzliche oder Fischfette (Omega-3-Fettsäuren) kann beruhigend auf bestimmte krankheitserzeugende Immunkörper einwirken. Hilfreich sind durchblutungsfördernde Maßnahmen: Sport, Bewegung in frischer Luft bzw. im Regen oder auch Wechselduschen, die man stets mit einem kalten Guss abschließen sollte.

Die Nägel wachsen normalerweise ca. einen Millimeter in zehn Tagen, also wesentlich langsamer als die Haare. Bei Durchblutungsstörungen und allgemein bei älteren Menschen verlangsamt sich das Nagelwachstum. Die Nägel können hart und brüchig oder weich und dünn werden.

Oft vernachlässigt – die Nägel

Veränderungen an den Nägeln können auf ernährungsbedingte Mangelerscheinungen hindeuten, aber auch als Folge schwer wiegender Erkrankungen (z.B. so genannte Uhrglasnägel bei Herzfehlern) entstehen.

Wenn die Nägel spröde werden

Wie sehr das äußere Erscheinungsbild von Haut, Haaren oder Finger- bzw. Zehennägel auf innere Mängel hindeutet, hat auch der US-Physiologe Jonathan V. Wright dargestellt. Er machte die überraschende Entdeckung: 90 Prozent aller Menschen mit brüchigen, splitternden Fingernägeln haben zu wenig Magensäure.

Dies ist auch verständlich, denn ebenso wie der Haarschaft bestehen auch die Nägel zu rund 97 Prozent aus der Hornsubstanz Keratin, also aus reinstem Eiweiß. Und das kann nur aus dem Nahrungsbrei gewonnen werden, wenn zu allererst ausreichend zersetzende Säure im Magensaft zur Verfügung steht.

Dementsprechend lautet die beste Therapie: jeweils zu den Hauptmahlzeiten etwas Essig (als Wasser-Apfelessig-Gemisch, auch mit Honig, zusammen mit Öl im Salat usw.) aufnehmen. Die Essigsäure stimuliert bestimmte Zellen in der Magenschleimhaut zur Produktion von Magensäure. Außerdem trägt sie selbst dazu bei, dass die Azidität (der Säuregrad) im Magensaft zunimmt.

Oft fehlen Mineralstoffe

Brüchige Fingernägel können auch ein Symptom für Eisen- oder Kalziummangel sein. Denn auch diese beiden wichtigen Stoffe brauchen ein saures Milieu im Magensaft, um für wichtige Stoffwechselaufgaben aufgelöst werden zu können. Bei Eisenmangel wachsen Fingernägel manchmal zu flach (so genannte Löffelnägel) oder sind nach innen gedellt. Wenn die Nägel schnell brechen und splittern, kann neben einer mangelnden Kalziumversorgung auch ein Defizit an Magnesium die Ursache sein.

Zu wenig Zink – so sind die Anzeichen

Auch ein Mangel an Zink, das für den Keratinaufbau benötigt wird, kann zu unschönen Nägeln führen. Betroffen sind sehr häufig Frauen vor der Menopause, weil sie während der Regel viel Eisen verlieren und mehr Zink benötigen. Das Spurenelement Zink ist gleichzeitig Gegenspieler von Kupfer im Stoffwechsel. Zinkmangel führt sofort zu erhöhten Kupferkonzentrationen und entsprechenden Ablagerungen in den Gehirnzellen. Die Folge: eine oft unerklärliche innere Unruhe, Gereiztheit, Nervosität, auch depressive Verstimmungen. Zinkmangel (auch periodischer) lässt sich gegebenenfalls an den Fingernägeln erkennen: Es bilden sich feine weiße Striche oder eine quer verlaufende Bänderung. Längsrillen deuten dagegen eher auf Eiweißmangel hin. Wenn die Nägel sich häuten, kann ein Mangel an Vitamin A die Ursache sein.

Auch bei Psoriasis treten häufig Nagelveränderungen auf, z.B. so genannte Tüpfelnägel (mit trichterförmigen Einziehungen der Nagelplatte) und Nageldystrophien mit verdickten, aufgeworfenen Nägeln (Krümelnägel).

Fitkost für gesunde Finger- und Zehennägel

- Soja- bzw. Tofuprodukte
- Vollkornprodukte, Naturreis
- Nüsse, Samen, Kerne
- Eier
- Grünes, gelbes und rotes Gemüse wie Spinat, Brokkoli, Lauch, Paprika oder Tomaten
- Milch, Käse, Joghurt
- Leber und Fisch (nicht zu oft, höchstens etwa 80 Gramm)
- In der Küche hochwertige Pflanzenöle verwenden

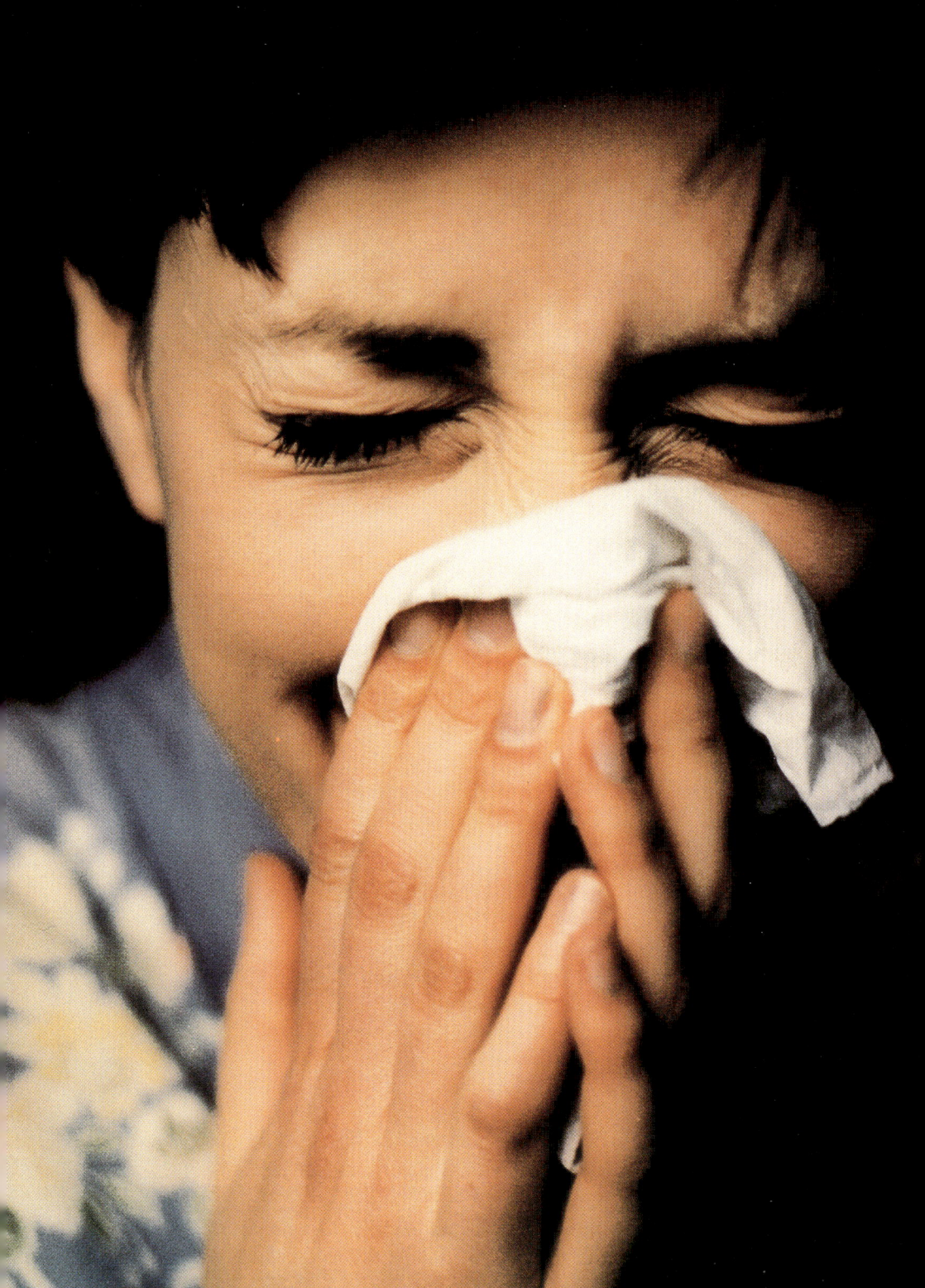

SCHUTZ FÜR DIE SCHLEIMHÄUTE

Schleimhäute sind äußerst sensible Bereiche des Körpers, die aber besonders dem Angriff von schädigenden Faktoren ausgesetzt sind. Deshalb müssen sie speziell geschützt werden. Dies geschieht am effektivsten über die Ernährung, d. h. von innen.

Da nur eine gute Verdauung die Aufnahme von wichtigen Biostoffen sichert, kommt eine gut funktionierende Schleimhaut des Magen- und Darmkanals ihrem eigenen Aufbau und nicht zuletzt auch der äußeren Haut zugute.

Im Dauerangriff der Mikroben

Am liebsten würde sich der Körper total gegenüber der Außenwelt abschließen – dann bräuchte er sich um die Dauerangriffe krankheitserregender Mikroorganismen nicht mehr zu sorgen. Die Welt ist nämlich voller Feinde, die sich gegenseitig bekämpfen. Nur Wissenschaftler haben eine Ahnung davon, mit welcher Unbarmherzigkeit Pilze, Viren, Bakterien und Parasiten in unseren Organismus hineindrängen, um hier für sich und ihre Nachkommen neuen Lebensraum zu finden.

Gegen sie befinden wir uns Tag und Nacht in einer Abwehrschlacht. Das Problem dabei: Die Haut ist eine feste Hülle, die von Mikroorganismen nur schwer zu durchdringen ist. Durch die Haut gelangen diese nur schwer ins Innere unseres Körpers. Doch dieses Innere hat zwangsläufig Kontakt zur Außenwelt: Wir müssen essen und atmen. Mikroben gelangen in unseren Magen, Darm, in Speise- und Luftröhre, den Mund-, Nasen-, Rachenraum, in die Schleimhäute der Vagina. In und auf diesen Schleimhäuten finden die eigentlichen Abwehrschlachten statt. Bakterien, Pilze oder Parasiten nutzen jede

Wir können unsere Umwelt nicht keimfrei gestalten, und das wäre auch gar nicht wünschenswert. Viele Mikroorganismen sind wichtig für unsere Körperfunktionen. Besser ist es, die hauteigenen Abwehrfunktionen zu stärken.

geringe Schwachstelle, um sich festzusetzen, in Kolonien auszubreiten. Nicht anders als bei einem angefaulten Apfel, dessen Faulstelle endlich die ersehnte Öffnung bietet, um sich im Inneren dieser Frucht wohlig zu vermehren.

Haben sich die Bakterienstämme erst einmal festgenistet, ist der Weg zu Krankheiten nicht mehr weit. Gesunde Schleimhäute sind also Voraussetzung für ein gutes Allgemeinbefinden.

Eine triefende Nase bei einer Erkältung ist nicht nur lästig, sondern hat auch einen Sinn. Man sollte nicht gleich zu Nasentropfen greifen, um diesen Abwehrmechanismus zu unterdrücken. Außerdem können solche Präparate die Schleimhaut nachhaltig schädigen.

Wie die Schleimhäute Keime abwehren

Wenn sich in unserem Darm zu viel Gift- oder Schadstoffe oder auch zu viele Bakterien und andere ärgerliche Mikroorganismen angesiedelt haben, greift unser Körper zu einem in der Natur seit Jahrmillionen bewährten Trick. Es kommt zu einem so genannten osmotischen Wassereinschuss in den Darm. Die Folge: Durchfall, der diese ganzen Massen an Krankheitsstoffen ausspülen soll.

Genau der gleiche Mechanismus spielt sich ab, wenn wir Schnupfen haben oder niesen müssen. Da melden bestimmte hormonelle Signalgeber dem Gehirn, dass z. B. zu viele Bakterien gerade dabei sind, erhebliche Teile der Nasenschleimhaut zu erobern. Prompt liefern bestimmte Drüsen (z. B. die Tränendrüsen) Schleim und Wasser in die entsprechenden Kanäle, und mit ein paarmal Niesen werden die lästigen Viren oder Bakterienkolonien ausgeschwemmt. Wenn wir husten, verhält es sich genauso: In diesem Fall haben sich unerwünscht viele Mikroben in der sensiblen Schleimhautwelt der Lungen angesiedelt – und die müssen raus.

Das unentbehrliche Vitamin A

Jeder Tag ohne Vitamin A bzw. seine Provitamine, die Karotinoide, schädigt sämtliche Schleimhäute im Körper. Für die Aufnahme dieser Vitamine aus dem Darm ins Blut wird Fett benötigt. Dies bedeutet aber nicht, dass fette Wurst die Vitamin-A-Resorption begünstigt. Im Gegenteil: Der Dauerverzehr tierischer Fette führt oft zu einem gestörten Fettstoffwechsel. Vitamin A und seine Provitamine werden dann ungenutzt ausgeschieden. Auch Abführmittel und Radikaldiäten führen zu Vitamin-A-Mangel in den Schleimhäuten.

Fitmacher für die Schleimhäute

Beispiel für eine Mahlzeit, die den Schleimhäuten schon drei Stunden später reichlich von ihrem Lieblingsvitamin A zuführt:

- Vorspeise: grüner Salat mit Gurken- und Tomatenscheibchen, angemacht mit hochwertigem Pflanzenöl und Essig
- Hauptgericht: 80 Gramm Seefisch (Hering, Makrele, Thunfisch, Rotbarsch, Seezunge, Steinbutt, Scholle, Kabeljau); Vegetarier können ersatzweise Tofu nehmen
- Beilage: Grüngemüse (Lauch, Mangold, Brokkoli, Spinat); dazu Biokartoffeln mit Schale

Das sollten Sie beim Speiseplan beachten

- Ältere Menschen resorbieren Vitamine schlechter aus dem Darm, deshalb müssen sie besonders auf eine nährstoffreiche Kost achten.
- Der Speiseplan setzt sich aus Obst, Salat, Rohkost, Gemüse, Milch und Milchprodukten, Vollkornprodukten, Kartoffeln, Eiern, Tofuprodukten sowie etwas Fleisch, Fisch oder Geflügel zusammen. Verwenden Sie kaltgepresste Pflanzenöle und jodiertes Speisesalz.
- Verboten sind Zucker (außer einem Löffel für den Kaffee), Süßigkeiten, süße Getränke, helle Mehlprodukte (außer ein wenig Baguette zum Salat), mehr als 40 Gramm fette Wurst pro Tag, fette Saucen und Mayonnaisen. Generell vermeiden sollten Sie Frittiertes, Dosen- und Fertiggerichte und Cremespeisen.
- Kleine Sünden wie ein gelegentliches Stück Torte, eine Hand voll Knabberzeug, Tiramisù als Sonntagsnachtisch oder ein Glas Likör sind bei sonst gesunder Ernährung erlaubt.
- Täglich für reichlich Vitamin C-Nachschub sorgen: mit viel Obst oder auch Askorbinsäure aus der Apotheke.
- Vor den Hauptmahlzeiten einen Esslöffel Apfelessig in einem Glas Wasser (und eventuell Honig) verrührt trinken. Stimuliert den Speichelfluss und die Produktion von Magensäure.
- Den Konsum von Genussgift wie Alkohol, Nikotin und Kaffee einschränken; kein Missbrauch von Arzneimitteln. Besonders schädlich: Nasen- und Rachensprays, Sulfonamide, Antibiotika und Säure bindende Mittel für den Magen.

Der besonders hochwertige Feldsalat macht leider viel Arbeit beim Putzen, weil er meist sehr sandig ist. Achten Sie beim Einkauf darauf, dass die Blätterbüschel noch zusammenhalten, dann müssen Sie beim Waschen nicht nach jedem Blättchen einzeln fischen und können das Strunkende danach einfach wegschneiden.

93

Schleimhäute zeigen oft an, wenn die Immunabwehr des Körpers geschwächt ist. Wenn Sie immer wieder an Aphthen oder Pilzerkrankungen der Scheide leiden und sich ständig Katarrhe der Atemwege einfangen, sollten Sie Ihre Lebens- und Ernährungsweise überprüfen.

Interessantes über unsere Schleimhäute

- Sie sind innen mit einem unverhornten Epithelgewebe ausgekleidet. Im Gegensatz dazu besteht die obere Hautschicht, die Epidermis, aus einem verhornten Epithelgewebe.
- Epithelzellen leben nur sehr kurz, sie werden innerhalb von zwei bis acht Tagen erneuert. Frische Schleimhautzellen nehmen dann den Kampf gegen Mikroorganismen auf bzw. erfüllen andere Aufgaben (z. B. im Darm bei der Verdauung). Weil Epithelzellen so kurzlebig sind, lassen sich angegriffene Schleimhäute auch rasch wieder regenerieren.
- Schleimdrüsen in diesem Gewebe stellen fleißig so genannte Muzine her, Schleimstoffe aus Kohlenhydraten, Eiweiß und Wasser.
- Dieses Milieu aus Schleimstoffen und Epithelzellen strotzt geradezu vor Abwehrkörpern gegen Krankheitserreger aller Art: weiße Blutkörperchen, Immunglobuline u. v. a. Trotzdem sind z. B. in den Nasen- oder Magenschleimhäuten ständig Bakterien, Pilze und andere Mikroben präsent. Sie würden nur zu gern das Bollwerk der Epithelzellen zerstören, werden jedoch in Schach gehalten, solange diese Zellen durch Immunstoffe gepanzert sind.
- Alle Schleimhäute im Körper sind mit Lymphgewebe verbunden, das zum Immunsystem gehört. Sie produzieren einen Stoff mit der Bezeichnung »Immunglobulin A« (IgA), den größten Feind aller Krankheitserreger. Wenn Schleimhäute schlecht genährt oder nicht ausreichend durch Immunbiostoffe geschützt sind, sinkt ihre Konzentration an IgA und anderen Abwehrmolekülen. Die Folge: Bakterien, Viren, Pilze setzen sich fest, es kommt zu Infektionen, Entzündungen, Allergien.
- Der wahrscheinlich wichtigste Schutzstoff der Schleimhäute ist Vitamin A. Sein Provitamin ist in allen gelben, roten und grünen Obst- und Gemüsesorten enthalten. Aber auch andere Nährstoffe wie die Vitamine C und E, mehrere B-Vitamine sowie die Spurenelemente Selen und Zink sind für intakte Schleimhäute unerlässlich.

Die Verdauungsorgane schützen

Die Magenschleimhaut

Eine besonders spektakuläre Dauerschlacht liefert sich die Magenschleimhaut mit den aggressiven Winzlingen von außerhalb. Wir können unseren Salat noch so intensiv spülen, er wimmelt trotzdem von Parasiten aller Art. Mit jedem Bissen Fleisch, Gemüse, Reis, Kartoffel, Käse oder Brot schlucken wir Millionen, Milliarden Krankheitserreger, obwohl der Speichel aus unserer Mundschleimhaut schon große Mengen davon abgetötet hat.

Die Magenschleimhäute produzieren auch aus diesem Grund viel Salzsäure, die sich unter den Magensaft mischt und dessen Azidität (Säurewert) erhöht. Bakterien finden dies gar nicht lustig, denn sie hassen alles Saure. Wenn wir Schnupfen haben, merken wir manchmal, dass der in den Nasenraum einfließende Schleim recht sauer ist. Auch der saure Magensaft macht kurzen Prozess mit krankheitserregenden Mikroorganismen.

Dies ist schon deshalb wichtig, weil die Säurewerte im Dünndarm viel milder sind. Haben Bakterien diese Säurebarriere erst einmal durchbrochen, fühlen sie sich im Darm pudelwohl. Sie breiten sich aus, werden durch den nachfließenden Nahrungsbrei hübsch aufgepäppelt – und verursachen natürlich Darmbeschwerden.

Entstehung und Wirkung der Magensäure

Das Herstellen von Salzsäure ist Schwerstarbeit für die Magenschleimhaut. Immer wenn wir Nahrung zu uns nehmen, stimuliert das Hormon Gastrin die Säureproduktion. Rund 90 Minuten nach einer Hauptmahlzeit ist der Säurewert des Magensafts am höchsten, ehe er nach und nach wieder absinkt.

Die Säure tötet Bakterien und Parasiten, beugt Infektionen vor. Außerdem macht sie Eiweiß, Eisen und Kalzium erst biologisch verwertbar. Die Säure trennt auch das lebensnotwendige Vitamin B12 aus tierischem Eiweiß. Danach wird das Vitamin an den so genannten Intrinsic Factor gebunden, der ebenfalls in der Magenschleimhaut gebildet wird. Die Schleimhaut stellt darüber hinaus die eiweiß-

Reichlich Saures in der Ernährung wie in Essig eingelegtes Gemüse, Zitrussäfte oder Apfelessiggetränke können die Produktion von Magensäure in Schwung bringen.

zersetzenden Enzyme Pepsin bzw. Pepsinogen her. Am Mageneingang ist die Schleimhaut noch basisch oder alkalisch (das Gegenteil von sauer), hier werden dementsprechend vermehrt Kohlenhydrate abgebaut. Im unteren Bereich des Magens – dem so genannten Antrum – ist der Magensaft so ätzend-sauer, dass er Löcher in einen Teppich brennen könnte.

Zu viel Säure macht Beschwerden

Nach neuen Erkenntnissen können möglicherweise auch Bakterien an chronischen Reizungen der Magenschleimhaut schuld sein – und nicht nur die Überproduktion von Magensäure durch Stress oder Fehlernährung.

Man kann sich demnach ausmalen, welchen Säureangriffen eine Magenschleimhaut ausgesetzt ist – speziell nach einer eiweißreichen Mahlzeit. Die Schleimhaut muss aber nicht nur gegen die ätzende Säure geschützt sein, sondern natürlich auch gegen die eiweißabbauenden Enzyme, die sie selbst herstellt.

Bei vorgeschädigter Schleimhaut frisst die Magensäure die Organwände an, was zu chronischen Geschwüren oder sogar zu Magendurchbrüchen führen kann. Säurehemmende Medikamente lindern zwar momentan, schädigen aber auf Dauer ihrerseits die Schleimhaut ganz erheblich.

Die wichtigsten Nährstoffe für die Magenschleimhaut

● Das vitaminähnliche Cholin besetzt im Vagusnerv (mächtiger Verdauungsnerv) so genannte cholinerge Neuronen. Sie reagieren schon beim Anblick einer appetitlichen Mahlzeit, senden Impulse und aktivieren damit das Hormon Gastrin, das dann das Startsignal für die Säureproduktion gibt.

Cholin ist besonders reich in Sojaprodukten, Weizenkeimen, Erdnüssen, Eigelb, Leber und Nieren enthalten. Ideale Nahrungsergänzung: Sojalezithin (Reformhaus).

● Vitamin A sorgt für eine erhöhte Produktion von Lymphozyten, T-Helferzellen, Fresszellen und anderen Immunkörpern. Vitamin-A-Mangel führt zu ungenügender Eiweißverwertung, wodurch das Immunsystem – das selbst sehr viel Eiweiß beansprucht – weiter geschwächt wird. Enthalten ist das Vitamin bzw. seine Provitamine in grünem, gelbem und rotem Obst, in Gemüse, Fleisch, Fisch und Geflügel, Milch und Milchprodukten, Eiern und Pflanzenölen.

● Essig bzw. Essigsäure (z. B. auch in Apfelessig) aktiviert das Säure stimulierende Hormon Gastrin in der Magenschleimhaut.

Die Darmschleimhaut

Wenn man sie unterm Mikroskop betrachtet, sieht sie aus wie der üppige Amazonasdschungel: mit Bäumen, Zotten, fingerartigen Auswüchsen, Furchen, Falten und Tälern. Dies alles dient dem Zweck, der Schleimhaut eine größere Oberfläche zu geben, damit sie mit mehr Nahrungsbrei in Berührung kommt, um daraus die Nährstoffe herauszuziehen. Auf jedem Quadratmillimeter einer gesunden Darmschleimhaut erheben sich rund 200 000 solcher Zotten. Würde man die Darmschleimhaut voll ausbreiten, hätte sie etwa die Fläche eines Tennisplatzes.

In dieser Schleimhaut werden täglich rund 17 Milliarden neue Zellen gebildet – auch dies eine gewaltige Leistung. Dafür wird die gleiche Anzahl verbrauchter Zellen mit einem Gesamtgewicht von 250 Gramm abgestoßen.

Der Darm braucht reichlich Arbeit, um gut zu funktionieren. Dazu kommen ihm alle groben, faserreichen, naturbelassenen Lebensmittel gerade recht, während alles allzu Verfeinerte ihn träge und schlapp macht.

Unsere Darmschleimhaut – was hilft und was schadet

Hilfreich

- Ballaststoffreiche Kost (Obst, Gemüse, Kartoffeln, Naturreis, Vollkornprodukte)
- Milde Getränke wie Obst- und Gemüsesäfte, Tee bzw. Kräutertee, Wasser, Milch
- Statt drei großen Mahlzeiten pro Tag fünf bis sechs kleinere Mahlzeiten
- Schlaf, ausreichend Ruhephasen, wenig Stress

Schädlich

- Genussgifte wie Alkohol, Nikotin, Kaffee
- Alle hellen Mehlprodukte (Nudeln, Weißbrot, Pizza)
- Frittierte Speisen: Pommes frites, Kartoffelchips
- Alles Süße, alle süßen Getränke
- Zu viel tierische Fette (Wurst, fettes Fleisch, Hamburger, Gänse- oder Schweineschmalz)
- Alle fetten Dressings, Dips, Mayonnaisen, Saucen
- Allzu salzreiche Kost
- Kuchen, Gebäck, Sahnetorten u. a.

Kranker Darm – kranker Organismus

Wenn durch sauren Magensaft nicht ausreichend Bakterien, Parasiten, Pilze und andere Krankheitserreger abgetötet werden, breiten diese sich in der Darmschleimhaut aus. Hier gefällt es ihnen nämlich bestens: Die Darmsäfte sind mild alkalisch, und es ist schön feucht und warm. Haben sich Bakterien und Pilze erst einmal festgefressen und Kolonien ausgebreitet, wird man sie oft nicht mehr so leicht los. Typische Folge ist ein durch Bakterien verursachter Mangel an Gallensäure und damit eine ungenügende Fettverdauung. Zwangsläufig werden auch die lebenswichtigen fettlöslichen Vitamine A, D, E und K nicht mehr ausreichend aus dem Darm ins Blut aufgenommen. Außerdem kommt es zu Blähungen, Durchfall oder Verstopfung.

Pilze gibt es immer im Darm. Schädlich werden sie erst, wenn sie sich massenhaft vermehren. Das tun sie besonders intensiv, wenn sie gut gefüttert werden mit viel Süßem und Stärkehaltigem.

Mangelerscheinungen durch schlechte Ernährung

Wer sich vorwiegend von Currywurst mit Brötchen, Mohrenköpfen, Sahnetorten, Salamipizza, Pommes frites mit Mayonnaise sowie Limonaden oder Colagetränken usw. ernährt, ruiniert seine Darmschleimhaut innerhalb von 14 Tagen. Weil Epithelzellen – wie beschrieben – rasch absterben, aber aufgrund der Fehlernährung nicht ausreichend ersetzt werden, stirbt der vorher so reiche »Amazonasdschungel« der üppigen Schleimhaut nach und nach aus. Die Schleimhaut wird immer dünner und leichter.

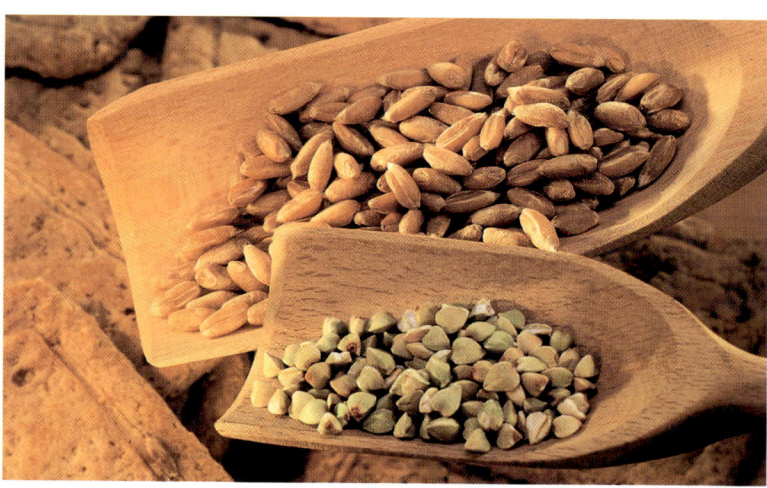

Körnerkost bringt den Darm auf Trab, weil sie die so wichtigen Ballaststoffe enthält. Deshalb sollte sie ein regelmäßiger Bestandteil in Ihrem Speiseplan sein.

Biostoffe gelangen nicht mehr ins Blut

Bleibt die Darmschleimhaut weiterhin schlecht genährt und ungeschützt, besteht die Gefahr, dass sie stellenweise sogar verhornt. Selbst bei gesunder Kost ist sie dann nicht mehr in der Lage, sämtliche Nährstoffe ins Blut zu übertragen. Es kommt zu Mangelerscheinungen – oder auch zu ernsthaften Darmerkrankungen.

Die Darmschleimhaut ist aber auch wichtigstes Immunbollwerk gegen krankheitserregende Mikroorganismen. Der von ihr produzierte Darmschleim ist für Bakterien ein regelrechtes Giftbad. Er ist angefüllt mit so genannten Lysozymen, speziellen Enzymen, die die harten Zellwände von Bakterien spalten. In einer gesunden, üppigen Darmschleimhaut können sich Viren, Pilze und andere Parasiten nicht behaupten.

Nährstoffe für den Darm

Der wichtigste Biostoff für die Darmschleimhaut ist – ebenso wie für alle anderen Schleimhäute – Vitamin A als Hauptschutzfaktor für die empfindlichen Epithelzellen. Die wichtigsten Lebensmittel sind solche, die reich an Ballaststoffen sind. Ohne diese natürlichen Faserstoffe wird eine Darmschleimhaut dünn, welk und krank. Weil nahezu alle Krankheiten ihren Ursprung direkt oder indirekt im Darm haben, spielen Ballaststoffe somit eine entscheidende Rolle für unsere körperliche und mentale Gesundheit.

Ballaststoffe – die besten Freunde der Darmschleimhaut

Ballaststoffe bilden die Zellwände der Pflanzen. Sie sind weitgehend unverdaulich, können aber Wasser aufsaugen und somit im Darm aufquellen. Im Organismus können sie zwar nicht verwertet, d. h. zur Energieproduktion genutzt werden, für die gesunde Funktion des Darms sind sie jedoch unentbehrlich. Er will sie möglichst schnell wieder loswerden und verstärkt deshalb – angefüllt mit den vollgesaugten Ballaststoffen – seine Peristaltik (die wurmartig durch Muskelkontraktionen vorangeschobene Darmpassage).

● Ballaststoffe werden demnach rasch wieder ausgeschieden. Weil sie Wasser aufsaugen, nehmen sie auch reichlich Giftstoffe und Fett auf. Sie wirken so als Reinigungskur speziell auch für die Darmschleimhaut. Außerdem beseitigen sie Verstopfungen.

Freuen Sie sich, wenn es im Bauch grummelt: Ihr Darm ist bei der Arbeit. Das tut er nämlich nur, wenn Sie entspannt sind; bei Stress stellt er erstmal seine Tätigkeit ein.

● Die ballaststoffreichsten Lebensmittel sind ausgerechnet solche, die von vielen »Feinschmeckern« verschmäht werden: Karotten, Kartoffeln, Kohl, Sauerkraut, Sellerie, Topinambur, Spinat, Rüben sowie alle Vollkornprodukte.

● Außerdem: Früchte wie Ananas, Avocados, Äpfel, Beeren (die allerdings einen hohen Wassergehalt haben), Feigen, Pflaumen, Rosinen, Stachelbeeren, Artischocken, Auberginen, Brokkoli, Chicoree, Fenchel, Rettich, alle Salate, Spargel, Tomaten und Zwiebeln.

Wer Wert auf eine gesunde Darmschleimhaut und allgemeines Wohlbefinden legt, muss diese Lebensmittel unter allen Umständen in seinen täglichen Speiseplan aufnehmen. Wichtig ist dabei auch, ausreichend Flüssigkeit zu sich zu nehmen, damit die Pflanzenfasern aufquellen können. Sonst kommt es leicht zu Verstopfungen.

Schutzhüllen der Atemwege

Die Mund-, Nasen-, Rachenschleimhaut

Jeder hat von Zeit zu Zeit einen kleinen Infekt der Schleimhäute der Atemwege. Sorgen muss man sich nur, wenn eine anhaltende Anfälligkeit auf Defizite im Nährstoffhaushalt und eine schlechte Abwehrlage hindeutet.

Diese Schleimhäute wiederum haben mit ganz anderen Parasiten zu kämpfen. Denken wir nur an die Blütenpollen, jene oft wenig beliebten Eiweißstoffe, die durch geschwächte Nasenschleimhäute ins Innere des Organismus eindringen können und den lästigen Heuschnupfen verursachen.

Die kleinen Heuschnupfenbösewichte haben aber überhaupt keine Chance, wenn die Schleimhaut intakt ist. Ähnliches gilt auch für Karieserreger in der Mundschleimhaut oder für die ständig aggressiven Bakterien oder Viren, die z. B. für Infektionen, Erkältungen und grippale Infekte verantwortlich sind.

Der Mund ist die Schleimhauthöhle, die zuallererst in Kontakt mit den erregerhaltigen Nahrungsmitteln kommt. Die Schleimhäute auf Zunge, Mund und im Rachen reagieren aggressiv auf krankheitserregende Eindringlinge. Nicht zuletzt deshalb lässt sich nahezu jeder Nährstoffmangel an Symptomen in diesem Schleimhautbereich sehr gut ablesen.

Unentbehrliche Nährstoffe

Die Zellen der Mund-, Nasen- und Rachenschleimhaut erneuern sich innerhalb von drei bis sieben Tagen. Dieses enorme Regenerationstempo erfordert einen unablässlichen Zustrom an wichtigen Nährstoffen wie Vitaminen, Spurenelementen oder Aminosäuren. Diese braucht die Schleimhaut auch, um Gift- oder Krankheitsstoffe abzubauen. Wer nur einen Tag lang kein Obst, Gemüse und keine Vollkornprodukte isst, schwächt seine Mundschleimhaut bereits um bis zu 30 Prozent. Die Folge: Das empfindliche Schleimhautgewebe bricht zusammen, Krankheitserreger können infolgedessen ins angrenzende Bindegewebe eindringen. Die Population an Erkältungsbakterien nimmt rapide zu.

Zum einen greifen die im Tabak enthaltenen Schadstoffe direkt die Schleimhäute an, zum anderen erhöht sich der Vitamin-C-Bedarf bei Rauchern erheblich.

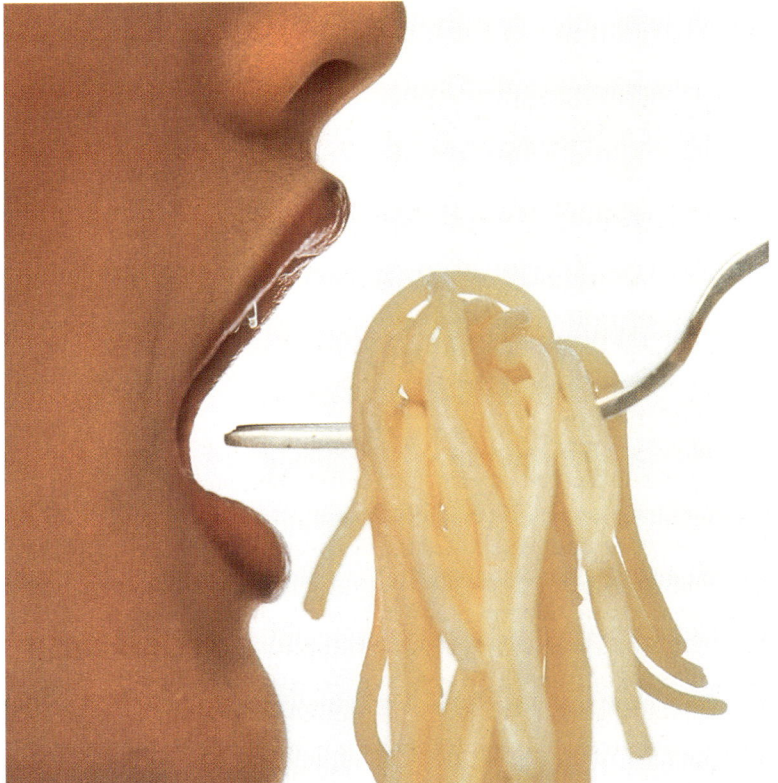

Sie hält zwar viel aus, muss aber auch viel ertragen: die Mundschleimhaut. Deshalb sollte man sie ausreichend mit Nährstoffen versorgen, damit sie ihre Aufgaben optimal erfüllen kann.

Schützende Vitamine

Kaufen Sie möglichst erntefrisches Obst und Gemüse, das nicht schon lange Transportwege und Lagerungszeiten hinter sich hat. Bevorzugen Sie Sorten, die gerade Saison haben und in der Region gewachsen sind, da haben Sie die größte Gewähr, dass alle Vitalstoffe erhalten sind.

Mund-, Nasen- und Rachenschleimhäute werden von innen heraus, aus dem Stoffwechsel aufgebaut. Gepanzert gegen Mikroorganismen werden sie insbesondere durch Vitamin A und Vitamin C. Diese Vitamine schützen bereits im reifenden Obst und Gemüse die enthaltenen Kerne und Keime, also den kostbarsten Schatz jeder Bodenfrucht, gegen Fäulnis und andere Mikroorganismen.

Im Lauf von Millionen Jahren hat sich im Existenzkampf der Natur ein äußerst angriffsfreudiges Potenzial an Kleinerregern aufgebaut. Ganz egal, ob es sich um ein Baby in seinem luftigen Bettchen handelt, um ein Mädchen auf dem Schulweg, den Mann im keimreichen Milieu eines Büros, um die Frau beim Einkaufen – die Schleimhäute der Atmungsorgane sind in jeder Minute überfrachtet mit Krankheitsstoffen jeder Art. Um diese abzuwehren, hat die Natur aber auch Immunstoffe entwickelt – vor allem die Vitamine A und C.

Tiere in freier Natur haben kaum Probleme mit ihren Schleimhäuten. Vitamin A stellen sie massenweise aus grünen, gelben oder roten Pflanzen bzw. Früchten her. Und das nötige Vitamin C machen sie sich im eigenen Stoffwechsel sogar selbst.

Wir Menschen müssen da nachhelfen, indem wir ausreichend Vitamin C über die Nahrung beziehen und folgende Ernährungsregeln beachten:

- Verzehr von viel Obst, Vollkornprodukten und Gemüse
- Für eine bessere Eiweißverwertung sorgen und somit den optimalen Neuaufbau von Schleimhautzellen fördern

Dafür sind wichtig:

- Als Nahrungsergänzung Sojalezithin (Reformhaus)
- Zu jeder Mahlzeit einige Tropfen oder ein bis zwei Teelöffel Essig

Die Lungenschleimhaut

So lange wir leben, von der Geburt an bis zum Tod, müssen wir atmen, sauerstoffhaltige Luft über unsere Lungenschleimhaut einsaugen. Dabei wird diese Luft schon im Nasen- und Rachenraum gefiltert, angefeuchtet und erwärmt, ehe sie über die Luftröhre in die beiden Lungenflügel einströmt.

Eine riesige Fläche nimmt Sauerstoff auf

Die Luftröhre ist innen ebenso wie die Lunge mit feinsten Flimmer-
härchenzellen ausgestattet, die Schleim produzieren. Sie teilt sich in
die beiden Hauptbronchien, und diese verzweigen sich wieder in ein
Geäst aus immer kleineren Bronchiolen. Unsere Lunge sieht etwa so
aus wie ein auf den Kopf gestellter weit verzweigter Baum. Statt in
winzigen Blättern enden die feinstverzweigten Bronchiolen in so genannten Alveolen, den Lungenbläschen.

Die Lunge eines erwachsenen Menschen enthält rund 750 Millionen
solcher Lungenbläschen, feiner feucht-schleimiger Ausstülpungen
der Bronchiolen. Alle zusammen haben eine Oberfläche von rund
80 Quadratmeter, 40-mal mehr als die Oberfläche der äußeren Haut
und mehr Fläche als ein Badmintonplatz. Diese große Fläche muss
unablässig, Tag und Nacht, mit gesundem Schleim ausgekleidet sein.
In den hauchzarten Wänden dieser Lungenbläschen verlaufen feinste
Blutgefäße. Hier vollzieht sich in jeder Sekunde eines der faszinie-
rendsten Geheimnisse des Lebens: Der eingeatmete Sauerstoff
strömt durch mehrere empfindliche Schleimhautschichten ins Blut,
während das Blut wiederum Kohlendioxid an die Bläschen abgibt,
damit es ausgeatmet werden kann.

Biostoffe für eine gesunde Lunge

Die Schleimhautfläche der Lungenbläschen braucht einen ständigen
Nachschub an Nähr- und Schutzstoffen und ist deshalb auf eine kerngesunde Basiskost ganz besonders angewiesen. Jede einzelne Lun-
genbläschenzelle ist nämlich an dem unablässigen Spiel beteiligt,
Sauerstoff einzuatmen und Kohlendioxid abzugeben. Und die
schleimproduzierenden Zellen synthetisieren unermüdlich ihr Produkt – natürlich nur, solange sie selbst ausreichend mit Biostoffen
versorgt werden.

Sensible Lungenschleimhaut

Gen- und Zellforscher haben jetzt herausgefunden, was geschieht,
wenn die Ernährung nur 48 Stunden lang keine oder kaum Vitamine,
Spurenelemente und bestimmte Eiweißbausteine enthält. Dann drosseln Gene als Manager des Zellstoffwechsels den Zellmotor, und es
werden vielleicht nur noch ca. 70 oder 80 Prozent des benötigten

Regelmäßiges Saunabaden stärkt nicht nur allgemein die Immunabwehr, sondern ist auch für die Lungen-schleimhaut besonders wohl-tuend. Durch die Wärme wird sie besser durchblu-tet, und Schleim löst sich. Bei aku-ten Infekten darf man allerdings nicht in das Schwitzbad.

Schleims bzw. anderer Bestandteile der hochsensiblen Schleimhaut produziert. Bei kerngesunder Ernährung läuft der Zellmotor schnell wieder auf 100 Prozent. Wenn jedoch stets nur Brühwürstchen mit Brötchen, Pommes frites mit Mayonnaise, ausgelaugte Schnell- und Mikrowellengerichte, Dosen- und Kantinenkost sowie Kuchen und süße Getränke den täglichen Speiseplan ausmachen, wird die Lungenschleimhaut immer dünner – und die Schleimproduktion immer dürftiger. Als Folge davon haben es Krankheitserreger wie Bakterien, Viren oder Pilze zusehends leichter, sich im feuchtwarmen Milieu der Schleimhaut einzunisten und in Kolonien auszubreiten. Außerdem wird die Lungenschleimhaut weitgehend wehrlos gegen eine ganze Reihe weiterer Angriffe.

Allergien gegen Hausstaubmilben und Heuschnupfen werden immer verbreiteter. Da man den auslösenden Stoffen nie vollständig aus dem Weg gehen kann, ist es besonders wichtig, die Abwehrkräfte zu stärken, damit sich aus der Allergie nicht schließlich Asthma entwickelt.

Ihre Lunge braucht Hilfe

● Über die Lunge saugen wir in jeder Minute – je nach körperlicher Belastung – zwischen 5 und 100 Liter Luft ein. Diese besteht nicht nur zu einem Fünftel aus dem wichtigen Sauerstoff, sondern sie enthält auch Billiarden und Aberbilliarden krankheitserregender Mikroorganismen (Pilze, Viren, Bakterien und andere Parasiten).

● Außerdem saugen wir beim Atemholen Allergene (allergieauslösende Substanzen) ein wie Tierhaare, Blütenpollen, Hausstaubmilben, Schimmelsporen, Bettfedern sowie Gift- und Schadstoffe aus Lacken, Farben, Teppichen, Möbeln, Autoabgasen, Zigarettenrauch usw.).

● Aber auch Mangel- oder Fehlernährung kann die Lungenschleimhaut schädigen. So führt z. B. Eiweißmangel zu einem oft rapiden Abbau bestimmter Makrophagen. Dies sind weiße Blutkörperchen, die u. a. Bakterien abtöten. Vitamin C (in frischem Obst) ist unerlässlich für den Schutz der Lungenschleimhaut vor freien Radikalen. Vitamin A hilft fleißig mit, die Schleimhautzellen widerstandsfähig zu halten. Bedeutender Enzymspender für eine gesunde Lungenschleimhaut ist das Spurenelement Zink (in Leber, Eigelb, Muskelfleisch und Vollkornprodukten).

Steigender Vitaminbedarf im Winter

Wenn wir unseren Körper der Kälte aussetzen, steigt der Bedarf an Vitamin C sprunghaft an. Denn dieses lebenserhaltende Schutzvitamin wird dann in großem Umfang bei der Vernichtung von Bakterien und anderen Krankheitserregern zerstört. Besonders die insgesamt enorm große Fläche der Schleimhaut der Lunge muss deshalb in den nasskalten Herbst- und Wintermonaten mit reichlich Vitamin C versorgt werden. Ideal sind alle säuerlichen Früchte wie Orangen, Zitronen, Grapefruits, Kiwis, Äpfel, Beeren. Wer säureempfindlich ist, sollte häufig Salate von rohen Paprikaschoten essen. Hoch konzentriert kommt Vitamin C in den Säften der Wildfrüchte Sanddorn und der westindischen Azerolakirsche vor. Sie eignen sich gut für eine winterliche Kur, man bekommt sie in Reformhäusern und Bioläden. Achten Sie auf die schonende Zubereitung von solchen Fruchtsäften, da Vitamin C äußerst hitzeempfindlich ist. Auch Luftsauerstoff baut das Vitamin rasch ab, deshalb zerkleinertes Obst und Gemüse nicht herumstehen lassen! Fehlt der Immunschutz durch Vitamin C, dann breiten sich in der Lungenschleimhaut sofort Kolonien krankheitserregender Mikroben aus. Diese versucht der Körper loszuwerden. Infolgedessen kommt es zu erhöhter Schleimbildung, zu Husten und eventuell zu Auswurf.

Schwere Infektionen können sich ausbreiten

Wenn es nicht gelingt, die Bakterieninvasion zu stoppen, sind Infektionen die Folge, z. B. eine Erkältung, ein grippaler Infekt oder eine Bronchitis, bei der die Bronchien entzündet sind.

Bleibt die Schleimhaut weiterhin unterernährt und ohne Immunschutz, können sich sehr schwere Erkrankungen einstellen:

- Asthma
- Lungenemphysem (Lungenüberblähung, z. B. durch starkes Rauchen werden Lungenbläschen zerstört)
- Lungenabszess (eitriges Gewebe der Lungenschleimhaut, verursacht z. B. durch Pilze, Bakterien, sehr schadstoffhaltige Luft)
- Lungendystrophie (Schwund von Lungengewebe, z. B. durch Nikotinmissbrauch)
- Lungenmykosen (massiver Pilzbefall)
- Lungenentzündung

Selbst bei einer akuten Atemwegsinfektion sollte man nicht nur in der Wohnung sitzen, sondern öfter einen kleinen Spaziergang in frischer Luft machen, um der Lunge Sauerstoff und Feuchtigkeit zuzuführen. Voraussetzung ist allerdings, dass man kein Fieber hat.

Vermeiden Sie Schaumschlägereien. Viele Badezusätze reizen die Haut unnötig und greifen gerade auch die Schleimhäute im Intimbereich an.

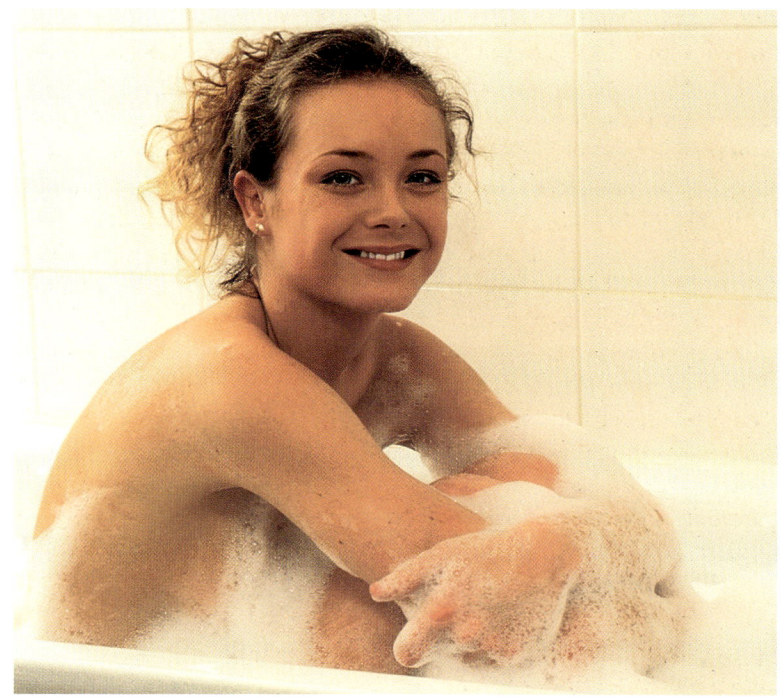

Schleimhäute im Intimbereich

Häufige Scheidenentzündungen können auch durch die falsche Antibabypille verursacht sein. Dann ist das hormonelle Gleichgewicht gestört, und Sie sollten das Präparat wechseln.

Die Vaginitis (Scheidenentzündung) ist die häufigste Krankheit, mit der Gynäkologen zu tun haben. Rund 20 Prozent aller Frauen sind davon irgendwann betroffen – für viele von ihnen wird diese Entzündung zum Dauerproblem. Weil die Schleimhautbildung der weiblichen Vagina u. a. durch Östrogenhormone stimuliert wird, sind sehr häufig Mädchen vor der Pubertät sowie Frauen nach der Menopause betroffen.

Wie alle anderen Körper- und Gewebeteile braucht auch die Vaginalschleimhaut eine stete Zufuhr an sämtlichen notwendigen Nährstoffen, um ausreichend schleimbildende und andere Zellen zu produzieren sowie ihre sensible innere Epithelschicht zu schützen. Optimal genährt, befindet sich die Welt der Mikroorganismen in ihr in natürlicher Balance. Entscheidend dabei ist auch ein entsprechend niedriger pH-Wert im Scheidenbereich, also ein säuerliches, bakterientötendes Milieu. Hier kann die Ernährung für Ausgewogenheit sorgen. Umstritten sind unter Frauenärzten selbst durchgeführte lokale Anwendungen wie Spülungen oder Tampons mit Sauermilchprodukten wie Joghurt oder Buttermilch oder aber auch mit verdünntem Apfelessig. Diese Mittel können zwar das Scheidenmilieu in den sauren Bereich verschieben, wirken aber zu unkontrolliert. Zu viel Säure wirkt nämlich auf eine bereits durch Infektionen beeinträchtigte Vaginalschleimhaut zusätzlich reizend.

Günstiger ist es daher also, Säure fördernde Nahrungsmittel reichlich in den täglichen Speisezettel einzubauen und den Körper selbst davon nehmen zu lassen, was er braucht. Außerdem sollten Sie bei häufigeren Problemen der Vaginalschleimhaut synthetische Unterwäsche meiden, im Winter nicht ständig Nylonstrumpfhosen tragen und auch keine Slipeinlagen oder Binden mit integrierter Plastikfolie benutzen.

Was eine ausgewogene Vaginalflora stört

Es gibt die verschiedensten Faktoren, die eine gesunde Vaginalflora stören können: von Infektionen über bestimmte Arzneimittel bis hin zu falscher Körperpflege und Ernährung. Im Einzelnen kommen folgende Ursachen infrage:

● Geißeltierchen und Pilze (wie z. B. Trichomonaden oder Candida albicans)

● Bakterien (wie z. B. Staphylokokken oder aus dem Analbereich aufsteigende Escherichia-coli-Bakterien)

● Bestimmte Arzneimittel wie Antibiotika oder Sulfonamide

● Ein zu basisches Scheidenmilieu, verursacht durch Fehlernährung

● Zu enge Unterwäsche bzw. Kleidung

● Der Gebrauch schleimhautreizender Seifen, Reinigungs- oder Pflegemittel

● Gefärbtes oder parfümiertes Toilettenpapier

● Stress

● Mangel an speziellen schleimhautschützenden Biostoffen wie insbesondere Vitamin A (in grünem, gelbem und rotem Obst und Gemüse) oder Vitamin C (in frischem Obst)

Häufig treten nach Antibiotikabehandlungen Pilzinfektionen der Vaginalschleimhaut auf. Die Medikamente haben das empfindliche Scheidenmilieu gestört und die Immunabwehr geschwächt.

107

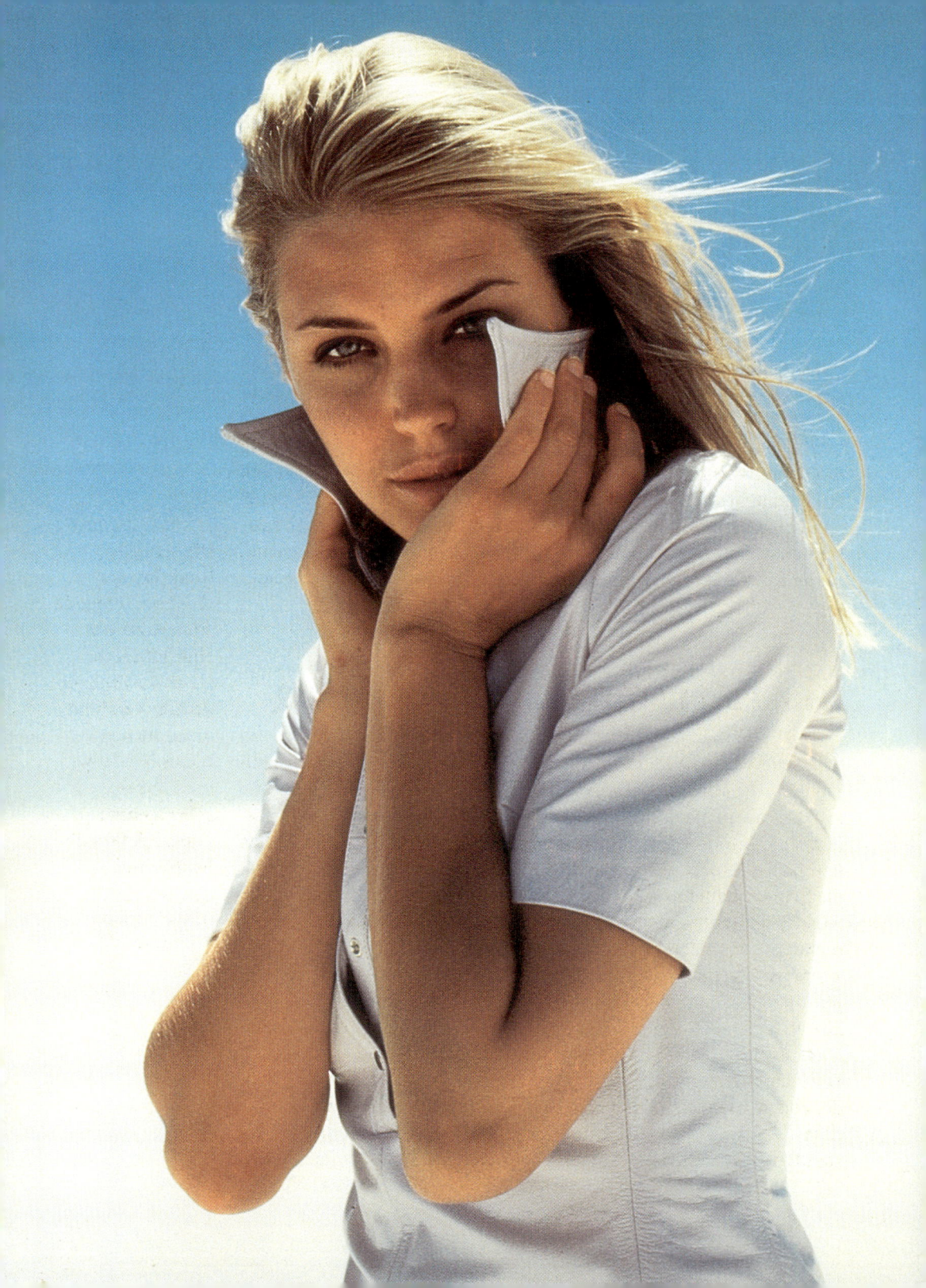

WARUM DIE HAUT KRANK WIRD

Krankheiten haben die verschiedensten Ursachen. Manche von ihnen sind auch noch zu wenig erforscht. Sicher jedoch ist: Wenn die Haut krank wird, sind immer auch der Darm oder das Immunsystem schuld. So jedenfalls schieben sich unsere Körperteile gegenseitig die Verantwortung zu: Der Darm liefert nicht genug Nährstoffe, und das Immunsystem schützt und panzert die Zellen nicht ausreichend. Da seelische Faktoren wie Stress, Leistungsdruck und Kummer das Immunsystem schwächen können, sind auch sie nicht zu unterschätzende Risikofaktoren für die Entstehung von Krankheiten der Haut.

Die schnelle Reaktion der Haut auf fehlende Nährstoffe hat eine gute Kehrseite: Bei üppiger Zufuhr von hautfreundlichen Biostoffen kann man ebenso schnell einen positiven Wandel beobachten.

Biosystem mit Feinabstimmung

Ohne die vitalen Vitamine, die klitzekleinen leistungsfähigen Spurenelemente oder die Lebensbausteine Eiweiße sind selbst Darm und Immunsystem machtlos. Diese müssen ja selbst mit Vitalstoffen ausreichend gefüttert und hochgepäppelt werden, um ihren Aufgaben überhaupt gerecht werden zu können (siehe auch Kapitel »Schutz für die Schleimhäute«, Seite 92ff.).

Rund 65 Minuten dauert es – so haben Hautzellforscher es ausgerechnet –, bis nach einem kerngesunden Mittagessen in Keratinozyten (Hautzellen) und Fibroblasten (Bindegewebezellen) neues, ungestümes Leben entsteht. Bleiben Snacks und Hauptmahlzeiten auch an den folgenden Tagen so nährstoffreich, dann kommt es in unserer Haut zu enormen Verjüngungsprozessen.

Die Natur kennt freilich weder den Küchenkalender noch den Sekundenzeiger. Sie rechnet nicht nach den Zeitbegriffen jung und alt, sondern nach so genannten Parametern, die einzig und allein den Zustand der Hautzellen nach »krank« oder »gesund« kennzeichnen.

Wenn Biostoffe fehlen

Mit 20 Jahren steckt die Haut eine Partynacht noch locker weg – mit 40 sieht das schon anders aus. Ein grauer, schlaffer Teint und dunkle Schatten unter den Augen zeigen am Morgen deutlich, dass die Hautzellen auf Schlafmangel unerbittlich und prompt reagieren.

Nicht von ungefähr haben ältere oder alte Menschen oft gesündere, »jüngere« Hautzellen als junge Menschen. Dementsprechend liegt für Frauen und Männer im vorgerückten Alter darin eine erhebliche Chance: Sie können sich physiologisch verjüngen – und dies ganz einfach mit den Zutaten aus dem großen »Gesundheitsmarkt Natur«, z. B. mit Gemüse, Rohkost, Obst.

Übrigens: Tiere in freier Natur behalten bis an ihr Lebensende gesunde, junge Haut, Fell-, Schuppen- oder Federkleid. Die Hautzellen eines Jungtieres unterscheiden sich unter dem Mikroskop nicht im Geringsten von denen eines Alttieres. Was die Haut gesund erhält, sind stets optimale Kost und Phasen stressfreier Ruhe.

Sind hingegen die Ernährung nicht naturgemäß und zudem der Schlaf schlecht, so können auch leicht Hautkrankheiten entstehen. Denn unsere Haut ist es, die als erstes nach Hilfe schreit, wenn der innere Stoffwechsel in Bedrängnis gerät. Wird unsere Haut dann nicht schnell mit Biostoffen aufgepäppelt, kommt es zu Mangelsymptomen: zu Befindlichkeitsstörungen, Beschwerden und den verschiedensten Krankheiten. Mit den hochkarätigen Wirkstoffen der Natur können wir Abhilfe schaffen: gezielt, erfolgreich, verjüngend.

Unsere Haut ist heikel

● Wenn unsere Kost nicht aus naturbelassenen Lebensmitteln besteht, wird der Zellstoffwechsel im Inneren unseres Körpers gedrosselt – und es stellen sich innere Beschwerden oder Krankheiten ein (z. B. Verdauungsstörungen oder Kreislaufprobleme). Viele dieser Beschwerden oder Krankheiten zeigen sich symptomatisch an bestimmten Hauterscheinungen wie Pusteln, Entzündungen oder nässenden Ekzemen.

● Gleichzeitig zeigt uns unsere Haut ihre eigenen Symptome von Hautkrankheiten (trockene, rissige, fettige Haut, Warzen, Pickel, Ausschläge usw.).

● Bei Fehlernährung oder bereits bei einer nur teilweise gesunden Kost wird unsere Haut demnach auf zweierlei Weise geschädigt: von innen und von außen. Sie wird schnell unansehnlich, schlecht durchblutet, dünn, fahl, hässlich, welk und alt.

Wie Stress unserer Haut schadet

Es gibt Menschen, die nach jeder Aufregung Hautjucken und am Ende einer stressreichen Arbeitswoche Hautausschlag bekommen. Selbst Kinder sind davon schon betroffen. Diese Personen zeigen mit symptomatischer Deutlichkeit, wie körperlicher oder mentaler Stress auf der Haut »entladen« wird. Haut und Psyche sind auf eine faszinierende Weise miteinander verbunden – davon sind moderne Dermatologen inzwischen überzeugt.

Besonders schädlich wirkt sich aus, wenn sich mehrere Stressfaktoren bündeln und die Haut dann indirekt angreifen. Da kann es innerhalb von Stunden oder gar Minuten zu sichtbaren, juckenden oder auch schmerzhaften Hauterscheinungen kommen. Molekularbiologen an der University of Southern California in La Jolla (USA) haben dazu einen interessanten Selbsttest erstellt (siehe Seite 113).

Gesunder Ausgleich

Unsere Haut hat im Prinzip gar nichts gegen Stress, der ja notwendig ist und sich gar nicht vermeiden lässt. Alles, was wir jenseits des Zustands von Ruhe und Entspannung tun, bedeutet ja bereits Stress – selbst wenn es nur so banale Tätigkeiten sind wie Essen, Spazierengehen oder nachdenken. Dementsprechend gibt es für die Natur im Wesentlichen auch nur die beiden Lebensformen Ruhe und Stress. Doch leider: Wir Menschen haben es verlernt, uns total zu entspannen. Und in Stressphasen entwickeln wir zu wenig Vitalkräfte. Anders die Tiere in freier Natur: In Stresssituationen (z. B. bei der Jagd, Futtersuche oder Paarung) sind sie hochaktiv, ihre Entspannung aber ist geradezu meditativ tief (wenn z. B. ein Löwe träge in der Astgabel eines Baumes döst).

In solchen wichtigen Ruhephasen erholt sich die Haut. Sie ist sehr darauf angewiesen, dass die Zellteilung der Hautzellen zyklisch abläuft: mal frisch und lebendig, dann wieder erholsam gebremst. Gesteuert werden derlei Vorgänge durch Stresshormone. Wenn aber die Produktion von Stresshormonen entgleist, weil wir uns nicht mehr entspannen können und von früh bis spät mit irgendwelchen Stressfaktoren herumschlagen müssen, gerät auch die empfindliche Zellteilung, der Stoffwechsel der Hautzellen, aus der Balance. Ein ge-

Wer bei Aufregung und Stress mit Hautsymptomen reagiert, sollte mit Hilfe bewährter Entspannungstechniken lernen, innerlich zur Ruhe zu kommen. Eine äußerliche Behandlung der Haut wird nur vorübergehend Abhilfe schaffen.

störter Stoffwechsel führt zu Hauterscheinungen wie Rissen, Rötungen, Juckreiz, Hautschuppen, Entzündungen, schlecht heilenden Wunden, Pickeln, Pusteln u. v. m. Diese Hautsymptome führen nach Auskunft von Dermatologen bei über einem Viertel aller Patienten selbst wiederum zu Stress: Die davon betroffenen Menschen schämen sich ihrer ungesunden Haut, leiden psychisch darunter, was das Chaos der körpereigenen Stresshormonproduktion möglicherweise verschlimmert.

Der Teufelskreis von kranker Haut und ungenügender Stressbewältigung ist oft nicht mehr kontrollierbar. Betroffene Ärzte wissen es nur zu genau: Psychiatriepatienten haben unverhältnismäßig häufig Hautprobleme. Und andersherum ausgedrückt: Menschen, die unter Nervenschwäche, depressiven Verstimmungen, Lustlosigkeit, Verzagtheit, Angstzuständen oder Konzentrationsmangel leiden, gehen vergleichsweise besonders häufig zum Hautarzt.

Das regeneriert die Haut

Kaum jemand kann sein Leben vollkommen stressfrei einrichten, aber bei gründlichem Nachdenken wird man so mancher hausgemachter, unnötiger Belastung auf die Spur kommen, die man mit etwas gutem Willen abstellen könnte.

● Mehr Schlaf und Entspannung: Abends ab 18 Uhr möglichst nicht mehr sehr eiweißreich essen (Fleisch, Fisch usw.), sondern Kohlenhydratreiches auf den Tisch (Brote, Nudeln, Gemüse usw.). Das hilft beim Einschlafen und verbessert das Durchschlafen. Die dicken Steaks zur späten Stunde hingegen heizen den Körper für den Verdauungsprozess auf, lassen ihn nicht zur Ruhe kommen. Außerdem ist es für Seele und Körper wichtig, wenigstens einmal täglich meditativ, in sich versunken, zu ruhen und auszuspannen.

● Die Ernährung auf gesund umstellen: nur noch naturbelassene Lebensmittel wie Obst, Salat, Rohkost, Gemüse, Biokartoffeln mit Schale, Naturreis, Vollkornprodukte, Milch und Milchprodukte, Eier.

● Öfter raus ins Freie, an die Sonne, die frische Luft: sich jedoch nicht zu warm anziehen; wenn es kalt ist, kann man sich entweder gegen die Kälte warm spazieren oder joggen. Das wirkt regulierend auf eine entgleiste Stresshormonproduktion, die einen tagsüber müde macht und nachts nicht schlafen lässt.

● Wieder mehr Sport treiben, körperlich aktiv sein, mindestens einmal am Tag den Körper ordentlich zum Schwitzen bringen: Darüber freut sich die Haut, ihr Zellstoffwechsel blüht auf und regelt sich auf gesunde Weise.

Selbsttest – ist Ihre Haut stressbelastet?

Kreuzen Sie die Kästchen an: Treten bei Ihnen im Alltag (nicht an Wochenenden, im Urlaub) folgende Stressfaktoren auf?

- Leidenschaftlicher Gefühlsausbruch   ja ❏   nein ❏
- Sport, Gymnastik, Stretching, Aerobic usw.   ja ❏   nein ❏
- Termin- und Leistungsdruck   ja ❏   nein ❏
- Anstrengende Hausarbeit   ja ❏   nein ❏
- Existenzangst, Jobprobleme   ja ❏   nein ❏
- Schlafstörungen   ja ❏   nein ❏
- Geldprobleme, Schulden   ja ❏   nein ❏
- Konflikte mit Chef, Partner, Kollegen   ja ❏   nein ❏
- Beschwerden, Krankheiten, Schmerzen   ja ❏   nein ❏
- Genussmittelmissbrauch (Alkohol, Kaffee, Nikotin)   ja ❏   nein ❏
- Mangelernährung (Kantine, Fastfood)   ja ❏   nein ❏
- Ständiger Arzneimittelkonsum   ja ❏   nein ❏

Auflösung zum Test

- Wenn Sie mehr als fünf Ja-Kästchen ankreuzen, ist Ihre Haut bereits psychisch und stressbedingt dauerbelastet, kann sich nie richtig erholen. Morgens noch frisch und glatt, lassen Gewebespannung und Durchblutung am Vormittag oder am späten Nachmittag nach. Falten verstärken sich, treten stärker hervor.
- Wenn Sie bis zu neunmal mit Ja antworten, ist Ihre Haut bereits extrem durch Stressfaktoren belastet. Sie braucht jetzt dringend Hilfe – sonst kann es rasch zu Alterserscheinungen kommen. Unbedingt Stress abbauen, Ruhephasen intensivieren, die Ernährung auf eine kerngesunde Basiskost umstellen.
- Wenn Sie öfter als neunmal mit Ja antworten, haben Sie – so paradox dies klingen mag – die größten Chancen, Ihre Haut und Ihr Bindegewebe zu verjüngen und die biologische Altersuhr zu stoppen oder gar zurückzudrehen. Stress hat Ihr Kollagen leergeplündert, die Hautschichten verdünnt, ausgetrocknet. Gönnen Sie Ihrer Haut jetzt die Eine-Woche-Kur (siehe Seite 163ff.) – Sie werden verblüfft sein, wie schnell sie sich erholt.

Kinder reagieren auf seelische Probleme, für die sie keinen Ausdruck finden, häufig mit Hauterscheinungen. Deshalb brauchen sie bei chronischen Hautkrankheiten oft auch psychotherapeutische Hilfe.

Hautärzte erkennen oft schon mit einem Blick, um welche Form einer Hauterscheinung oder -krankheit es sich handelt. Für Laien ist eine solche Beurteilung schwer, weil es so viele unterschiedliche Formen gibt.

Kleines Lexikon der Hautveränderungen

Abszess Eitergeschwür, das durch absterbendes Hautgewebe entsteht. Abszesse entstehen meist durch Bakterieninfektion, sind entzündlich, machen sich durch kleine pochende Schmerzreize bemerkbar, die durch den Pulsschlag ausgelöst werden.

Alopezie Haarverlust, z. B. der Kopfhaut. Es gibt unterschiedliche Formen dieses erblich, hormonell, psychisch oder organisch bedingten Haarausfalls.

Atrophie Gewebeschwund, z. B. von Hautschichten. Die Haut wird immer dünner und feiner sowie meist auch faltiger. Adern zeichnen sich gut sichtbar ab.

Ausschlag Hautärzte nennen diese großflächige Hautveränderung Exanthem. Nach Erreichen des Höhepunkts klingen sie wieder ab. Typische Ausschläge sind Röteln, Masern oder Scharlach.

Bulla Ein Hautbläschen oder eine Blase, die mit Flüssigkeit gefüllt ist und entzündlich sein kann. Verursacht durch zu starke Sonneneinstrahlung, durch Stoßeinwirkung oder Giftstoffe.

Ekzem Juckflechte, eine großflächige, entzündliche und mit Juckreiz verbundene Hauterscheinung. Hautärzte unterscheiden zwischen einer ganzen Reihe unterschiedlicher Ekzeme.

Epheliden Sommersprossen, pigmentierte Flecken, von denen besonders rothaarige oder rotblonde Menschen betroffen sind.

Erythem Eine entzündungsbedingte Rötung der Haut, die durch Erweiterung von Hautgefäßen entsteht.

Fissur Ein feiner Einriss, z. B. der Haut; besonders typisch bei trockener Haut.

Fistel Röhrenförmige Verbindung zwischen zwei Körperhöhlen oder Organen bzw. zwischen Körperhöhle/Organ und Hautoberfläche. Die Verbindungen entstehen durch Gewebezerfall.

Furunkel Eitrige Entzündung, die als schmerzhafter geröteter Knoten aus einer Talgdrüse oder einer Haarzwiebel heraus entsteht, häufig an Nacken, Gesäß, Ohr oder den Innenseiten der Oberschenkel. Ursache sind infektiöse Bakterien.

Kleines Lexikon der Hautveränderungen

Karbunkel Der flächige Verbund mehrerer Furunkel.

Keratose Eine meist etwa linsengroße Verhornung der Haut.

Macula Ein Hautfleck ohne Erhebung, der entweder dunkel pigmentiert ist oder sich hell abzeichnet.

Milium Hautgrieß, weißliche, stecknadelkopfgroße Zyste, die mit Hornzellen gefüllt ist. Kommt häufig im Gesicht vor.

Nodus Hautknoten, kleine begrenzte Aufwölbung der Haut, entzündlich oder anderweitig bedingt.

Papel Eine kleine, z. B. warzenartige Erhebung der Haut. Größere Papeln nennt man Nodus.

Pickel Volkstümliche Bezeichnung für kleine, oft entzündliche Eiterknötchen oder Mitesser.

Plaque Eine flache, meist kleine Hauterhebung.

Pustel Eitergefülltes Hautbläschen, das oft um ein Haarfollikel sitzt und von einem Haar durchbohrt ist.

Quaddel Eine wasser- oder mit Wasser und Blut gefüllte Hauterhebung, die sehr rasch von allein abklingt. Quaddeln können mit Juckreiz verbunden sein, sie entstehen durch Wasseraustritt aus undichten, unter der Haut liegenden Gefäßen.

Rhagade Kleiner, gut ausheilender Einriss der Haut, der durch Überdehnung z. B. der Mundwinkel entsteht.

Schuppe Abschilfernde, sich ablösende Hornzelle, verursacht durch Entzündungen, Unterversorgung der Hautzellen, krankhaft gesteigerte Zellteilung.

Striae Meist weißliche Streifen oder Bänder auf der Haut. Sie entstehen als Folge geschwächten Hautkollagens, z. B. bei Überdehnung.

Tuber Ein Höcker, z. B. der Haut, hart bis knöchern.

Ulkus Geschwürartiger Hautdefekt, z. B. Unterschenkel- oder Hornhautgeschwür, meist bakteriell verursacht.

Warze Wird durch bestimmte Virusarten verursacht, häufig nach kleinen Verletzungen oder Hautöffnungen.

Zyste Ein mit Flüssigkeit gefüllter Hohlraum im Gewebe, z. B. in der Haut.

Erscheinungen an Haut oder Nägeln, die nicht mit Schmerz oder Juckreiz einhergehen, werden oft als Bagatelle abgetan. Insbesondere Veränderungen an Muttermalen sollten aber immer dem Hautarzt gezeigt werden, um eine Tumorbildung auszuschließen.

Die fünf Hautkrankheiten unserer Zeit

Dass sich bestimmte Hauterkrankungen häufen, hat nach Ansicht von Dermatologen mit Stressbelastung und einer einheitlichen Fehlernährung zu tun. »Wenn Menschen von morgens bis abends gestresst sind und sich von Kantinen- und Fertigkost, Pizza, Hamburgern, Kuchen und süßen Getränken ernähren, kommen sie letztlich alle mit ähnlichen Symptomen in die Praxen der Hautärzte«, erklärt Dr. K. M. Muller von der namhaften Mount Sinai School of Medicine in New York.

Stress frisst Nährstoffe aus dem Haut- und Bindegewebe, vor allem auch aus dem Immunsystem, das sich stets nur im Ruhezustand erholen kann. Der Haut werden wichtige Schutz- und Nährstoffe entzogen oder vorenthalten, außerdem opfert sie das in ihrem Kollagenunterbau eingelagerte Depoteiweiß, damit lebensnotwendige Organfunktionen aufrechterhalten werden können. Weil eine oft katastrophale Alltagskost kaum Biostoffe nachliefert, entstehen in breiten Schichten der Bevölkerung ähnliche Hautkrankheiten.

Für Jugendliche sind hässliche Aknepusteln ein ernstes Problem. Man sollte sie nicht mit einem »Das geht schon vorbei« abspeisen, sondern zur Behandlung zu einem Facharzt schicken.

Akne – die Pubertätspickel

Besonders Jugendliche bis zum 20. Lebensjahr sind von dieser chronischen, hautschädigenden Entzündung betroffen, aber auch immer mehr Erwachsene und auch ältere Menschen leiden darunter.

Symptome

Zuerst bilden sich nässende, talgabsondernde Pickel, Papeln oder Pusteln, die später Zysten bilden oder vernarben. Akne entwickelt sich immer aus den Talg- und Haardrüsen. Deshalb sind besonders talgdrüsenreiche Hautbezirke wie Gesicht, Nacken, Rücken oder auch Brust betroffen. Aus so genannten Komedonen, mit Hornsubstanz und Talg gefüllten Mitessern bzw. Haarfollikeln, entstehen größere Hauterscheinungen bis hin zu Abszessen. Dabei kommt es zu

Bakterienbesiedelung und Entzündungen. Häufig werden die allerersten Aknehauterscheinungen bewusst oder unbewusst mit Fingern oder Fingernägeln gequetscht oder gekratzt, wodurch sich Krusten und dunkle Aknenarben bilden können. Diese Hautkrankheit verläuft meist individuell verschieden, mal spontan auftretend, rasch abklingend, mal schubweise, chronisch oder wiederkehrend. In schweren Fällen entwickeln sich die juckenden Pickel zu dunkel pigmentiertem, absterbendem Hautgewebe mit dauerhafter Narbenbildung.

Ursachen

Androgene, männliche Sexualhormone (die aber auch von Mädchen und Frauen produziert werden), wirken stimulierend auf Talgproduktion und -absonderung der Haut. Mit der vermehrten Bildung solcher Hormone in der Pubertät entwickeln junge Menschen dementsprechend eine Veranlagung für Akne. Dabei kommt es – auch bei erwachsenen Menschen – zu unterschiedlichen Erscheinungsformen. So bekommen z. B. viele junge Frauen Aknepapeln mit entzündlichen Rändern, wenn sie sich zu lange in die Sonne legen oder zu oft ins Sonnenstudio gehen. Zu viel fettende Nachtcreme kann eine Seborrhö begünstigen, eine gesteigerte Talgproduktion, aus der heraus Aknepickel entstehen können. Auch Arzneimittel oder Umweltgifte (wie z. B. Chlor) kommen als Ursache infrage.

Die so genannte Mallorcaakne hat nichts mit der hormonell gesteuerten Akne zu tun, sondern ist eine allergische Reaktion der Haut auf zu intensive Sonneneinstrahlung, oft in Verbindung mit fettigen Cremes.

Behandlung

Der Akne kann man mit entsprechender Ernährung vorbeugen, ihren Verlauf mildern oder sie bei entsprechender Disposition sogar auch ganz ausheilen.

Ernährung

Fleisch vermeiden

Bei entzündlichen Prozessen von Fleisch auf Fisch umsteigen. Die im Fleisch enthaltene Arachidonsäure (eine Fettsäure) stimuliert so genannte Prostaglandine, die für Entzündungen verantwortlich sind. Fisch oder Pflanzenöle enthalten hochwertige ungesättigte Fettsäuren, die andere, weitgehend entzündungsneutrale Prostaglandintypen aktivieren.

Die Vitamine A, C und B6

Reich an Vitamin B6 sind:
● **Leber**
● **Sojaprodukte**
● **Weizenkeime**
● **Nüsse und Samen**
● **Fisch**
● **Bananen**
● **Avocados**

● Vitamin A ist ein bedeutender Schutz- und Heilfaktor bei Akne, insbesondere bei entzündlichen oder zystenbildenden Formen. Das Vitamin reguliert eine gestörte Talg- und Hornzellenproduktion.

● Vitamin C tötet Aknebakterien, die sich somit nicht mehr in der Haut vermehren können. Solche Bakterien produzieren Enzyme, die Talg zersetzen und Entzündungen hervorrufen, die wiederum Zellen zerstören können. Als Folge davon bilden sich dann Narben.

● Bei Frauen treten mitunter in den Tagen vor der Regel Akneerscheinungen auf, die danach wieder abklingen, verursacht durch einen Mangel an Vitamin B6. Bei vielen Frauen, die eine Antibabypille nehmen, sinken die Vitamin-B6-Konzentrationen drei Stunden nach Einnahme um bis zu 20 Prozent. Ein solches Defizit führt zu erhöhter Testosteronaktivität, wirkt demnach aknestimulierend.

Das Spurenelement Zink

● Rund 35 Prozent aller Patienten mit schwerer Akne weisen erhöhte Giftstoffkonzentrationen im Blut auf. Als Folge davon gerät die natürliche Zink-Kupfer-Balance aus dem Gleichgewicht. Beide Spurenelemente sind Gegenspieler im Stoffwechsel. Zink ist für eine gesunde Hautfunktion unerlässlich, es lässt Wunden heilen und hemmt Entzündungen. Außerdem wird bei Zinkmangel das Sexualhormon Testosteron in seine potentere Form Dehydrotestosteron umgewandelt, einen der potentesten Akneverursacher. Leider sind unsere Lebensmittel recht arm an Zink (am meisten von diesem Spurenelement ist in Austern, Leber, Eigelb, Fleisch und Vollkorn enthalten). Dermatologen empfehlen daher die kurmäßige Einnahme von Zinktabletten aus der Apotheke (über einen Zeitraum von 30 Tagen nach Beipackzettel).

Ballaststoffreiche Ernährung

Insgesamt muss bei Akne die Kost frei von verfeinerten Lebensmitteln wie hellen Mehlprodukten, poliertem Reis, Zucker usw. sein. Auch Gegrilltes, Milch, Milchprodukte und Margarine sollten zumindest zeit- oder versuchsweise nicht auf den Speiseplan. Dafür soll die Nahrung reicher an Ballaststoffen sein (in Kohl und anderem Gemüse, Hülsenfrüchten, Obst).

Hautpflege

Schmierige, fettige Kosmetika sollte man nicht verwenden, Gesicht oder betroffene Hautpartien sollten mit einer schwefelhaltigen Seife sorgfältig gereinigt werden.

Ekzem – der quälende Juckreiz

Ekzeme sind entzündliche Hautveränderungen, entstehen jedoch meist ohne Infektionen.

Das Ekzem ist eine Juckflechte, die entweder mit Rötungen, Wasseransammlungen unter der Haut, Bläschen und Verkrustungen einhergeht, oder sich chronisch entwickelt – mit Einrissen, Hautschuppen, Verhornungen. Typisch dafür ist die Neurodermitis (eine nervlich stimulierte Hautentzündung), von der es freilich selbst wieder mannigfaltige Erscheinungsformen gibt.

Häufige Ekzemtypen sind das Kontaktekzem, das als allergische Reaktion oder als Folge einer direkten Einwirkung von schädigenden Stoffen entstehen kann, das seborrhoische Ekzem und die Neurodermitis (atopisches Ekzem).

Viele Frauen bekommen nicht nur vor der Regel kleinere Hautunreinheiten, sondern auch in der Mitte des Zyklus, in den Tagen um den Eisprung herum. Dies macht den großen Einfluss hormoneller Schwankungen auf den Hautzustand deutlich.

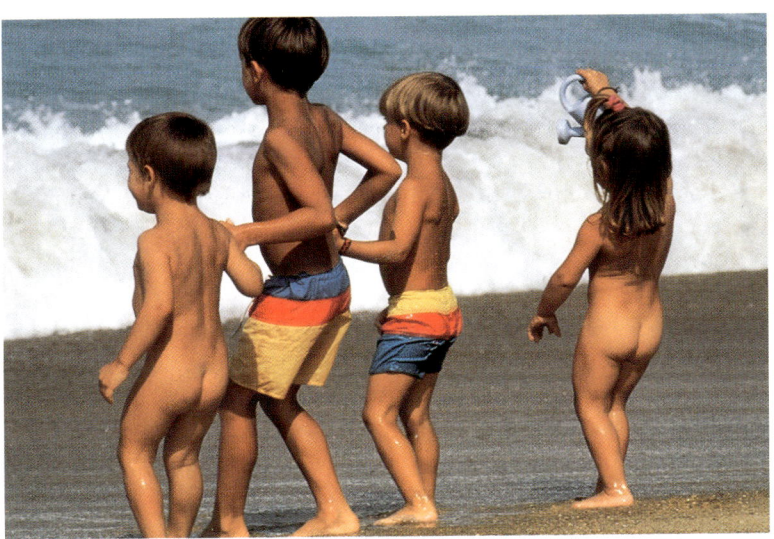

UV-Licht ja – aber in Maßen. Bei vielen Hautleiden wirkt ein Aufenthalt am Meer mit vorsichtig dosierten Sonnenbädern ausgesprochen lindernd.

Symptome

Ähnlich wie bei Akne gibt es auch beim Ekzem viele unterschiedliche Erscheinungsformen. Sie können praktisch an jeder Stelle des Körpers auftreten. Es gibt trockene, juckende und schuppende Ekzeme. Sie können sich als Krusten, Schwielen, Rötungen, Risse oder kleine Bläschen zeigen.

Allgemein gilt: Ekzeme gehen fast immer mit einer trockenen Haut einher. Ein wichtiges Symptom ist auch der starke Juckreiz. Besonders Kinder werden oft sehr davon gequält und verschlimmern oder infizieren die betroffenen Hautregionen durch ständiges Kratzen.

Verschiedene Ekzeme und ihre Ursachen

Da Ekzeme so verschiedene Ursachen haben können, ist das Risiko einer Fehlbehandlung groß. Die Suche nach dem Auslöser kann langwierig sein, ist aber unumgänglich, damit die Wundstellen nicht chronisch werden.

● Es gibt Ekzeme, die durch äußere Einflüsse (Sonne, Allergene, Kontakte) verursacht werden, oder andere, die inneren Ursprungs sind (z. B. durch verstärkte Talgproduktion, venöse Stauungen oder Austrocknung der Haut).

● Immer häufiger werden die so genannten toxischen Kontaktekzeme, die durch Berührung mit Gift- und Schadstoffen oder auch – z. B. am Arbeitsplatz – durch Reizmittel wie Farben, Gase, Gerb- und Duftstoffe, Kleber, Kunststoffe usw. hervorgerufen werden. Dabei wird die Haut direkt geschädigt.

● Seifen, Shampoos, Kosmetika, Armreifen (z. B. aus Nickel, Kupfer), Schmuck, Textilfarben, Konservierungsstoffe oder Gummihandschuhe können ein so genanntes allergisches Kontaktekzem auslösen. Es können praktisch alle Hautbereiche betroffen sein.

● Auch das seborrhoische Ekzem kommt sehr häufig vor. Es zeigt sich hauptsächlich an den talgdrüsenreichen Hautzonen im Gesicht. Typische Symptome des seborrhoischen Ekzems sind vermehrte Schuppenbildung (z. B. an Augen und Ohren), oft sind die Lidränder entzündet oder verdickt, Kniekehlen, Armbeugen, Achselhöhlen, Brustfalten sind von geröteten, juckenden, brennenden Hauterscheinungen befallen. Fast immer wird dieses Ekzem auch von einer starken Kopfschuppung begleitet.

Als Ursache vermutet man neben anderen Faktoren einen angegriffenen Säureschutzmantel der Haut. Außerdem ist der Zustand sehr vom Klima (See- und Hochgebirgsklima wirkt sich positiv aus) und von Stressfaktoren abhängig.

Neurodermitis

- Dieser so genannte atopische Ekzemtypus befällt oft schon Kleinkinder, aber auch Erwachsene, vorwiegend an Gesicht, Nacken, Hals, Schultern, Brust oder in den Gelenkbeugen. Die Haut ist dramatisch unterversorgt, trocken, grob bis rau, das Immunsystem der Haut gestört.
- Als besonders quälend wird der oft heftige Juckreiz empfunden. Jucken und Kratzen der Haut führt zu kleinen und kleinsten Verletzungen – und in der Folge zu Bakterien- oder Virusbesiedelungen.
- Atopiker sind Menschen, die eine besondere Bereitschaft gegenüber allergischen Krankheiten (z. B. auch Heuschnupfen oder Asthma) haben.
- Die Neigung zum Ekzem ist anlagebedingt. Stress und Umwelteinflüsse lösen es aus oder verschlimmern den Zustand. Der Neurodermitiker leidet auch unter einer gewissen Immunschwäche und neigt zu Infekten.

Behandlung

Richtige Hautpflege

Allzu häufiges Waschen und Reinigen der Haut ist zwar oft gut gemeint, kann aber den natürlichen ölig-feuchten Schutzfilm der Haut zerstören, in dem ein Milieu aus bestimmten Bakterien eine Barriere gegen krankheitserregende Keime bildet. Besonders schädlich sind saure Reinigungsmittel mit einem zu niedrigen pH-Wert. Empfehlenswert sind milde medizinische Seifen oder Shampoos aus der Apotheke. Bestimmte Lösungs- oder Reinigungsmittel können sehr rasch, innerhalb von Stunden oder Tagen, ein akutes Ekzem auslösen. Dabei führen kleine Ödeme (Wasseransammlungen in Hautschichten) zu Bläschenbildung. Äderchen platzen, und Entzündungserreger dringen in die Zellen ein. Wenn ein solches entzündliches Ekzem aufgrund mangelnder Behandlung und Fehlernährung nicht wieder abklingt, kann es sich chronisch ausbauen. Dann verhornen Hautstellen, die Dauerentzündung darunter klingt nicht mehr ab.

Kinder mit Neurodermitis brauchen eine einfühlsame und geduldige Umgebung, damit die Hautkrankheit sich nicht zum ernsten seelischen Problem auswächst. Besonders die Spielkameraden müssen aufgeklärt werden, dass die Hauterscheinungen nicht ansteckend sind.

Ernährung

Verzicht auf tierische Fette

Wenden Sie auf keinen Fall auf eigene Faust kortisonhaltige Salben gegen Ekzeme an. Diese bewirken zwar meist blitzschnell eine Besserung, aber meist kommt es genauso rasch zu Rückfällen. Bei längerer Anwendung verändert sich das Hautbild, wird verdickt und zerfurcht.

Wichtig ist eine kerngesunde Basiskost aus Obst, Salat, Rohkost, Gemüse, Biokartoffeln mit Schale, Milch, Milchprodukten, Eiern sowie Vollkornprodukten. Auf Fleisch und Geflügel sollte man wegen der darin enthaltenen entzündungsstimulierenden Fettsäuren verzichten. Empfohlen wird die Umstellung auf antientzündliche Fettsäuren (in Kaltwasserfisch, Pflanzenölen). Ideale Nahrungsergänzung: Nachtkerzenöl, Lebertrankapseln. Ekzempatienten haben meist erhöhte, so genannte Histaminkonzentrationen, die zu Schwellungen und Entzündungen führen, außerdem werden Staphylokokkenbakterien oft nicht mehr ausreichend abgetötet. Ursache dafür sind tierische Fette.

Vitamine und Spurenelemente

• Vitamin C im Zusammenwirken mit Bioflavonoiden (Pflanzenschutzstoffen im Fruchtfleisch) dichtet Hautgefäße ab und beugt somit Ödemen, Hautnässen und Blutungen vor. Die Kombination (möglichst nicht nur den Obstsaft trinken, sondern ganze Früchte essen) hemmt Entzündungsmediatoren in der Haut.

• Vitamin A (in grünem, gelbem und rotem Obst und Gemüse) schützt die Haut von Ekzembetroffenen vor Verhornung und ist außerdem ein wichtiger Immunfaktor.

• Wichtig ist das Spurenelement Zink als bedeutender Enzymspender in Hautzellen und Bindegewebe. Zink hat heilende Wirkung, ist außerdem am Umbau von Fettsäuren zu antientzündlichen Prostaglandinen (Gewebehormonen) beteiligt. Zinkkonzentrationen bauen sich jedoch nur langsam in Zellen auf; dies lässt sich durch die Einnahme von Zinktabletten (Apotheke, nach Beipackzettel einnehmen) beschleunigen.

Apfelessig

Ein Mangel an Magensäure, von dem rund die Hälfte aller Erwachsenen ab 40 Jahren zumindest zeitweilig betroffen ist, kann Ekzeme begünstigen, weil dadurch die Eiweißverdauung gehemmt und der Eiweißstatus im Körper und in der Haut gesenkt wird. Ein Esslöffel Apfelessig (in etwas Wasser oder Mineralwasser gelöst) vor den

Hauptmahlzeiten wirkt als Säurelocker, verbessert die Gesamtverdauung. Magensäure tötet auch Bakterien im Nahrungsbrei ab, die sonst ungehindert in den Körper eindringen können.

Stressabbau

Starker Stress verschlimmert Ekzemsymptome (wie z. B. Juckreiz) und sollte deshalb abgebaut werden. Ekzempatienten leiden häufiger unter Nervosität oder Nervenschwäche als andere Menschen. Bei schwereren Fällen von Ekzem muss der Hautarzt aufgesucht werden.

Wasser- und Klimatherapie

Wassertherapie (Öl-, Teerbäder) kann sehr hilfreich sein. Ölbäder geben der Haut die Geschmeidigkeit zurück und lindern den Juckreiz. Eine besonders wirksame Hilfe bringt auch eine Klimaveränderung. Beim Aufenthalt im Hochgebirge oder an der See heilen die hartnäckigen Ekzeme bei vielen Patienten sehr häufig aus.

Allergieauslösende Substanzen meiden

Bestimmte Allergene (z. B. Chemikalien, Säuren, Laugen, Spülmittel) sollte man grundsätzlich meiden. Bei Kontaktekzemen kann der Arzt schnell erkennen, wo die Ursache liegt. Besonders häufig sind Allergien gegen Metalle (z. B. Nickel).

Zur Linderung von quälendem Juckreiz gibt es spezielle rückfettende Duschöle, die mit einem geringen Prozentsatz eines milden lokalen Betäubungsmittels versetzt sind. Sie sind nicht verschreibungspflichtig und auch zur Daueranwendung geeignet.

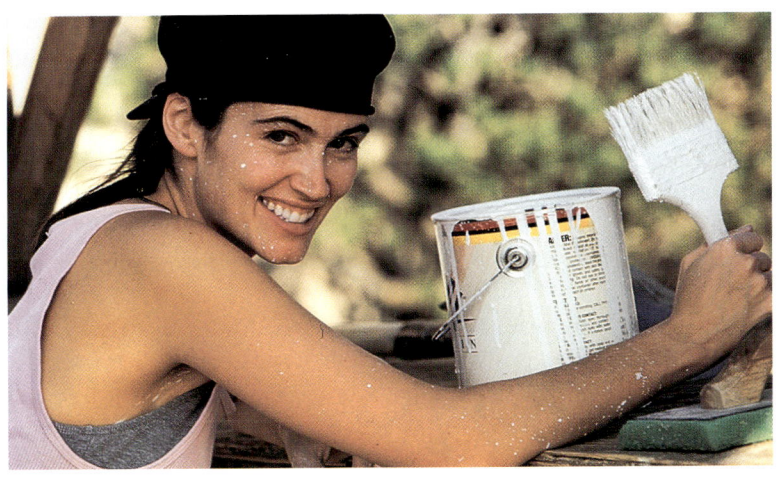

Bei der Verwendung von Farben und Lacken ist es besonders wichtig, welche Produkte man benutzt. Achten Sie auf die Inhaltsstoffe, und greifen Sie am besten zu umweltschonenden Alternativen.

123

Herpes – das Liebesvirus

Herpes ist eine Virusinfektion, die sich an einer Bläschenbildung im Bereich der Haut und besonders der Schleimhäute zeigt.

Übertragen werden sie durch Speichel, Schmier- oder Tröpfcheninfektion. Und präsent sind sie in fast allen Menschen: Rund 85 Prozent der jungen und 90 Prozent der älteren oder alten Menschen sind mit Herpesviren infiziert. Das Herpes-simplex-Virus ist ein typisches Liebesvirus. Es wird häufig beim Schmusen und Küssen übertragen, oft auch dadurch, dass zwei Menschen mit derselben Gabel von einem Teller essen oder mit demselben Löffel Eiscreme naschen.

Auch als Begleiterscheinung einer HIV-Infektion kann Herpes zu einer ernsthaften Gefahr werden.

Vom Herpesvirus gibt es zwei Typen. Der Typ I tritt insbesondere im Gesicht, bevorzugt an den Lippen, auf, an den Übergängen von der Lippen- zur Schleimhaut. Der Typ II hat sich auf die Haut- und Schleimhautbereiche unterhalb der Gürtellinie konzentriert. Er löst z. B. den gefürchteten Genitalherpes aus.

Symptome

● Es entstehen juckende oder brennende Bläschen auf gereizter, geröteter Haut. Die Lippen- oder Mundbläschen trocknen später zu Krusten ein und heilen nach einer Woche ohne Narbenbildung ab. Bei einem solchen Rezidiv sind oft gleichzeitig Lymphknoten oder Mandeln geschwollen.

● Die Beschwerden sind von Mensch zu Mensch verschieden. Der eine empfindet bei Lippenbläschen nur Juckreiz, der andere heftigschmerzhafte Spannungen. Auch die Größe variiert: Beim einen sind Herpesbläschen stecknadelkopfgroß, beim anderen so groß wie ein Reiskorn oder noch größer. Die Bläschen können um den ganzen Mund herum entstehen und bis in die Nase hinein wuchern.

● Hautkrankheiten sind für den Laien nicht immer leicht zu diagnostizieren, zu fein sind die Unterschiede bei den Symptomen. Was wie Herpesbläschen aussieht, können auch Aphthen oder ernste Hauterkrankungen sein. Deshalb sollte man den Arzt aufsuchen, wenn die Bläschen nicht abklingen, besonders schmerzhaft oder groß sind, wenn sich zusätzlich Fieber oder andere Komplikationen einstellen. Frauen, die in der Schwangerschaft Bläschen bekommen, sollten ebenfalls den Arzt konsultieren.

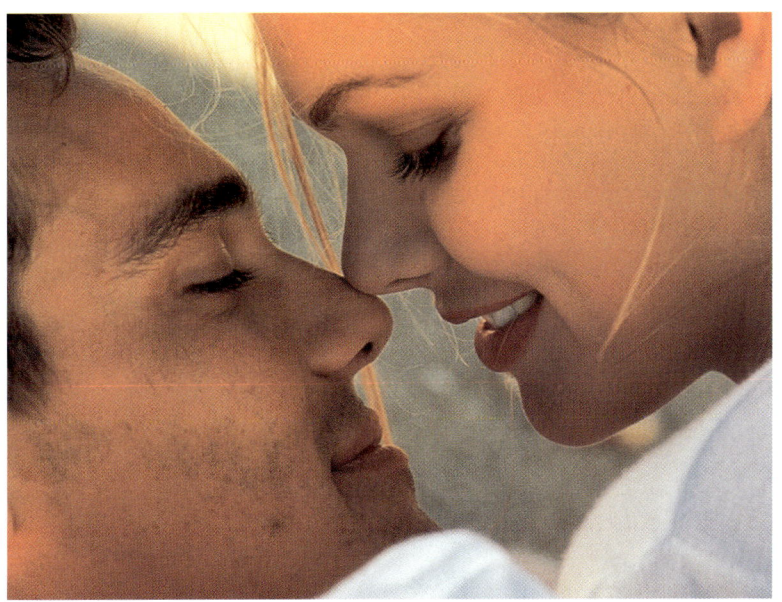

Das Herpesvirus vom Typ I wird leider auch durch Küssen übertragen. Man sollte daher besonders vorsichtig sein, solange die Infektion akut ist.

Symptomlose Erstinfektion

Die Erstinfektion verläuft oft symptomlos, weil die Viren durch ein kräftiges Immunsystem in Schach gehalten werden. Es kann beim ersten Befall (meist noch im Kindesalter) zu schmerzhaften Bläschen und Verkrustungen kommen, danach ruhen die Viren erst einmal. In Nervenzellen eingebettet, schlummern sie oft jahre- oder jahrzehntelang, ohne Beschwerden zu verursachen.

Ursachen

- Ein spezieller Reiz, verbunden mit einer vielleicht nur geringfügigen Schwächung des Immunsystems, kann dann die Viren aufschrecken und ein so genanntes Rezidiv auslösen. Dies kann durch starken Stress, Angst- oder Schockeinwirkung, eine fiebrige Erkältung, durch Menstruation oder auch zu intensive Sonnenbestrahlung (z. B. auf der Sonnenbank) geschehen.

- Weil wir uns allgemein ungesund ernähren und uns dem Alltagsstress nicht entziehen können, wird Herpes zwangsläufig mehr und mehr zu einer »Modekrankheit«.

Auch ein heftiges Ekelgefühl, z. B. vor einer Speise oder einem unsauberen Besteck, kann einen neuen Schub der Herpesbläschen auslösen.

Komplikationen

Richtig gefährlich werden die Herpesviren selten. Eigentlich nur dann, wenn das Immunsystem krankheitshalber schwer geschädigt ist, oder weil sich die betroffene Person hartnäckig weigert, Obst und Gemüse zu essen und einfach nicht von Bratwurst mit Pommes frites und den geliebten Sahnetorten lassen kann. Bei einem solchen Menschen führt das Virus möglicherweise zu ernsthaften Komplikationen. Es kann zu den Augen oder auch ins Gehirn aufsteigen und dort schwere Infektionen hervorrufen. Gefährlich ist das Herpesvirus auch für Neugeborene, die noch nicht in ausreichendem Maß eigene Abwehr- und Immunkräfte aufgebaut haben.

Herpesviren vom Typ II werden fast ausschließlich durch Geschlechtsverkehr übertragen. Die Infektion des Genitalbereichs verläuft oft schmerzhafter als der Lippenherpes.

Verlauf

Wenn die Viren aus ihren Nestern in den Nervenzellen ausgebrochen sind, werden sie vom Immunsystem bekämpft und abgetötet. Dies dauert eine Woche oder auch zehn bis zwölf Tage. Allerdings sind in einem solchen Fall nur die ausgebrochenen Virenkolonien tot, in den Nervenzellen stecken weiterhin reichlich »Reserveviren«, die sich irgendwann entschließen können, die Zellmembran zu sprengen, um erneut die lästig-schmerzhaften Lippenbläschen zu verursachen.

Manche Menschen bekommen jeden Monat solche Herpesbläschen, andere nur alle paar Jahre. Bei manchen kommen sie wieder, bei anderen gibt es im ganzen Leben nur einen einzigen solchen Ausbruch. Die gute Nachricht: Ab einem bestimmten Alter kommt es nur noch selten zu einer Neuinfektion durch die Viren.

Vorbeugung

Vermeiden lässt sich die Erstinfektion übrigens kaum, ebenso wenig wie ein Wiederausbrechen der Viren. Da kann man noch so sehr durch Zähneputzen, Mundspülungen, Händewaschen oder andere hygienische Maßnahmen vorbeugen – Herpesviren sind einfach allgegenwärtig, schwirren in der Atemluft herum, man hat sie ständig auf Zunge und Lippen. Außerdem kann es immer wieder zu massiven Belastungen und damit zu kurzzeitigen Zusammenbrüchen des Immunsystems kommen. Und diese Situationen nutzen die schlummernden Viren nur allzu gern, um mal wieder auszubrechen und Bläschen hervorzurufen.

Behandlung

Virushemmende Mittel

Sind die Bläschen erst einmal vorhanden, wird man sie durch Medikamente oder andere Therapien allerdings nicht mehr los. Der Arzt kann lediglich vorbeugend virushemmende Arzneimittel verordnen, die einen Ausbruch mit einiger Sicherheit über einen bestimmten Zeitraum hinweg verhindern oder unmöglich machen – so beispielsweise vor Antritt einer Urlaubsreise, die man ohne Lippenbläschen genießen möchte.

Schmerzlinderung mit Hausmitteln

Sind die Lippenbläschen erst einmal aufgeblüht, kann man lediglich versuchen, Juck-, Schmerz- und Spannungssymptome zu mildern. Feuchte, kalte Umschläge helfen gegen Brennen, das Betupfen mit einer kühlen Zahnpasta kann den Schmerz kurzfristig betäuben. Ebenfalls hilfreich: Eiswürfel in ein Taschentuch einwickeln und diesen Eisbeutel auf die brennenden Lippen legen (lindert die Entzündungshitze). Man kann die Bläschen auch mit Alkohol, z.B. mit Wodka, betupfen oder mit einer Vaselinecreme bestreichen.

Ernährung

Da Herpes immer dann bevorzugt ausbricht, wenn das Immunsystem geschwächt ist, sollten Sie Ihre Abwehrkräfte durch eine ausgesuchte Ernährung stärken.

Karotinoide, Vitamin E und Zink

- Karotinoide (in grünem, gelbem, rotem Obst und Gemüse) kräftigen das Immunsystem und unterdrücken den Ausbruch der Viren. Sie verbessern die Wirkkraft von Interferon (körpereigenes Immunprotein), stimulieren die antiviralen Kräfte weißer Blutkörperchen und erhöhen speziell die Blutkonzentration von T-Helferzellen (Lymphozyten, Immunkörper).
- Vitamin E (in Pflanzenölen, Sojaprodukten, Nüssen, Butter, Getreide) lindert den Bläschenschmerz und verkürzt die Ausheilzeit.
- Zink (in Austern, Leber, Eigelb, Muskelfleisch, Schaltieren, Getreide) ist ein bedeutender Hemmstoff für Herpesviren.

Wer bereits beim ersten Brennen und Prickeln an den Lippen eine Salbe mit dem Wirkstoff Aciclovir anwendet, kann damit oft den Ausbruch der Bläschen verhindern.

127

Die Aminosäure Lysin

• Bestimmte Aminosäuren haben einen gezielten Einfluss auf Herpesviren. Wenn Lebensmittel reich an Lysin und arm an Arginin sind, wirken sie hemmend und abtötend auf die Viren. Der Grund: Lysin wirkt virenfeindlich, den Eiweißbaustein Arginin brauchen die Viren hingegen für ihre Vermehrung und auch als Waffe gegen Kontrollsubstanzen in Nervenzellen. Lysinreiche Nahrungsmittel sind Krabben, Garnelen, Seefisch, Geflügel, Leber, Soja- bzw. Tofuprodukte, Milch, Käse, Eier und Bohnen.

Wie bei vielen Autoimmunerkrankungen muss auch bei Lupus der Arzt manchmal die Körperabwehr unterdrückende Medikamente einsetzen. Diese Behandlung darf nur unter strenger Kontrolle erfolgen, weil sie den Körper natürlich anfälliger für Infekte macht.

Lupus – die Schmetterlingskrankheit

Immer häufiger fällt der Begriff »Lupus«, wenn Menschen sich über ihre Beschwerden und Krankheiten unterhalten. Wolf oder Hauttuberkulose lauten unzureichende Bezeichnungen für eine Hautkrankheit, die in vielen Variationen vorwiegend bei Frauen auftritt.

Eine in letzter Zeit mehr und mehr verbreitete Lupusform nennt sich Lupus erythematodes. Sie ist eine Autoimmunerkrankung, bei der sich Immunkörper wie beispielsweise Lymphozyten (weiße Blutkörperchen) gegen körpereigenes Gewebe richten, weil sie – vereinfacht gesprochen – nicht mehr zwischen körpereigenen und fremden Substanzen unterscheiden können. Als Folge solcher Irrtümer des Immunsystems kann es im Körper zu schweren Erkrankungen von Nerven, Darmschleimhaut, Bindegewebe usw. kommen. Vom Lupus erythematodes gibt es zwei Varianten: eine, die vorwiegend das Hautgewebe angreift, und eine andere, die Haut, Schleimhaut und auch innere Organe befällt und zu lebensbedrohlichen Entzündungsprozessen führen kann.

Symptome

Lupus erythematodes tritt an den unterschiedlichsten Stellen des Körpers auf, vor allem an Kopfhaut, Gesicht, Hals oder Händen, d. h. an Körperstellen, die der Sonne oder dem Licht ausgesetzt sind.

Oft zeigen sich großflächige, symmetrische Rötungen auf beiden Wangen, die von der Nase ausgehen (deshalb spricht man auch von der Schmetterlingskrankheit).

Weitere Symptome können sein: münzgroße, runde oder aber auch unsymmetrische gerötete Plaques (Flecken) im Gesicht, vorwiegend auf Stirn, Nase und Wangen, aber auch am Haaransatz, diffuser Haarausfall, verhornte Herde mit Randentzündungen. Die Plaques schuppen sich und heilen vom Zentrum her ab. Oft bleiben Narben.

Meistens flammen die Symptome spontan auf, z. B. auch verbunden mit geröteten Handflächen, heißen Wangen, Mundgeschwüren, Muskel- und Gelenkschmerzen, Kurzatmigkeit oder Nervosität, und klingen dann wieder ab. Diese Schübe gehen auch oft mit Fieber und Müdigkeit einher. Diese grippeartigen Symptome weisen auf eine schwere Verlaufsform mit Beteiligung innerer Organe hin.

Ursachen

Der Krankheit zugrunde liegt nach Auffassung von Immunbiologen ein geschwächtes Abwehrsystem des Körpers. Unser Immunsystem regeneriert sich stets nur im Ruhezustand; Tagesstress und ungenügende Nachtruhe sowie eine nährstoffarme Kost werden dann praktisch zur Basis für eine der gefährlichen Autoimmunerkrankungen. Betroffen sind zu etwa 90 Prozent Frauen zwischen 30 und 50 Jahren. Ursachen können dabei auch Hormone und Erbanlagen sein.

Verlauf

Bei der generalisierten Form des Lupus erythematodes werden in erster Linie die Nieren, aber auch Lunge, Herz, Gelenke und Nervensystem angegriffen. Die Krankheit erstreckt sich über Jahre und verläuft in Schüben.

Bei einer Form des Lupus erythematodes, die sich auf die Haut beschränkt, können die Symptome von allein abklingen. Da die Unterscheidung zwischen dieser harmlosen Form einerseits und der schweren Erkrankung andererseits sehr schwierig ist und die eine Form auch in die andere übergehen kann, muss bei dieser Krankheit unbedingt ein Arzt aufgesucht werden.

Behandlung

Diese Krankheit sollte unbedingt von einem Arzt diagnostiziert und behandelt werden. Sie können aber zusätzlich mit einer speziellen Ernährung Ihr Immunsystem aufbauen.

Dermatologen sprechen auch von einer speziellen Pseudo-Lupus-erythematodes-Krankheit, die dieselben Symptome zeigt, aber durch Arzneimittel verursacht wird und nach Absetzen der Arzneien wieder abklingt. Die echte Schmetterlingskrankheit hingegen ist eine ernst zu nehmende Erkrankung.

Vorsicht – keine Sonnenbestrahlung!

Lupuspatienten sollten keine Sonnenbäder nehmen und auch nicht ins Sonnenstudio gehen. Denn bestimmte UV-Strahlen steigern die körpereigene Produktion von Vitamin D3 (Calciferol), auf das Lupusbetroffene möglicherweise mit verstärkten Symptomen, aber auch mit Verstopfung, Übelkeit, Müdigkeit oder Kopfschmerzen reagieren können.

Ernährung

Die Vitamine A, E und B

Die Vitamin-B-reiche Melasse fällt bei der Zuckerproduktion (aus Zuckerrüben oder Zuckerrohr) an und wird heute hauptsächlich zur Viehfütterung eingesetzt. Sie eignet sich aber auch als hochwertiges Süßungsmittel für Ihr Müsli.

● Vitamin A (als Provitamin in grünem, gelbem und rotem Obst und Gemüse sowie in Leber, Fleisch) ist wichtigster Immunstoff zur Vorbeugung. Tipp von Zellforschern: Jeweils einen Liter Tomatensaft zusammen mit einem Esslöffel Pflanzenöl abkochen, abkühlen lassen und über den Tag verteilt trinken. Das steigert die Gewebekonzentrationen von schützenden Karotinoiden in Haut- und Bindegewebezellen innerhalb weniger Tage um mehr als 50 Prozent. Dadurch werden Zellen gepanzert und Autoimmunerkrankungen von Haut und Schleimhäuten vorgebeugt.

● Vitamin E (in Pflanzenölen, Nüssen, Mais und Sojaprodukten) kräftigt Zellmembranen, macht sie somit unempfindlicher gegen körpereigene Angriffe.

● Das B-Vitamin PABA (Para-Aminobenzoesäure) hat bei bereits bestehendem sowie chronischem Lupus erythematodes in wissenschaftlichen Studien zu Heilerfolgen geführt. Enthalten ist das Vitamin vorwiegend in Leber und Joghurt. Es wird in unserem Darm außerdem durch Bakterien selbst synthetisiert und gelangt danach als freies Vitamin oder als Teil des B-Vitamins Folsäure in die Blutbahn. Ideale Nahrungsergänzungsmittel sind Weizenkeime, Bierhefe und Melasse.

● Alle weiteren B-Vitamine wirken sowohl vorbeugend als auch lindernd oder heilend. Dermatologen empfehlen die Einnahme eines Vitamin-B-Komplex-Präparats (Apotheke, nach Beipackzettel einnehmen) über einen Zeitraum von ein bis zwei Monaten.

Vollwerternährung ohne Fleisch

Der Speiseplan muss umgestellt werden von Fleisch auf Fisch bzw. von schnell löslichen Kohlenhydraten (in Nudeln, weißem Reis, Weiß- oder Mischbrot, Pizza) zu komplexen Kohlenhydraten (in Vollkornbrot bzw. -produkten, Naturreis, Gemüse).

Apfelessig und Lezithin

Ein Mangel an Magensäure begünstigt Entstehung und Entwicklung von Lupus erythematodes. Ein Esslöffel Apfelessig (in einem Gläschen Wasser aufgelöst, jeweils vor den Hauptmahlzeiten) wirkt als Säurelocker und sorgt somit für mehr Magensäure. Sojalezithin (Reformhaus) besteht bis zu 40 Prozent aus Cholin, das so genannte cholinerge Neuronen des Vagusverdauungsnervs besetzt. Diese Neuronen stimulieren beim Essen (oder auch schon beim Anblick einer Mahlzeit) Schleimhautzellen des Magens zur Abgabe von mehr Salzsäure in den Verdauungssaft.

Diese Nahrungsmittel sollten Sie meiden

Zwiebeln, Klee, Sprossen sowie Keimgemüse wie Hülsenfrüchte, Kresse, Senf, Rettich, Radieschen, Buchweizen, Sesam und Sonnenblumenkerne enthalten Cananavin, einen Pflanzenstoff, der Lupussymptome hervorrufen und verstärken kann. Mitunter kommt es nach Verzehr dieser pflanzlichen Lebensmittel zu leichteren oder massiven Krankheitsschüben. Cananavin ist ein Pflanzengiftstoff zum Schutz vor Insekten. Er führt wahrscheinlich zu einer genetischen Veränderung bei der Synthese von Lymphozyten (weißen Blutkörperchen im Immunsystem), stört zudem die empfindliche Balance von B- und T-Zellen-Immunkörpern und fördert auf diese Weise die Produktion der gefährlichen Autoantikörper, die letztlich Autoimmunerkrankungen wie Lupus überhaupt erst auslösen.

Chemisch ist Canavanin der Aminosäure Arginin verwandt, die als Mitauslöser von Herpeserkrankungen schon beschrieben wurde (siehe Seite 128). So genannte Histone (Zellkerneiweißstoffe) sind besonders reich an Canavanin. Deshalb sollten vor allem betroffene Personen auf den Verzehr von Nüssen, Samen, Kernen, Keimlingen, Sprossen, Bohnen, Erbsen oder Linsen nach Möglichkeit ganz verzichten.

Die dunkle Farbe allein sagt übrigens nichts darüber aus, wie viel Vollkorn ein Brot enthält. In manchen Bäckereien bekommt man auf Anfrage eine Zutatenliste, auf der die verwendeten Getreidearten und Backhilfsmittel verzeichnet sind.

Psoriasis – das hartnäckige Übel

Für die Psoriasis typisch ist die ständige Veränderung ihrer Ausprägung, wobei oft eine Verschlechterung in der kalten Jahreszeit zu beobachten ist. Bei 90 Prozent der Betroffenen bessern sich im Sommer die Symptome oder heilen sogar vorübergehend ab. Leider kommt es meist zum Rückfall.

Die Schuppenflechte (Psoriasis) ist eine vererbbare Verhornungsstörung der Haut. Sie ist eine der häufigsten Hautkrankheiten und betrifft etwa zwei bis drei Prozent der europäischen Bevölkerung.

Symptome

Symptome der Psoriasis sind juckende, meist leicht erhabene und rot umgrenzte Hautbereiche, die von silberweißen oder weißen Schuppen bedeckt sind. Betroffen sind vorwiegend Handrücken, Knöchel, Ellenbogen, Knie und Kopfhaut, aber auch Rücken, Brust, Finger oder Zehen. Nur der Hautarzt kann eine Psoriasis eindeutig diagnostizieren. Zu viele unterschiedliche Formen prägen sich aus: von punktförmigen Flecken am Rücken bis zu breitflächig-silbernen Abschilferungen an Ellenbogen, von dunkelrot wuchernden Fleckenflächen am Rücken bis zu deformierten Fingernägeln und massiver Kopfhautschuppung. Psoriasis kann auch die Gelenke angreifen und dort zu Entzündungen und Missbildungen führen.

Ursachen

● Diese weit verbreitete Hautkrankheit entsteht oft von einem Tag auf den andern. Dann nämlich, wenn sich Basalzellen der Epidermis plötzlich bis zu 1000-mal schneller teilen als zuvor. Eine der Ursachen: Beim unablässigen Abwehrkampf gegen Krankheitserreger, Giftstoffe, Hitze, Kälte usw. verbraucht die Haut Unmengen von Immunstoffen, das Abwehrsystem entgleist.

● Ausgelöst wird die Hautkrankheit bei etwa einem Viertel aller Betroffenen durch Stress. Aufregung, schwere Konflikte oder Probleme fressen wichtige Immunstoffe aus dem Körper, der dann seine Hautzellen nicht mehr entsprechend schützen kann.

● Auch unsere Zivilisationskost kann die krankhafte Schuppenproduktion begünstigen: Wer viel Fleisch isst, liefert seinem Organismus sehr viel von der darin enthaltenen Arachidonsäure. Aus dieser Fettsäure macht der Stoffwechsel so genannte Leukotriene (Immunmediatoren), die in der Haut Entzündungen hervorrufen. Dadurch werden Billiarden weißer Blutkörperchen angelockt, die schließlich eine geordnete Zellteilung der Haut aus der Balance bringen.

Häufigkeit

● Bei rund der Hälfte aller Patienten zählt die Schuppenflechte zu den Familienkrankheiten. Erbfaktoren spielen bei ihrer Entstehung eine Rolle. Wenn ein Elternteil Schuppenflechte hat oder hatte, bekommt das Kind mit etwa 25-prozentiger Wahrscheinlichkeit irgendwann selbst diese Krankheit. Sind beide Elternteile betroffen, steigt die Wahrscheinlichkeit bis auf 62 Prozent.

● Schuppenflechte tritt häufig in den sonnenarmen Monaten im Herbst und Winter auf. In den Monaten, in denen die Sonne hoch am Himmel steht, machen nämlich so genannte Nuklearrezeptoren (Eiweißmoleküle in der Hornschicht der Außenhaut) aus Sonnenlicht eine unlängst entdeckte Form von Vitamin D. Diese blockiert die »bösen« Leukotriene, die für die Schuppen verantwortlich sind.

Ein Trost: Wer Psoriasis hat, bekommt selten andere Hautkrankheiten. In den abgestorbenen Hornhautzellen stecken nämlich besonders viele Abwehrproteine, die Bakterien und Pilze abtöten können.

Behandlung

● Die Haut wenigstens 20 Minuten am Tag dem hellen Tages- oder dem Sonnenlicht aussetzen (die UV-Strahlen dringen übrigens auch durch leichte Kleidung). Das dadurch aktivierte Hormonvitamin D hemmt die Proliferation (die übermäßige Wucherung) der Hautzellen. Deshalb hilft oft auch ein Badeurlaub.

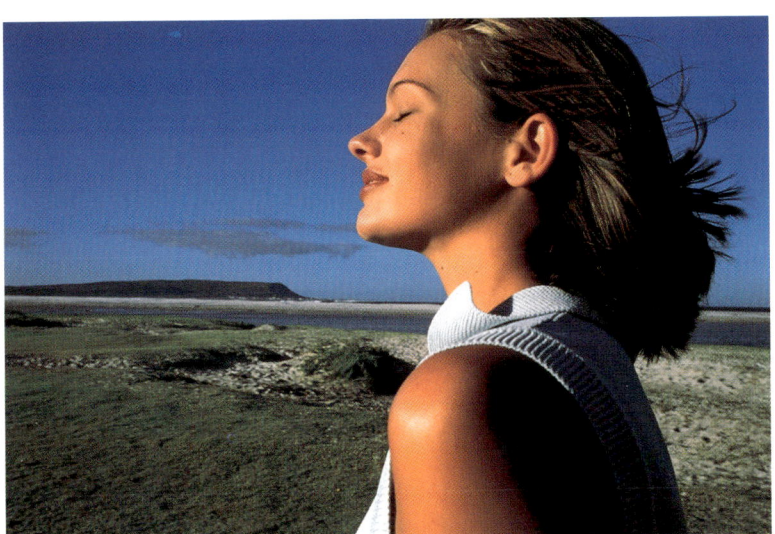

Trotz des Ozonlochs: Sonnenlicht weckt die Lebensgeister und stärkt das Immunsystem. Wichtig dabei ist natürlich, dass man nicht übertreibt. Auch beim Sonnenbaden gilt: Die Dosis macht das Gift.

• Lokal angewendete Wärmespender wie z. B. Wärmepflaster, Knie-wärmer, Ultraschall, UV-Bestrahlung können das Ausheilen der Psoriasis beschleunigen.

• Durch Sport und Bewegung werden wichtige Antikörper im Immunsystem aufgeladen. Ideal: Vor dem Joggen einen besonders vitamin- und nährstoffreichen Snack zu sich nehmen (z. B. Obstsalat mit Sonnenblumenkernen, eine halbe Avocado oder Bananenmilch mit Melasse verquirlt). Aber übertreiben Sie Ihre körperlichen Aktivitäten nicht: Sich sportlich auszupowern, schwächt eher die Abwehr, wie man bei Leistungssportlern festgestellt hat.

• In der Apotheke ein medizinisches Badekonzentrat kaufen, das Kamillenöl oder auch Teer enthält. Es hemmt die Aktivität der Schuppen produzierenden Leukotriene.

Hautcremes und Lotionen sollten bei Psoriasis möglichst Harnstoff enthalten, der den Säureschutzmantel regeneriert und Beschwerden lindert. Der natürliche Harnstoffgehalt der Haut ist bei der Krankheit herabgesetzt.

Ernährung

Verzicht auf Fleisch

Steigen Sie von Fleisch und Wurst auf Fisch um. Die in Makrelen, Hering, Kabeljau, Forellen usw. enthaltenen Omega-3-Fettsäuren produzieren in Bindegewebe- und Hautzellen andere Gewebehormone (Prostaglandine), die weit weniger entzündungserregend wirken als die Arachidonfettsäure im Fleisch. Sie verdrängen in Hautzellen sogar die »böse« Arachidonsäure und helfen auf diese Weise bei der Heilung mit.

Wichtige Vitamine

Wichtigstes Schutz- und Heilvitamin ist (neben Vitamin D, das durch Sonnenstrahlen in der Haut produziert wird) Vitamin A bzw. seine Provitamine, die Karotinoide. Die sind – als Farbspender – in allen gelben, roten und grünen Obst- und Gemüsearten enthalten.

Zink

Das Spurenelement Zink ist ein wichtiger Heilfaktor speziell für die Haut. Tipp von Hautexperten: Bierhefe zusätzlich als Nahrungsergänzung einnehmen. Sie ist reich an B-Vitaminen und Spurenelementen, besonders an dem in Lebensmitteln raren Zink. Oder kurmäßig Zinktabletten aus der Apotheke einnehmen.

Apfelessig

Verheerend für die Entwicklung der Schuppenflechte wirkt sich oft eine ungenügende Eiweißverwertung aus. Wenn Nahrungsproteine aufgrund mangelnder Magensäure und zu wenig proteolytischer (eiweißzersetzenden) Enzyme der Bauchspeicheldrüse nicht zu Aminosäuren (den kleinsten Eiweißbausteinen) abgebaut werden, wird unverdautes Eiweiß im Darmtrakt von Bakterien zu giftigen Spaltprodukten zersetzt.

Psoriasispatienten haben erhöhte Konzentrationen solcher so genannter Polyamine (Wissenschaftler unterscheiden wiederum zwischen Putrescinen, Spermidinen oder Cadaverinen, dem Leichengift). Diese Stoffe hemmen die zelleigene Synthese bestimmter Katalysatoren (cAMP, cyklisches Adenosinmonophosphat), was schon bald nach einer Mahlzeit zu krankhaft vermehrter Zellteilung und damit zu verschlimmerter Symptomatik führt. Wissenschaftler empfehlen, vor jeder Hauptmahlzeit einen kleinen Rohkost- oder Salatteller zu essen, der unbedingt mit Essig angemacht sein soll. Die darin enthaltene Essigsäure sorgt für mehr Magensäure. Dass Südländer seit Jahrtausenden ihren Fisch mit dem Säure lockenden Zitronensaft beträufeln, hat den gleichen Grund. Ebenfalls empfehlenswert: Vor der Mahlzeit einen Esslöffel Apfelessig – in Wasser aufgelöst – trinken.

Zu den vielfältigen Anwendungen von Apfelessig für Gesundheit und Wohlbefinden finden Sie Tipps und Anleitungen auch im ausführlichen Ratgeber von Margot Hellmiß, »Das große Praxisbuch Apfelessig«, erschienen im Südwest Verlag.

Ballaststoffe

Die Nahrung muss außerdem reich an Ballaststoffen sein, die Darmgifte binden und ausscheiden, für gesunde Darmwände und eine raschere Darmpassage des Nahrungsbreis sorgen. Bei ungesunder Kost (besonders schlimm: Süßes, helle Mehlprodukte, Pizza, Hamburger) wird der Darm träge, bestimmte so genannte Endotoxine (giftige Bakterienbestandteile), Candidapilze, Hefesubstanzen und auch eine schädliche Häufung von Immunkörpern macht die Krankheit schlimmer – oder lässt sie überhaupt erst ausbrechen. Dermatologen wissen, dass viele ihrer Psoriasispatienten krankhaften Pilzbefall von Candida albicans im Darm haben.

Dies ist übrigens ein weiterer Beweis dafür, dass sich die Schuppenflechte im Wesentlichen nicht topisch (von außen auf die Haut aufgetragen) heilen lässt, sondern aus dem Stoffwechsel heraus.

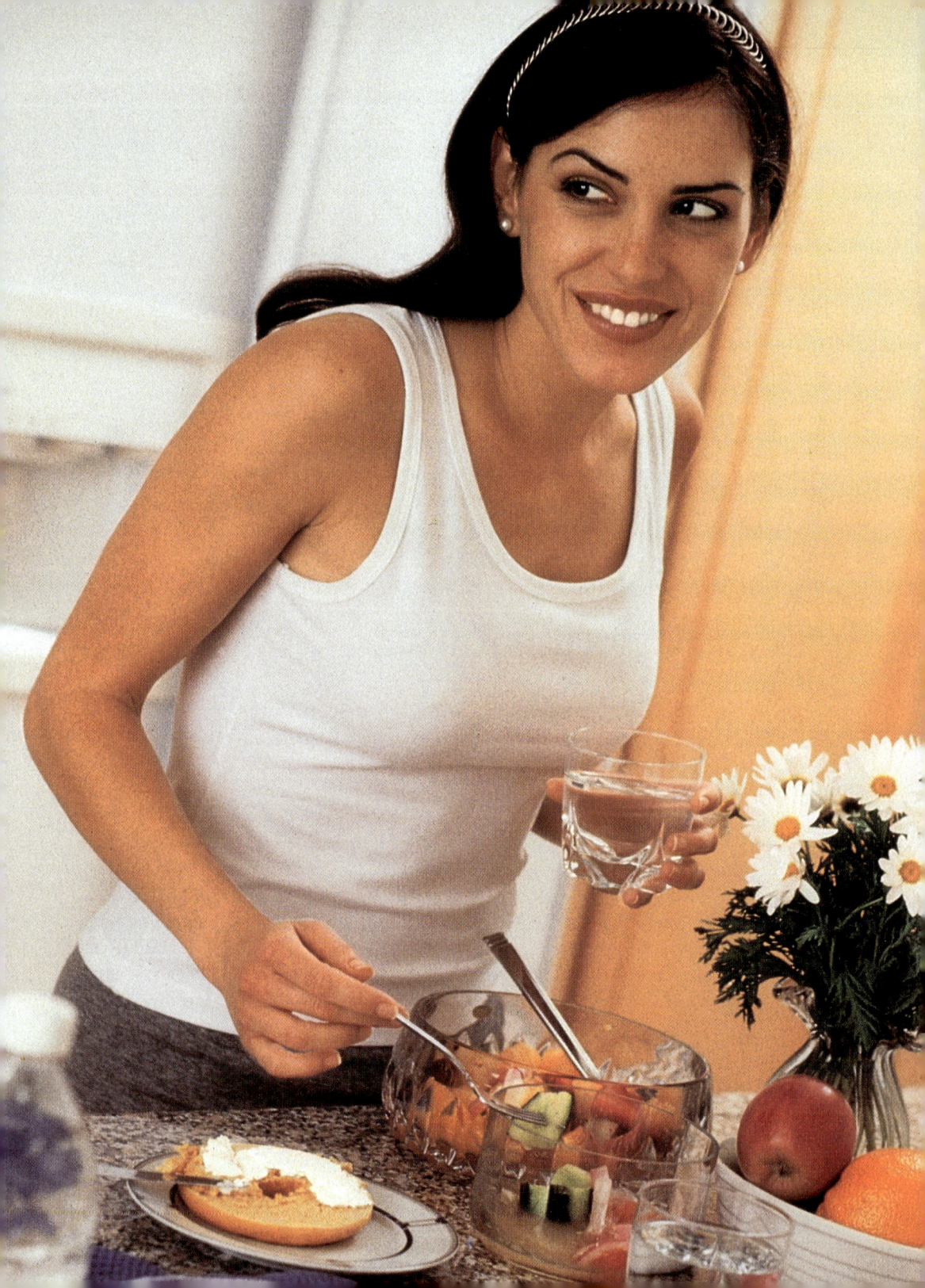

WIRKSAM VORBEUGEN – SANFT BEHANDELN

Hauterscheinungen stellen oft nur ein kosmetisches Problem dar, in vielen Fällen handelt es sich aber auch um schwer wiegende Krankheiten, die unbedingt in ärztliche Behandlung gehören. In jedem Fall ist eine Ernährungsumstellung und der Einsatz bestimmter Biostoffe von Vorteil für den Verlauf. Manche Krankheiten lassen sich mit spezieller Ernährung ganz ausheilen, bei anderen bietet sie sich unterstützend zur ärztlichen Therapie an.

Hautprobleme von A bis Z

Die Haut kennt unzählige Varianten, um eine Störung oder Erkrankung anzuzeigen, die manchmal nicht einmal sie selbst, sondern andere Organe betreffen können. Daher gehört die dermatologische Diagnose auch zu den schwierigsten medizinischen Fachgebieten. Fast jeder ist gelegentlich von kleineren oder größeren Problemen mit seiner Haut betroffen. Daher ist es wichtig, die häufigsten Krankheiten und ihre typischen Symptome sowie Möglichkeiten der Behandlung zu kennen. So erfahren Sie, wie Sie eine ärztliche Therapie wirksam unterstützen oder auch bei kleineren Störungen sich selbst helfen können.

Hauskatzen können in seltenen Fällen hartnäckige Pilzerkrankungen der Haut übertragen. Wenn ein Familienmitglied darunter leidet, sollte auch der Zimmertiger dem Tierarzt vorgeführt werden.

Bartflechte

Die Bartflechte (auch Bartgrind, Bartfinne genannt) ist eine immer häufiger auftretende Hautpilzerkrankung, die mit einer Entzündung der Haarzwiebeln, Haarbälge oder Haarbalgdrüsen im Kinn- bzw. Wangenbereich einhergeht. Sie entwickelt sich oft schmerzhaft.

Symptome

Die Haut ist rötlich geschwollen, meist mit kleinen, begrenzten Eiterbläschen übersät, die oft krustenartig ausheilen. Die Erkrankung kann in tiefere Hautschichten eindringen, sie bildet dort knotenartige Entzündungsherde oder Abszesse – besonders im Kinnbereich – aus. Zu 20 Prozent sind Frauen betroffen.

Ursachen

Die Bartflechte wird durch Pilze der Gattung Trichophyton hervorgerufen. Sie wird leicht übertragen, z.B. durch Verwendung derselben Seifen, Handtücher oder auch Schals bzw. anderer Kleidungsstücke, durch Handberührung usw. Die Infektion kann auch von Haustieren übertragen werden.

Behandlung

Das Spurenelement Zink hilft bei Hauterkrankungen innerlich und äußerlich. In Salben hat es einen austrocknenden Effekt, in Nahrungsmitteln oder als Tablette entfaltet es entzündungshemmende Wirkung.

● Die Behandlung ist oft sehr langwierig. Wichtig sind Hygiene mit Hilfe hautfreundlicher Seifen bzw. anderer pflegender und reinigender Mittel, die man in der Apotheke bekommt. Bei hartnäckigem Verlauf, wenn sich die symptomatischen Eiterherde nicht nach spätestens zwei Wochen zurückbilden, muss der Arzt aufgesucht werden.

● Die medikamentöse Therapie wird vorwiegend mit pilzabtötenden Substanzen eingeleitet, wenn es darum geht, dass die Krankheit rasch abklingt. Antimykotische (pilzabtötende) Salben kann man auch rezeptfrei in der Apotheke kaufen.

● Moderne Dermatologen favorisieren eine andere Behandlung: viel Obst, Rohkost und Gemüse, Verzicht auf Fleisch, außerdem Melasse oder wahlweise Bierhefe als Nahrungsergänzungsmittel (sie enthalten beide viele B-Vitamine sowie einen enormen Reichtum an Spurenelementen).

Empfehlenswert: Zusätzlich 30 Tage lang ein Zinkpräparat (aus der Apotheke) einnehmen, um entsprechende Defizite in den Hautzellen auszugleichen. Das Spurenelement Zink ist bedeutendster Hautheilstoff, Enzymlieferant für zahlreiche entzündungshemmende und regenerierende Hautstoffwechselprozesse.

Besenreiser

Besenreiser, im medizinischen Fachjargon auch Phlebektasien genannt, sind krankhaft erweiterte kleine und kleinste rote bis blaurote Venen unter der Haut.

Symptome

Es zeigen sich dünne, meist parallel verlaufende Äderchen unter der Hautoberfläche, die sich vorwiegend im Bereich der Oberschenkel als rötlich blaues Gespinst (spinnwebartig) abzeichnen. Sie werden fälschlicherweise oft als geplatzte Äderchen bezeichnet. Betroffen sind besonders Frauen.

Bürstenmassagen und heftige Kalt-Warm-Reize, z. B. durch Wechselduschen, sind bei der Neigung zu Besenreisern nicht zu empfehlen. Sie können die hässlichen Hauterscheinungen noch verstärken.

Ursachen

Wie für die Krampfadern (siehe Seite 151) gibt es auch für Besenreiser eine gewisse erbliche Veranlagung. Die Hauptursache sind geschwächte Venenwände. Im Gegensatz zu den Arterien sind die Venenwände dünn, nachgiebig und verletzlich. Sie dienen nämlich als Blutreservoir, müssen sich also dementsprechend weiten können. Dies macht sie natürlich sehr anfällig. Wer seine Durchblutung vernachlässigt, sich wenig bewegt und schlecht ernährt, schädigt zuallererst seine Venen. Im Gegensatz zu Krampfadern (Varizen) sind Besenreiser aber vollkommen harmlos. Allerdings werden sie aus kosmetischen Gründen als sehr störend empfunden.

Behandlung

Besenreiser wegzukriegen ist nicht ganz einfach. Vor allem tun sich Menschen schwer, die von Berufs wegen viel stehen oder heben müssen. Dabei wird das venöse Blut in den Äderchen gestaut.

• Man kann sich Besenreiser vom Arzt veröden lassen. Dabei wird ein Mittel in die Venen gespritzt, sie kleben dann zusammen und sind äußerlich nicht mehr sichtbar. Kleinere Besenreiser werden auch durch Laserbehandlung entfernt, die allerdings schmerzhaft ist. Es besteht zudem das Risiko, dass die Venenveränderungen an anderer Stelle immer wieder neu entstehen.

- Am besten ist daher die Vorbeugung. In jedem Fall vorteilhaft sind Bewegung, Sport und Gymnastik, weil dadurch der Blutrückstrom beschleunigt wird.
- Die Venenwände müssen gekräftigt und abgedichtet werden. Dabei helfen vor allem Vitamin C und die so genannten Bioflavonoide (Pflanzenschutzstoffe) in Fruchtfleisch (diese machen auch schon »Pflanzenvenen«, z. B. in Blättern, stark und fest).
- Ebenfalls sehr empfehlenswert: Rutin (in Buchweizen oder als Präparat aus der Apotheke).
- So genannte Anthozyanidine, die in allen roten und blauen Beeren enthalten sind, kräftigen sowohl die feinen Venenmuskeln als auch die Gefäßwände zusätzlich.
- Rosskastanienextrakt (Apotheke) reduziert die Anzahl der feinen Poren in den Gefäßwänden und verkleinert diese Poren auch, wodurch Venen regeneriert und verjüngt werden.

Nutzen Sie bei Venenschwäche jede Gelegenheit, die Beine hoch zu legen, und vermeiden Sie es, durch Sitzen mit übereinandergeschlagenen Beinen den Blutfluss zu hemmen.

Furunkel

Ein Furunkel ist eine bakterielle Entzündung im Bereich eines Haarfollikels, bei der ein schmerzhafter Eiterpfropf entsteht.

Symptome

Im Anfangsstadium sieht ein Furunkel wie ein Pickel aus. Er wird aber wesentlich größer. An den betreffenden Stellen kommt es zu einer Rötung und Schwellung der Haut, die von einem Wärmegefühl und oft starken Schmerzen begleitet ist.

Ursachen

Die Ursache ist ein Eintritt von Bakterien in die Haarfollikel. Die Erreger sind meist Staphylokokken. Als Abwehrreaktion gegen diese Bakterien bildet der Organismus ein gelbliches Sekret aus, den Eiterpfropf. Wenn mehrere nebeneinander liegende Haarfollikel entzündet sind, entsteht ein so genannter Karbunkel. Fließen mehrere Karbunkel zusammen und bilden eine große Eiterhöhle, so entsteht ein

Abszess. Ein Furunkel entsteht häufig auf der Grundlage einer allgemeinen Abwehrschwäche des Organismus. Übergewichtige und Zuckerkranke sind besonders gefährdet.

Auch rissige Haut und Ekzeme begünstigen das Entstehen, da durch die vorgeschädigte Haut leichter Krankheitserreger eintreten können. Furunkel können sich leicht entwickeln, wenn durch eine Zerstörung oder Schwächung des Fett- oder Säureschutzmantels bzw. der äußeren Hornschicht die Schutzfunktionen der Hautoberfläche beeinträchtigt sind.

Behandlung

Wenn ein Furunkel nach zwei Wochen immer noch nicht abgeheilt ist oder starkes Fieber auftritt, müssen Sie unbedingt zum Arzt.

● Bei größeren Furunkeln und Abszessen behandelt der Arzt in der Regel mit Antibiotika. Der Furunkel bildet sich dann langsam zurück. Reife Furunkel werden mit einem kleinen Schnitt geöffnet, so dass der Eiter abfließen kann.

● Kleinere Furunkel können Sie selbst behandeln, z.B. mit alten Hausmitteln wie Kompressen mit Bockshornklee (siehe auch Seite 195): Rühren Sie zwei Esslöffel gemahlenen Bockshornklee mit etwas heißem Wasser zu einem Brei, und tragen Sie ihn möglichst heiß auf die entzündeten Hautstellen auf. Nach etwa 20 Minuten waschen Sie die Paste mit lauwarmem Wasser ab.

● Da Furunkel oft auf eine gestörte Immunabwehr zurückgehen, müssen Sie Ihre Abwehrkräfte aufbauen. Dies geschieht am besten über viel frisches Obst und Gemüse, die eine große Konzentration an Antioxidanzien wie die Vitamine A, E und C enthalten. Der Schutzstoff Selen ist z.B. auch im Vollkorngetreide enthalten.

● Eine gesunde Schutzschicht der Oberhaut verhindert den Eintritt schädlicher Bakterien. Sie muss deshalb stets optimal mit Nährstoffen versorgt werden. Biotin (siehe auch Seite 27) beugt trockener Haut und Entzündungen vor. Es wird auch in unserem Darm synthetisiert. Sorgen Sie für eine gesunde Darmflora, indem Sie auf gesunde Vollwertkost umsteigen.

● Besserung wurde auch durch Zink festgestellt, da es eine entzündungshemmende Wirkung hat. Ein Verzicht auf Fleisch, zumindest über einen gewissen Zeitraum hinweg, ist anzuraten.

Größere Furunkel können hässliche Narben hinterlassen, wenn sie nicht richtig behandelt werden. Gehen Sie deshalb rechtzeitig zum Arzt, wenn ein Furunkel wächst und sich immer mehr Eiter unter der Haut sammelt.

141

Fußpilz

Da Fußpilz feuchte Wärme liebt, sollte man so viel frische Luft wie möglich an die Füße lassen, um dieses Klima gar nicht erst aufkommen zu lassen. Auf vorgeschädigter Haut siedelt er sich besonders gern an; deshalb sollte man der Fußpflege besondere Aufmerksamkeit schenken.

Fußpilz ist eine ansteckende Pilzerkrankung der Fußhaut. Die Erreger sind meist Fadenpilze.

Symptome

Feuchte, grauweiße oder rötliche Schuppen an den Füßen, insbesondere zwischen den Zehen. Tote Haut zwischen den Zehen, die Haut schält sich, muffiger Fußgeruch. Manchmal besteht auch starker Juckreiz.

Ursachen

Wenn von Fußpilz die Rede ist, denken viele Menschen sofort an Schwimmbäder oder Umkleideräume mit ihren feucht-nassen Plattenböden als Brutstätte infizierender Pilze. In den meisten Fällen jedoch werden die Fadenpilze direkt von Mensch zu Mensch, aber auch von Tieren (z. B. Hunden, Rindern) auf Menschen übertragen. Die Pilze siedeln sich bevorzugt an feuchten Hautpartien an (zwischen Zehen und Fingern, in Achseln und der Leistengegend).

Faktoren wie eine geschwächte Immunabwehr und eine mangelnde Hautdurchblutung spielen zusätzlich eine nicht unbedeutende Rolle.

Behandlung

- Die Füße müssen trocken gehalten werden. Ideal sind hier saugfähige Baumwoll- oder Wollsocken, die mehrmals täglich gewechselt werden.
- Im Sommer sollte man oft barfuß oder mit Sandalen gehen, dabei aber Sand oder feuchten Bretterbelag in Schwimmbädern meiden.
- Hautschuppen zwischen den Zehen sollten täglich entfernt und die Füße regelmäßig gewaschen werden.
- Auf keinen Fall Schuhe tragen, in denen die Füße schwitzen (wie z. B. in billigen Turnschuhen).
- In der Ernährung müssen Sie auf viel Obst, Salat, Rohkost und Gemüse achten, um die Abwehrkräfte der Fußhaut sowie deren Stoffwechsel zu kräftigen.

Gürtelrose

Hautärzte sagen auch Zoster oder Herpes zoster zu dieser aus dem Nervengewebe heraus entstehenden Hauterkrankung. Der Erreger der Gürtelrose ist identisch mit dem Erreger der Windpocken (Varicella-zoster-Virus).

An Gürtelrose Erkrankte können auch andere anstecken. Bei Kindern zeigt sich die Infektion dann als Windpocken, wenn sie diese Krankheit nicht schon durchgemacht haben.

Symptome

Es beginnt mit Müdigkeit, Mattigkeit, leichtem Fieber, das mehrere Tage lang anhält, ehe es dann auf der Haut zu außerordentlich schmerzhaften Rötungen und Schwellungen kommt. Dabei entwickeln sich entlang der betroffenen Nervenleitbahnen kleine, gruppierte Bläschen. Die Herde bleiben begrenzt, entstehen im Gürtelbereich sowie auch an Kopf, Gesicht, Schenkeln oder anderen Körperstellen, meist auf eine Körperseite beschränkt.

Ursachen

Die Gürtelrose befällt fast immer Personen, die früher einmal Windpocken hatten. Entsprechende Viren kapseln sich in Nervengewebe im Rückenmark ein und brechen irgendwann später aus, sehr häufig erst in der zweiten Lebenshälfte.

Oft ist der auslösende Faktor Stress bei geschwächter Abwehrlage des Körpers.

Behandlung

Gürtelrose ist eine sehr ernst zu nehmende Krankheit, die unbedingt vom Arzt behandelt werden muss. Es kann nämlich (vor allem bei älteren und alten Menschen) zu schweren Komplikationen kommen, die zu Augenschäden oder Nervenlähmung führen können. Wichtig ist vor allem Ruhe; die betroffenen Hautpartien werden medikamentös ausgetrocknet.

- Die Vitamine B1 (Thiamin) und B12 (Kobalamin) können lindernd wirken und die Heilung beschleunigen. Vitamin B1 ist besonders reich in Getreide, Naturreis, Samen und Kernen enthalten, Vitamin

143

B12 in Fleisch, Fisch und Geflügel. Vegetarier können ihren Vitamin-B12-Bedarf mit Biojoghurt und Sauerkraut decken, aus denen Darmbakterien das Vitamin fermentieren.

● Große Mengen Vitamin C (in frischem Obst oder als Askorbinsäure in der Apotheke) verkürzen den Heilungsverlauf, der normalerweise zwei bis drei Wochen anhält. Vitamin A (in gelbem, grünem und rotem Obst und Gemüse) sowie Vitamin C beugen einer Narbenbildung vor.

● Was ebenfalls helfen kann (besonders gegen Schmerzen): Pflanzenöl zehn Minuten lang in die betroffenen Nervenwurzeln einmassieren, die entsprechende Hautpartie danach zehn weitere Minuten einer Hitze- oder Wärmequelle aussetzen (z. B. Wärmelampe, Glühbirne oder Heizung).

Hämorrhoiden

Lindernd bei erweiterten Hämorrhoiden wirken auch gerbstoffhaltige Sitzbäder, z. B. mit Extrakten der Eichenrinde. Anwendungsfertige Präparate erhält man in der Apotheke.

Hämorrhoiden sind erweiterte Venen am After oder im Mastdarm, die mehr oder weniger große Knoten bilden.

> ## Symptome
> Die Krankheit wird meist begleitet von Symptomen wie Afterjucken oder sogar Afterbluten.
> Es treten fühlbare Knötchen im Analbereich und häufig auch Schmerzen auf.

Ursachen

Die Veranlagung zu Hämorrhoiden ist oft angeboren. Eine sitzende Lebensweise fördert die Entstehung.

Weitere Ursachen sind Darmträgheit, Verstopfung, Pressen beim Stuhlgang (Venen werden gereizt, schwellen an, entzünden sich, der venöse Blutfluss wird gehemmt) und Schwangerschaft (die vergrößerte Gebärmutter erhöht den Druck auf die Venen). Außerdem fördert Bindegewebeschwäche, Mangel an Bewegung, Übergewicht und Alkoholmissbrauch die Entstehung von Hämorrhoiden.

Behandlung

- Pressen beim Stuhlgang muss vermieden, der Analbereich hygienisch sauber gehalten werden.
- Sport und Gymnastik helfen ebenso wie heiße Sitzbäder oder auch Eispackungen.
- Besonders wichtig: Die Nahrung sollte besonders ballaststoffreich sein (viel Obst, Gemüse, Kartoffeln, Vollkornprodukte). Ballaststoffe nehmen bei der Darmpassage des Nahrungsbreis viel Wasser auf, was zu rascherer Stuhlentleerung führt und auf diese Weise Darmträgheit und Verstopfung beseitigt.
- Überwinden Sie die Peinlichkeit, und lassen Sie unbedingt vom Arzt klären, ob wirklich die Hämorrhoiden das Problem sind. In vielen Fällen haben brennende Schmerzen und Juckreiz im Analbereich auch ganz andere Ursachen. Sehr verbreitet ist das anale Ekzem, das sich aus einer Pilzinfektion des Darms, einer Nahrungsmittelunverträglichkeit oder auch durch übertriebene Hygiene mit hautreizenden Waschsubstanzen entwickeln kann.

Bei wunder Haut im Analbereich sollten Sie scharf gewürzte Speisen meiden. Sie reizen die Haut zusätzlich und verursachen brennende Schmerzen.

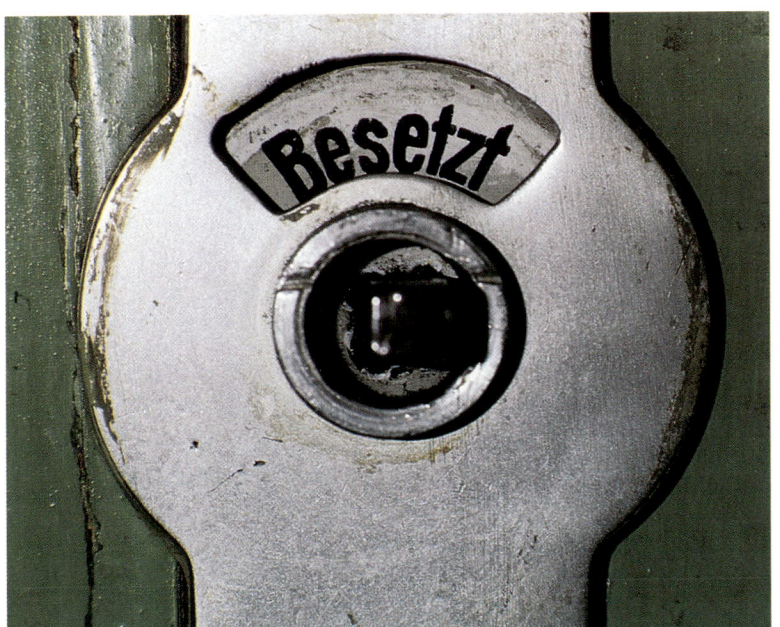

Wenn dieser Gang zur Qual wird: Überprüfen Sie Ihre Essgewohnheiten genauestens. Mit einer vernünftigen Ernährung können Sie eine ganze Menge für Ihren Darm tun.

145

Impetigo

Impetigo ist eine von Bakterien hervorgerufene Eiter- bzw. Grind- flechte, an der immer mehr Menschen – besonders Kinder – leiden.

Symptome

Rötliche Pickel und Papeln mit Bläschenbildung und späterer Verkrustung, meist an Kopf und Gesicht, aber auch an Armen und Beinen. Die Bläschen sind mit Eiter gefüllt und trocknen zu gelben Krusten ein, die stark jucken.

Es gibt verschiedene andere Formen, so z. B. mit größeren Bläs- chen, die im Genitalbereich, unter den Achseln oder in Hautfal- ten auftreten.

Bei Säuglingen kann es zu schweren Komplikationen kommen wie dem so genannten Syndrom der verbrühten Haut, bei der die Haut der betroffenen Kinder in Fetzen abgehen kann. Unbe- handelt verläuft dieses Krankheitsbild fast immer tödlich. Die Vorstufe der Erkrankung sieht wie ein Sonnenbrand aus.

Ursachen

Die Krankheit entwickelt sich oft auf einer ungesunden, schlecht mit Nährstoffen versorgten Haut, die über zu wenig Abwehrstoffe ver- fügt und häufig durch Wunden vorgeschädigt ist. Mangelnde Hygie- ne bildet dann oft den Nährboden für die lästige Grindflechte.

Erreger sind Streptokokken oder Staphylokokken (Bakterien). Die Krankheitsherde breiten sich rasch aus und sind ansteckend. Nicht zuletzt deshalb sind Kinder häufig betroffen.

Behandlung

Wie bei allen Hauterscheinungen sollte der Arzt aufgesucht werden. Impetigo kann nämlich leicht mit Lippenbläschen oder Hautpilz ver- wechselt werden.

Bei Streptokokkeninfektionen besteht die Gefahr einer Nierenent- zündung. Deshalb führt der Arzt bei Impetigo immer eine Urinunter- suchung durch.

- Der Arzt behandelt mit einem äußerlichen Antibiotikum in Salben-
form und entfernt die oft gelbverkrusteten Stellen mit salzreichen Lö-
sungen. Nur selten ist es notwendig, auch innerlich Antibiotika zu
verabreichen.
- Die Therapie wird durch eine Umstellung auf eine gesunde Basiskost unterstützt. Empfohlen wird der Verzicht auf Fleisch, weil die
in ihm enthaltene Arachidonsäure Entzündungen, Rötungen und
Schwellungen besonders begünstigt.

Intertrigo

Intertrigo ist – ganz einfach ausgedrückt – ein Hautwundsein, eine
entzündliche Krankheit, die besonders die Hautfalten befällt.

Austrocknende Salben, viel Frischluft und Vermeidung von Druck auf die befallenen Hautstellen sorgen bei Intertrigo für eine Abheilung der Wundstellen.

Symptome

Hautjucken, Brennen, Rötungen, Schwellungen im Anal-, Ge-
nital- oder Leistenbereich, unter Achseln, Brüsten oder fettbe-
dingten Gewebespalten und -falten, zwischen den Oberschenkeln. Betroffen sind Säuglinge und Bettlägerige sowie häufig
stark übergewichtige Menschen.

Ursachen

Meist entsteht Intertrigo an transpirierenden (schwitzenden) Hautbe-
reichen, die beispielsweise beim Gehen oder Arbeiten aneinander-
gerieben werden. Hinzu kommt meist eine Infektion mit Bakterien
oder Soorpilzen. Es entstehen dabei leicht schmerzhafte Entzündungen und Hautnässen. Bei mangelnder Hygiene tritt häufig auch unan-
genehmer Hautgeruch auf.

Behandlung

- Milde Bäder oder Hautpackungen bzw. Cremes, die man in der
Apotheke bekommt. Die betroffenen Hautpartien müssen trocken
gelegt, Reizfaktoren möglichst ausgeschaltet werden.
- Wichtig: Bindegewebe kräftigen sowie Übergewicht abbauen.

● Die Ernährung sollte reich an Vollkornprodukten und an frischem Obst und Gemüse sein. Zucker, Süßes, süße Getränke, tierische Fette (z. B. in Wurst) und zu viel helle Mehlprodukte (Weiß-, Mischbrot, Nudeln) sollen möglichst nicht mehr auf den Speiseplan.

Kopfschuppen

Tägliche Haar-wäschen mit hautreizenden Tensiden können ebenfalls Schuppen verur-sachen. Wenn dann noch die Kopfhaut mit heißer Fönluft malträtiert wird, braucht man sich über Geriesel aus der Haarpracht nicht wundern.

Kopfschuppen entstehen durch eine fettige Schuppenbildung auf der Kopfhaut.

Symptome

Schuppenbildung in talgdrüsenreichen Hautstellen (z. B. Haar-ansatz, Hinterkopf), Hautjucken, strähniges, klebendes Kopf-haar, Ekzemneigung, Haarausfall.

Ursachen

Die Ursache ist häufig eine erblich bedingte übermäßige Absonde-rung der Talgdrüsen der Kopfhaut. Auch Hormonstörungen (z. B. in den Wechseljahren) können eine Rolle spielen. Weitere Einflüsse die die Entstehung von Kopfschuppen begünstigen können: Stress, man-gelnde Hygiene, Neigung zu Hautkrankheiten, mangelnde Bewe-gung, zu wenig Aufenthalt an frischer Luft, heißes, feuchtes, aber auch kaltes, trockenes Wetter.

Behandlung

● Das Haar sollte regelmäßig mit einem geeigneten medizinischen Shampoo aus der Apotheke gewaschen werden. Haarkosmetika wie Gels, Festiger, Sprays usw. verschlechtern die Symptomatik oft eher, als dass sie nützen (auch wenn das Etikett noch so viel verspricht).
● Der Haarboden braucht Sonne, Licht – und auch Regen. Ideal: hin und wieder im Regen ohne Schirm und Kopfbedeckung aktiv spazie-ren gehen oder joggen, danach unter die Dusche und das Haar trockenrubbeln. Dies stimuliert die Gene, die die haarbildenden Zel-len zu erhöhter Aktivität anregen.

- Ernährung: Das Haar braucht aktives Eiweiß. Deshalb Säurelocker vor der Hauptmahlzeit (etwas Apfelessig, Zitronensaft) einnehmen. Dadurch wird mehr Magensäure ausgeschüttet und die Eiweißverwertung um bis zu 40 Prozent verbessert.
- Außerdem wichtig: das Spurenelement Zink. Es ist in unserer Nahrung nur knapp vertreten (deshalb leiden wir fast alle an Zinkmangel). Empfehlenswert für diesen Enzymmotor des Haarbodens: in der Apotheke Zinktabletten kaufen und nach Beipackzettel für 30 Tage als Kur einnehmen.

Krätze

Krätze (auch Skabies) ist eine Hautinfektion, die durch Krätzmilben verursacht wird, die sich in die Oberhaut bohren.

Bei Krätzebefall eines Kindes sollte man unbedingt Schule oder Kindergarten informieren, um eine weitere Verbreitung der Milben zu verhindern.

Symptome

Knötchen, die häufig zwischen den Fingern, an den Fußrändern und Handgelenken auftreten, aber auch im Intimbereich, im Gesicht oder an den Brustwarzen: winkelige, meist ca. einen Zentimeter lange stark gerötete Milbengänge unter der Haut. Die auslösende Scabiesmilbe ist oft weiß und stecknadelkopf- oder punktgroß sichtbar.

Die Krankheit geht mit starkem Juckreiz einher. Unter Wärmeeinfluss, z. B. im Bett, verstärkt sich das Jucken. Das kaum beherrschbare Kratzen führt zu weiterer Ausbreitung der Milben und kann zusätzliche Infektionen verursachen.

Ursachen

Die Krätzmilben werden durch Körperkontakt übertragen. Die befruchtete weibliche Krätzmilbe gräbt sich einen Tunnel durch Hautschichten und legt dabei ihre Eier ab, die nach wenigen Tagen zu Larven reifen. Diese verkapseln sich und reifen zu neuen Milben heran. Während die männlichen Milben sterben, graben die weiblichen fleißig neue Kanalgänge durch die Haut und legen neue Eier ab.

149

Diesen massiven Milbenbefall merkt man oft erst nach Wochen – wenn nämlich abends im Bett der dafür typische heftige Juckreiz eintritt. Vor allem Kinder fangen dann zu kratzen an, was die Symptome natürlich verschlimmert.

Behandlung

Der lästige Juckreiz lässt leider nicht sofort nach, wenn die Milben abgetötet sind. Die geschädigte Haut muss anschließend gut gepflegt werden.

● Saubere, sterile Wäsche verwenden. Hautärzte verschreiben Einreibungen, die nach wenigen Tagen zu Heilerfolgen führen.
● Säuglinge und Kleinkinder dürfen nicht mit den gleichen Medikamenten behandelt werden wie Erwachsene, weil diese bei ihnen zu schweren Nebenwirkungen führen können.
● Alle Kontaktpersonen des Betroffenen müssen sich ebenfalls ärztlich untersuchen lassen, um eine ständige gegenseitige Neuinfizierung zu vermeiden.
● Rückfettende Salben und Bäder regenerieren die empfindlich geschädigte Haut.
● Vitamin-C-reiche Kost (viel frisches säuerliches Obst wie Zitronen, Grapefruits, Orangen, Kiwis, saure Beeren) stimulieren die körpereigene Produktion von entzündungshemmenden Kortikoiden in den Nebennieren, was die Linderung und Heilung beschleunigt.

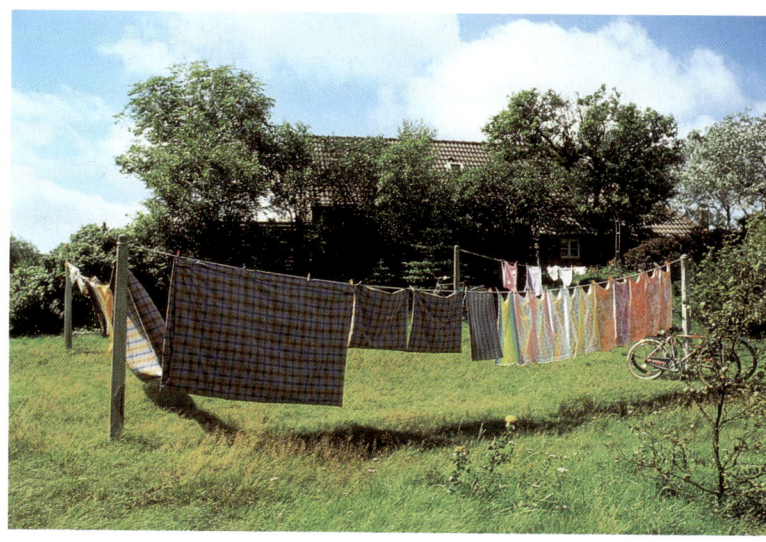

Bei der Krätze muss die Wäschepflege besonders penibel erfolgen, damit es nicht immer wieder zu Neuinfektionen kommt.

Krampfadern

Krampfadern sind erweiterte, geschlängelt verlaufende Venen, besonders in den Beinen.

Symptome

Vergrößerte, schlangen- oder wurmförmig verdickte bläuliche Venen, die sich kräftig unter der Haut abzeichnen oder daraus hervorwölben. Am häufigsten treten Krampfadern an der Wadenrückseite und der Beininnenseite vom Knöchel bis zu den Leisten auf. Bei stärkerer Ausprägung der Krampfadern kommt es auch oft zu Blutstauungen mit Ödembildung.

So günstig sich Bewegung bei einer Venenschwäche auswirkt – bei übertriebener Belastung der Beine kann sie das Gegenteil bewirken. So leiden Profifußballer und Tänzerinnen häufig unter Krampfadern.

Ursachen

Die Beingefäße enthalten ventilartige Venenklappen. Wenn diese undicht sind, kommt es zum Rückstau von Blut, wodurch Venen sack- oder wurmartig ausgeweitet werden. Fast immer sind auch Venenwände porös und zu dünn. Weil jetzt die Gefahr platzender Venen mit erheblichen Blutaustritten ins angrenzende Gewebe besteht, baut der Stoffwechsel – als Vorsichtsmaßnahme – vermehrt Blutgerinnungsstoffe ein. Dieses so genannte Fibrin verbindet sich mit ranzigen Fettsubstanzen und sorgt auf diese Weise für die bei Krampfadern oft typische klumpig-harte Haut.

Behandlung

- Sie können eine weitere Bildung von Krampfadern durch viel Bewegung, Sport und Gymnastik verhindern. Außerdem wichtig: Übergewicht abbauen, nicht zu lange im Stehen arbeiten.
- Menschen mit Krampfadern produzieren meist zu wenig fibrinabbauende Enzyme. Tipp von Fachleuten: viel Pfeffer, Knoblauch, Zwiebeln und auch Ingwer auf den Tisch, die allesamt den Gerinnungsstoff Fibrin abbauen und den Blutfluss deutlich verbessern.
- Auch Bromelain, das eiweißabbauende Enzym in Ananas, wirkt ähnlich auf den Fibrinabbau wie der so genannte natürliche Plasminogenaktivator, der Blutgerinnsel und -verdickungen auflöst.

Nesselsucht

Wenn bei Nesselsucht gleichzeitig Atemnot oder Herz-Kreislauf-Störungen auftreten, muss der Arzt eingeschaltet werden. Es kann sich um eine bedrohliche Überreaktion auf ein Allergen handeln.

Sie wird auch Quaddelsucht genannt, Wissenschaftler sagen Urtikaria zu dieser oft kleinblasigen, allergisch bedingten Hauterscheinung als Folge eines Ödems.

Symptome

Hellrote ring-, blasen- oder auch teigförmige Hauterhebungen (Quaddeln), die stark jucken und schubweise auftreten. Die Hauterscheinungen können sich binnen weniger Minuten entwickeln und jucken oder brennen heftig. Sie sind einen Millimeter bis einige Zentimeter groß, treten einzeln oder in Kolonien auf, verschwinden meist nach acht bis zehn Stunden spurlos. Häufig kommt es nach Wochen oder Monaten zu einer erneuten Ausbildung der Quaddelkrankheit.

Ursachen

Die Ursachen der Nesselsucht sind allergische Reaktionen auf bestimmte Substanzen (z. B. Schmerzmittel vom Aspirintyp, Mittel gegen rheumatische Beschwerden, bestimmte Lebensmittel wie Eier oder Fisch, spezielle Fettsäuren im Fleisch, Insektenstiche, Kosmetika und Lebensmittel- und Textilfarbstoffe, Frost oder auch Hitze). Dabei wird in Gefäßwänden der Entzündungsstoff Histamin ausgeschüttet, der wiederum die Adern erweitert und durchlässig macht. Als Folge tritt wässrige Blutflüssigkeit ins Hautgewebe aus und verursacht dort die Quaddeln.

Behandlung

● Den Juckreiz können Sie mit Salzwasserkompressen lindern: In ein Liter Wasser geben Sie zwei bis drei Esslöffel Salz, tränken damit ein Tuch und legen es ca. zehn Minuten auf die juckende Haut. Waschen Sie danach die Stelle mit lauwarmem Wasser ab.
● Die oben genannten Allergieauslöser sollte man meiden, vor allem Farbstoffe vom Azotyp (meist gelb, gelborange, rot, blau), die als E-Nummern auf dem Etikett aufgeführt sind. Insbesondere Süß-

waren, Cremespeisen, Puddings, Eiscreme und Limonaden werden damit eingefärbt, aber auch Fertiggerichtc und Tütensuppen.

● Verzichten Sie auf Fleisch. Es enthält Arachidonsäure, einen potenten Ausschütter von Histamin, der auch bei anderen Hauterscheinungen zu Schwellungen, Rötungen und Entzündungen führt.

Rosazea

Rosazea (auch Kupfer- oder Rotfinne) ist eine chronische Krankheit der Gesichtshaut. Die Krankheit wird auch als Kupferrose oder Rote Nase bezeichnet.

Im Volksmund wird Rosazea, oft zu Unrecht, auch als Schnapsnase bezeichnet, weil Alkoholmissbrauch ebenfalls zu den erweiterten Äderchen im mittleren Gesichtsbereich führt.

Symptome

Die Erkrankung zeigt sich an Hautrötungen, die sich im Gesicht fleckenförmig ausbreiten. Betroffen sind vorwiegend Menschen im mittleren oder reiferen Alter, wobei Frauen etwas häufiger erkranken als Männer.

Es finden sich entweder nur Rötungen, oder es zeichnen sich rot-blaue Äderchen unter der Hautoberfläche ab. Außerdem kann es zu Schuppungen kommen sowie zu Pickeln, Pusteln oder Ausbeulungen. Gelegentlich sind die Lidränder oder die Augenbindehaut entzündet.

Bei sieben bis zehn Prozent der Patienten entsteht eine so genannte Knollennase (Rhinophym) durch eine starke Talgdrüsenvergrößerung.

Ursachen

Die Ursachen sind unklar, wahrscheinlich spielen Erbanlagen eine Rolle, z.B. eine angeborene Unfähigkeit der Hautgefäße zur Verengung. Schwache Gefäßnerven sowie Magen-Darm-Störungen und ein erhöhter Gehalt an Cholesterin im Blut begünstigen den Ausbruch der Krankheit ebenso wie Genussmittelmissbrauch (Alkohol, Kaffee, Nikotin, schwarzer Tee). Auch Allergien (z.B. auf Haarbalgmilben) können eine Rolle spielen.

Behandlung

● Wichtig ist ballaststoffreiche Kost (Obst, Blattgemüse, Kartoffeln, Vollkornprodukte), die Darmstörungen beseitigen hilft. Das Essen sollte nicht zu stark gewürzt oder gesalzen werden, und der Flüssigkeitskonsum sollte im Rahmen bleiben. Der Grund: Salz bindet Wasser und erhöht das Blutvolumen, so dass sich der Blutdruck erhöht und die Symptomatik verschlechtert.

● Weil bei Rosazea möglicherweise Komplikationen mit Beteiligung der Augen (Entzündung der Augenlider, Hornhaut- und Bindehautentzündung bis hin zur Erblindung) auftreten können, muss unbedingt der Arzt konsultiert werden.

Sonnenbrand

Bleibende Hautschäden durch wiederholte Sonnenbrände treten erst in fortgeschrittenem Alter zutage. Im schlimmsten Fall sind sie für die Entstehung von Hautkrebs verantwortlich.

Sonnenbrand ist eine akute Hautentzündung bzw. eine allergische Hautreaktion als Folge intensiver UV-Bestrahlung.

Symptome

Beim Sonnenbrand kommt es zu einer geröteten, geschwollenen, schmerzenden, brennenden oder juckenden Haut. Oft bilden sich auch Pickel, Hautpusteln, Quaddeln und Hautabschälungen.

In schweren Fällen kommt es auch zu Fieber, Übelkeit, Erbrechen und Kopfschmerzen infolge einer Hirnhautreizung. Man spricht dann vom Sonnenstich.

Die Symptome beginnen etwa sechs bis acht Stunden nach der Bestrahlung, haben ihren Höhepunkt nach 24 bis 36 Stunden und klingen nach ein bis zwei Tagen ab.

Ursachen

Ultraviolette Sonnen- oder Solariumstrahlen führen zu Reizungen und Entzündungen der Haut. Reflexionen aus Schnee, Wasser oder Sand verstärken diese Reize. Gefährdet sind besonders Menschen mit heller Haut, blauen Augen, roten oder blonden Haaren.

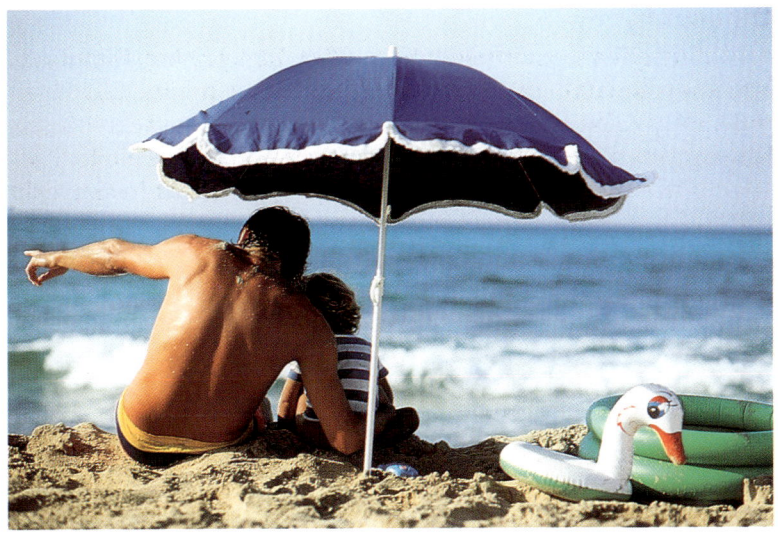

Braten in sengender Sonne ohne Rücksicht auf (Haut-) Verluste ist absolut unvernünftig. Sorgen Sie immer für ausreichenden Schutz – auch im Schatten wird man braun.

Die Entzündung entwickelt sich aus einer schwachen Rötung übergangslos zur Blasenbildung und zum Abstoßen von Hautschichten. Die Epidermis setzt dabei Entzündungsmediatoren frei, die in wenigen Stunden die Entzündung der Haut verursachen. In schwersten Fällen treten Verbrennungen auf.

Behandlung

● Gehen Sie sofort aus der Sonne, in geschützte Räume. Kühlende Umschläge wirken lindernd gegen die brennenden Schmerzen (Handtuch mit Wasser tränken und auf die betroffenen Hautpartien legen). Die Kleidung soll luftig und leicht sein, die brennenden Hautstellen sollte man nachts unbedeckt lassen. Wenn Fieber auftritt oder wenn Säuglinge Sonnenbrand haben, muss unbedingt der Arzt aufgesucht werden.

● Niazin und Folsäure helfen vorbeugend beim Aufbau hautschützender Pigmente bzw. einer »Lichtschwiele«, einer Verdickung der obersten Hautschicht. Niazin ist sehr reich in Leber, Seefisch, Vollkornprodukten, Soja- bzw. Tofuprodukten, Pilzen, Erbsen und Nüssen enthalten, Folsäure in Leber, grünem Salat und Gemüse, Vollkornprodukten, Soja- bzw. Tofuprodukten und Linsen.

Bei leichtem Sonnenbrand helfen Auflagen mit Buttermilch oder Quark, das Brennen zu lindern und die Rötungen zum Abklingen zu bringen.

155

• Beide B-Vitamine fördern auch die Abheilung eines Sonnenbrands, ebenso wie Vitamin A (in gelbem, rotem und grünem Obst und Gemüse), Vitamin C (in frischem Obst), Vitamin E (in Pflanzenölen) und das Spurenelement Zink (in Leber, Muskelfleisch, Eigelb, Schaltieren, Naturreis und Vollkornprodukten).

Ulcus cruris

Besonders ältere Menschen sollten viel für die gute Durchblutung der Beine und Füße tun. Dazu eignen sich sanfte Bürstenmassagen oder wechselnde warme und kalte Wassergüsse. Das beugt Unterschenkelgeschwüren, aber auch Pilzerkrankungen der Füße und Fußnägel vor.

Mit Ulcus cruris bezeichnet man ein Unterschenkelgeschwür, eine fortgeschrittene, ernste Form einer Venenerkrankung, die meist im mittleren Alter auftritt und bei Frauen doppelt so häufig vorkommt wie bei Männern.

Symptome

Zunächst bilden sich Schwellungen vorwiegend im Bereich des Unterschenkels oberhalb des Sprunggelenks und um die Fußknöchel herum, danach rote und dunkle Verfärbungen, Schmerzen, Verhärtungen sowie erste Kleingeschwüre, die sich nach und nach immer mehr vergrößern und ein eitriges, übel riechendes Sekret absondern. Die Wundheilung ist gestört und kommt ohne eine konsequente Behandlung nicht in Gang.

Ursachen

Das Unterschenkelgeschwür kann als Folge einer chronischen venösen Abflussstörung entstehen.

Weil Klappenventile in den Venen nicht mehr funktionieren, staut sich Blut, das Gewebe wird nur noch unzureichend versorgt, Venenwände dadurch mehr und mehr geschwächt. Als Folge davon siedelt der Organismus immer mehr Gerinnungsstoffe (Fibrine) an den Venenwänden an, wodurch die Versorgung mit Gewebenährstoffen zusätzlich gedrosselt wird (siehe auch unter »Krampfadern«, Seite 151). Geringfügige Verletzungen (z. B. durch Kratzen oder Anstoßen) können jetzt ein Unterschenkelgeschwür auslösen und zu dem gefürchteten »offenen Bein« führen.

Behandlung

● Sie dauert oft mehrere Wochen und Monate. Bandagen lindern Schwellungen und sorgen für eine bessere Durchblutung. Die Beine sollten häufig hoch gelagert werden, der Arzt verordnet milde Salben und Tüll- bzw. Trockenverbände. Empfohlen werden Spaziergänge sowie unbedingt eine Gewichtsabnahme bei betroffenen Personen mit starkem Übergewicht.

● Viel Vitamin C (in frischem Obst oder als Askorbinsäurepulver aus der Apotheke) hilft bei der Kräftigung der Venenwände sowie beim Ausheilen offener Beinpartien.

● Dasselbe gilt für das Spurenelement Zink, eine der wichtigsten Wundheilungssubstanzen überhaupt. Zink ist sehr reich in Leber, Vollkornprodukten, Eigelb und Schaltieren enthalten, außerdem in Nüssen und Hülsenfrüchten. Ein Zinkpräparat in Tablettenform aus der Apotheke kann die Heilung beschleunigen.

Vitiligo

Vitiligo ist eine Hautkrankheit mit Pigmentmangel im Gewebe. Sie wird auch als Weißfleckenkrankheit bezeichnet. Vitiligo ist im Gegensatz zum Albinismus eine erworbene und keine angeborene Pigmentmangelstörung.

Symptome

Weiße oder sehr helle Hautflecke, die sich zu großen Flächen zusammenschließen können. Die Flecken treten meist symmetrisch auf (z. B. an Armen und Händen), häufig betroffen sind auch Knie, Handgelenke, Brust oder Nacken.

Ursachen

Vitiligo ist häufig und tritt meist schon im jugendlichen Alter auf. Bei der Krankheit werden die farbpigmentbildenden Zellen (so genannte Melanozyten) abgebaut. Wie und warum dies geschieht, ist noch unklar, möglicherweise aufgrund einer Autoimmunerkrankung.

Die weißen Hautflecken bei Vitiligo sind extrem sonnenempfindlich durch den fehlenden Pigmentschutz. Deshalb müssen sie mit besonders hohen Lichtschutzfaktoren, am besten mit einem Sunblocker, geschützt werden.

157

Die Weißflecken-krankheit ist nicht ansteckend, aber oft durch ihren entstellen-den Charakter seelisch sehr belastend für die Betroffenen. In vielen Städten gibt es Selbst-hilfegruppen von Vitiligokranken.

Auch Infektionen, Immunschwäche, Hormone, Entzündungen oder eine erbliche Veranlagung können bei der Entstehung von Vitiligo eine Rolle spielen.

Behandlung

● Durch eine intensive UV-A-Bestrahlung konnte bei 30 bis 50 Prozent der Patienten eine erneute Pigmentierung erreicht werden. Diese Therapie ist aber sehr langwierig und nicht immer von bleibendem Erfolg. Oft kommt es zu einem Rückfall.

● Hilfreich kann eine bessere Nahrungsverwertung sein: Zitronensaft oder Essig (z.B. ein Esslöffel Apfelessig in einem Glas Wasser verrührt) als Säurelocker sorgen für mehr Magensäure und somit für eine bessere Eiweißverwertung.

● Pankreasenzyme (Apotheke) fördern zusätzlich das Aufspalten des Nahrungsbreis in die einzelnen Biostoffe. Aus diesen gewinnt der Stoffwechsel wichtige Farbstoffe (z.B. das Spurenelement Kupfer und den Eiweißbaustein Tyrosin).

● In wissenschaftlichen Studien kam es nach Verabreichung eines Vitamin-B-Komplexes sowie Gaben von Vitamin C, Zink und Mangan zu Heilerfolgen.

Möhren oder Karotten sind ein Wurzelgemüse, dem es in unseren manchmal rauen Wetterlagen ausge-sprochen gut gefällt. Mit ihrem hohen Gehalt an Beta-Karotin sind sie regelrechte Schön-heitswurzeln.

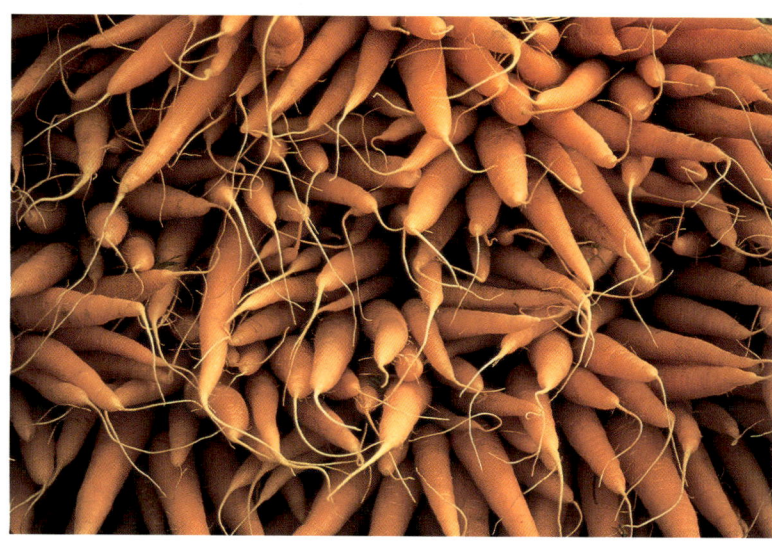

Warzen

Warzen sind virusbedingte Verdickungen und Knötchen auf der Haut, die bis zu Erbsengröße wuchern können.

Symptome

Zunächst winzige bis stecknadelkopfgroße Hauterhebungen, die nach und nach hornig bis zu Erbsengröße anwachsen. Ihre Oberfläche ist rau und zerklüftet und klar gegen die umgebende Haut abgegrenzt. Warzen sind oft von gleicher Farbe wie die Haut, können aber auch dunkler sein. Sie sind schmerzlos und jucken nicht.

Warzen befallen meist Hände, Füße und Knie, also schlecht durchblutete Körperteile. Es gibt aber auch Warzenformen, die im Gesicht (seborrhoische Warzen) oder an den Genitalien (Feigwarzen) auftreten.

Ursachen

Die Ursache ist ein Virusbefall der äußeren Hautschichten. Die so genannten Papillomaviren, von denen es verschiedene Typen gibt, stimulieren bestimmte Hautzellen zu besonders schnellem Wachstum. Die Infektion mit Warzenviren erfolgt durch direkten Kontakt, z. B. im Schwimmbad.

Behandlung

● Rund 90 Prozent aller Menschen haben bei ausreichender Ernährung genügend Antikörper gegen Warzenviren, zumindest für die Abwehr eines ersten entsprechenden Angriffs.

● Dementsprechend muss die Behandlung darauf hinwirken, im Immunsystem Abwehrkräfte gegen die Viren heranzuzüchten.

Dies geschieht durch eine Kost mit sehr hoher Nährstoffdichte (wichtig: Obst, Salat, Gemüse). Karotinoide bzw. Vitamin A (in gelbem, rotem und grünem Gemüse und Obst) lassen Warzen rascher abklingen, ebenso wie Vitamin E (in Pflanzenölen, die auch in den befallenen Bereich einmassiert werden können).

Warzen verhalten sich oft unberechenbar, tauchen ohne erkennbare Ursache auf und verschwinden meist auch genauso geheimnisvoll wieder. Es gibt zahllose Hausrezepte von Kräuterextrakten bis zu magischen Beschwörungsformeln, die manchmal helfen – und manchmal nicht.

● Warzen an Händen oder Füßen treten häufig auf, sind meist harmlos und klingen von allein ab. Warzen im Genitalbereich oder bei Säuglingen und Kindern müssen vom Arzt behandelt werden. Nicht an Warzen kratzen! Die Viren nutzen selbst feinste Risse, um sich in größeren Kolonien auszubreiten.

Vorbeugen und heilen von innen

Schlechte Haut, brüchige Nägel und Haarprobleme – all das können Sie wirkungsvoll vermeiden, wenn Sie der Haut regelmäßig durch die Ernährung alles zuführen, was sie braucht.

Unsere Haut ist schnell beleidigt, wenn wir ihre Zellen nicht richtig mit Biostoffen füttern und aufpäppeln. Sie reagiert dann mit allerlei Wehwehchen bis hin zu hässlichen Pickeln, Ekzemen oder gar schweren Krankheiten. Damit will sie uns allerdings nur sagen: Mir geht es nicht gut, du behandelst mich schlecht, ich erhalte nicht das, was ich für meine Gesundheit benötige.

Die Heilung mit Biostoffen unterstützen

Gottlob ist unsere Haut alles andere als nachtragend. Wenn wir unserem Darm einen nährstoffreichen Nahrungsbrei schicken, versendet dieser noch in derselben Stunde das Lieblingsfutter der Hautzellen – und diese bedanken sich prompt, indem sie sich regenerieren und hässliche Hauterscheinungen zum Abklingen bringen.

Dieser Heilungsprozess aus dem inneren Stoffwechsel heraus kommt allen bereits beschriebenen Schichten der Haut zugute. Hier noch einmal zur Erinnerung:

● Die Hautflora, der äußere Säureschutzmantel, dessen Grundsubstanz sich aus Schweiß, Talg, Fetten und Hornsubstanzen bildet, muss immer gut versorgt werden, da er ständigen Angriffen ausgesetzt ist, die er möglichst wirksam abwehren können muss. Auf dieser äußeren Schicht tummeln sich auch massenweise »gute« Bakterien sowie Hefen, Milben und andere Mikroorganismen. Pro Quadratzentimeter sammeln sich z.B. unter den Achseln bis zu einer Million dieser winzigen Lebewesen.

● Auch die äußere Hautschicht, die Epidermis, will gut genährt sein. Nur so kann sich eine kräftige Hornschicht entwickeln, als Schutz und undurchdringliche Barriere gegen Parasiten und andere Krankheitserreger, gegen Gift- und Schadstoffe oder Wasser.

● Das Bindegewebe der Dermis hat einen besonders lebendigen Stoffwechsel, der vor allem von Eiweiß, Vitaminen und Spurenelementen Tag und Nacht kräftig geschürt werden will. Wenn dem Körper Eiweiß fehlt, holt er sich die fehlenden Proteine recht unbarmherzig aus dem Kollagen. Es dünnt dann aus, erholt sich aber – bei gesunder Kost – schnell wieder.

● Auch die oft ungeliebte Fettschicht hat berechtigten Anspruch auf Biostoffe. Immerhin enthält sie noch viel locker aufgebautes Bindegewebe. Und auch die Adipozyten (Fettzellen) haben ein reges Innenleben, das gefüttert werden muss. So paradox es klingen mag: Wenn die Fettzellen richtig schön genährt werden (nicht nur mit Fett), geben sie ihren Depotspeck viel leichter ab, als wenn sie hungern müssen. Dann knausern sie nämlich erst recht mit der Herausgabe ihrer Triglyzeride.

Wenn Sie sich bisher sehr unausgewogen ernährt haben und plötzlich auf Vollwertkost umsteigen, kann die Haut zunächst auch irritiert mit Unreinheiten reagieren. Sie braucht Zeit, um sich auf die veränderte Nahrung einzustellen.

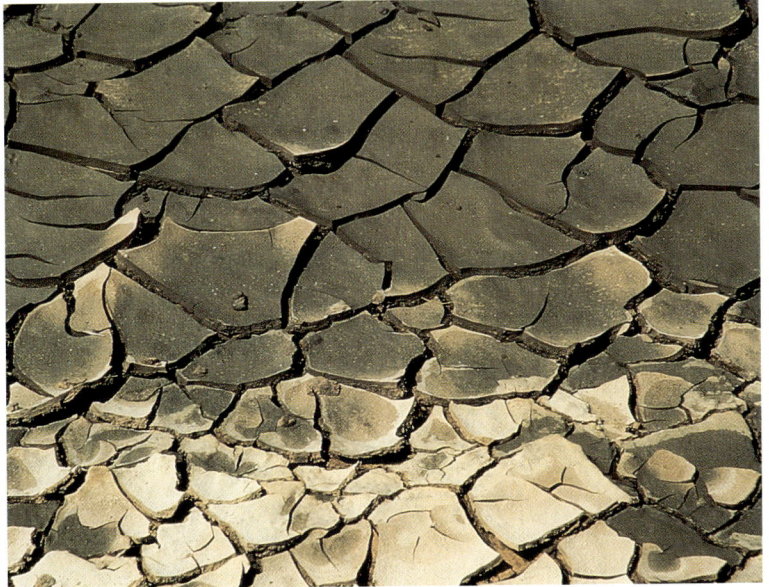

Haut, die nicht ausreichend von innen und außen gepflegt wird, laugt aus wie Boden ohne Wasser und Nährstoffe. Lassen Sie es nicht so weit kommen, und geben Sie Ihrer Haut nur das Beste.

161

Gesunde Vollwerternährung

Jede Mahlzeit sollte eine hohe Nährstoffdichte aufweisen. Dies ist optimal nur dann möglich, wenn alle verwendeten Lebensmittel naturbelassen sind (z. B. Naturreis, Biokartoffeln mit Schale). Alle verfeinerten, industriell bearbeiteten Lebensmittel (z. B. helles Mehl, polierter Reis, Zucker, Pommes frites, Wurst) machen aus einer zu 100 Prozent naturbelassenen Mahlzeit ein entsprechend minderwertigeres Essen.

Auf eine solche Mahlzeit reagiert unsere Haut bereits mit einer Verzögerung von etwa 45 Minuten mit Mangelerscheinungen, die allerdings vorerst nicht sichtbar sind. Auf die Dauerbelastung durch Fehlernährung wird aber unausweichlich erhöhte Krankheitsanfälligkeit und vorzeitige Alterung der Haut folgen.

Viele naturbelassene Lebensmittel wie brauner Reis oder Vollkornnudeln haben eine kürzere Haltbarkeitszeit als ihre weißen Varianten. Deshalb sollten Sie keine größeren Vorräte davon anlegen.

Unentbehrliche Nährstoffe für die gesunde Haut

- Ca. 30 verschiedene Vitamine bzw. deren Provitamine oder Erscheinungsformen. Die wichtigsten von ihnen sind die Vitamine A, C, E, B2, B6
- Sieben Mineralien: Kalzium, Phosphor, Magnesium, Natrium, Kalium, Chlor und Schwefel
- Rund 20 Spurenelemente wie z. B. Eisen, Zink, Mangan, Chrom und Selen
- Rund ein Dutzend verschiedene hochwertige Fettsäuren (z. B. ungesättigte Fettsäuren in rein pflanzlichen Ölen oder in Salzwasserfisch)
- Glukose (die kleinste Bausteineinheit der Kohlenhydrate)
- Ca. 20 verschiedene Aminosäuren (Eiweißbausteine, z. B. in Soja- oder Tofuprodukten, Käse, Gemüse, Fleisch, Fisch oder Geflügel)
- Wasser
- Bioflavonoide und andere so genannte sekundäre Pflanzenstoffe (z. B. in Fruchtfleisch, Kräutern, Heilblumen und Blättern usw.)
- Ballaststoffe (z. B. in Kohl, Rüben, Hülsenfrüchten, Kartoffeln, Obst und Getreide)

Die Eine-Woche-Superkur für die Haut

Jeder Mensch kann eine schöne, gesunde Haut haben. Dies versprechen kalifornische Wissenschaftler. Sie haben eine einwöchige Schnellkur entwickelt, die den Abbau von Hautgewebe stoppt, einen Immunpanzer in und um die Hautzellen aufbaut, das Bindegewebe kräftigt und wieder schön polstert, Falten abbaut und alle Hautschichten verjüngt. Und dies alles in nur sieben Tagen!

Morgens nach dem Aufstehen

Sie beginnen den Tag mit einer kleinen körperlichen Übung, die dazu dient, den Kreislauf anzukurbeln und den Blutdruck etwas anzuheben. Dies fördert die Hautdurchblutung effektiv und erwärmt die meist noch etwas nachtsteifen Gliedmaßen. Wählen Sie unter folgenden Übungen aus, und wechseln Sie mit den Übungen nach Möglichkeit täglich ab:

- 20 Rumpfbeugen
- 10 Sit-ups (auf den Rücken legen, Hände im Nacken verschränken, Oberkörper aufrichten und wieder zurücksinken lassen)
- 10 Liegestützen
- 10 Kniebeugen
- 1 Minute Beinstretching (jeweils abwechselnd ein Bein anheben und den Fuß auf eine Rückenlehne absetzen)
- 1 Minute Beinstraffer (auf den Teppich knien, Oberkörper weit nach hinten absenken und auf den Händen abstützen, danach wieder aufrichten)
- 1 Minute Schere (auf den Rücken legen, jeweils abwechselnd ein Bein oberhalb des Fußgelenks mit beiden Händen umfassen und möglichst dicht an den Oberkörper ziehen)

Natürlich tut die einwöchige Kur nicht nur Ihrer Haut gut. Insgesamt werden Sie sich wohler und unbelasteter fühlen, wenn Sie biostoffreiche Kost mit viel Bewegung verbinden.

Das Frühstück

Zum Frühstück gibt es wenig Kohlenhydrate, insbesondere kein Weißbrot, dafür aber viel Obst und Eiweiß. Das Eiweiß können Sie wahlweise aus Fleisch, Käse oder Tofu beziehen. Trinken Sie unmittelbar vor dem eigentlichen Frühstück den frisch gepressten Saft einer ganzen Zitrone. Oder mischen Sie einen Esslöffel Apfelessig in ein kleines Glas Mineral- oder Leitungswasser, und trinken Sie es.

Ungeschwefeltes Trockenobst sieht meist nicht so appetitlich und farbenfroh aus, wie das mit Schwefel behandelte. Es behält aber seine Wertstoffe besser und ist im Geschmack mindestens ebenso gut.

So stellen Sie Ihr Frühstück zusammen

Wählen Sie aus der nachfolgenden Liste der Lebensmittel jeweils zwei »Frühstücksbausteine« aus, einen aus der Rubrik »Vitamine« und einen aus der Rubrik »Eiweiß«.

Vitamine

- 2 Kiwis
- 1 großer Apfel

- 1 Banane
- 1 Birne

Jeweils 50 Gramm

- Trockenobst (ungeschwefelt)
- Datteln (getrocknet)

- Feigen (frisch oder getrocknet)
- Beeren
- Weintrauben

Die Früchte dürfen in Scheiben oder Stücke geschnitten und mit Biojoghurt, Kefir, Quark oder Sahne sowie mit Honig oder Melasse vermengt werden.

Eiweiß

Jeweils 80 Gramm

- Kalter Braten
- Roastbeef
- Magerer Schinken
- Schafskäse
- Ziegenkäse

- Räucherfisch
- Hähnchenfleisch (ohne Haut)
- Räuchertofu oder Tofuwürstchen

Dazu können Sie wahlweise 1 Scheibe Vollkorn- oder 3 Scheiben Knäckebrot oder 3 Scheiben Vollkorntoast essen.

Außerdem gibt es als Zutaten

- Butter oder Margarine

- Alle 2 Tage 1 Ei

Zu trinken gibt es wahlweise

- Kaffee (Sahne und Zucker sind erlaubt)
- Tee (Sahne und Zucker bzw. Honig sind erlaubt)
- Milch oder Kakao

Bei den warmen Getränken zum Frühstück müssen Sie auf Süßmittel wie Zucker und Honig nicht verzichten. Den gesüßten Nachmittagskaffee sollten Sie jedoch besser ausfallen lassen bzw. auf andere Getränke ausweichen, die keinen Zucker enthalten (siehe auch Seite 167).

Zwischengerichte am Vormittag

Um diese Tageszeit wünschen sich die Haut bzw. der gesamte Stoffwechsel Kohlenhydrate. Wir nehmen sie in Form von Vollkornprodukten auf. Diese sind durch ihren Ballaststoffgehalt gesünder und sättigen auch wesentlich nachhaltiger als beispielsweise Weißbrot oder Süßes wie Schokoriegel.

Vollkornmüsli

Ideal ist ein Vollkornmüsli auf der Basis folgender Getreidesorten:

- Weizen
- Dinkel
- Roggen
- Buchweizen
- Hafer
- Gerste
- Vollkorn-haferflocken

Am besten wäre es, das Korn in einer eigenen kleinen Getreidemühle täglich selbst zu schroten. Bei der Lagerung von gemahlenem Getreide können nämlich wertvolle Inhaltsstoffe verloren gehen. Grundsätzlich gilt bei der Vollwerternährung immer: Je frischer und naturbelassener ein Nahrungsmittel ist, desto besser. Man bekommt das Vollkorn aus biologischem Anbau im Naturkostladen oder beim Biobauern. Wichtig: Das gemahlene Getreide mit Wasser mehrere Stunden lang oder über Nacht quellen lassen.

Anreichern kann man sein Müsli mit:

- Frischem Obst
- Rosinen, Trockenfrüchten
- Sahne, Joghurt, Kefir
- Honig
- Nüssen, Samen, Kernen
- Melasse

Der gesunde Pausensnack

Nicht jeder hat freilich die Möglichkeit und vor allem die Zeit, sich am Vormittag ein schmackhaftes Müsli zuzubereiten. Trotzdem sollte man auf keinen Fall vorschnell zu so genannten Pausenriegeln greifen, die zwar für kurze Zeit den Hunger stillen, da sie meist sehr viel raffinierten Zucker enthalten, aber die Energiekurve dann umso schneller wieder nach unten sacken lassen. Leider gilt das meist auch für die so gesund wirkenden Müsliriegel.

Für Berufstätige, gestresste Hausfrauen und andere Personen unter Zeitdruck bietet die Hautkur ohnehin viele appetitliche Alternativen für den kleinen Hunger in der oft zu langen Zeit zwischen Frühstück und Mittagessen.

Wer konzentriert arbeitet, nascht sich oft durch den Tag und nimmt sich nicht die Zeit für eine richtige Zwischenmahlzeit. Die gedankenlos verzehrten Häppchen schlagen sich dann als Speckpolster nieder, ohne dass man rechten Genuss davon gehabt hätte.

Unter folgenden Häppchen können Sie nach Belieben auswählen. Sicher ist auch etwas für Ihren Geschmack dabei:

- 1/2 Avocado – zerdrückt, mit Zitronensaft, Salz und Pfeffer gewürzt
- Kräuterquark mit Vollkornbrötchen
- 1 Vollkorntoast mit Butter, Krabben und Diätmayonnaise
- 1 Scheibe Sonnenblumenbrot mit Butter und Melasse, dazu 1 Glas Milch
- 4 Scheiben Vollkornknäcke mit Mascarpone und Honig, mit Bananenscheibchen belegt
- 1 Vollkornbrötchen mit Butter, 1 Scheibe Emmentalerkäse, Zwiebelringen, Kräutersalz und Pfeffer
- 1 Scheibe Dinkelbrot mit Butter, Ei und Diätmayonnaise
- 1 Scheibe Mehrkornbrot mit Butter und viel Kümmel

Wer ohne Marmeladenbrot nicht leben kann, sollte es mal mit Quark statt Butter darunter versuchen. Das wertet die Nährstoffbilanz auf und hat einen Hauch von fruchtigem Cremetortengeschmack.

Das Mittagessen

Das Mittagessen ist der Hauptlieferant für Eiweiß, Kohlenhydrate, Fettsäuren sowie Mineralien, Spurenelemente und Vitamine und darf deshalb reichhaltiger sein.

Sorgen Sie unmittelbar vor dem Mittagessen für mehr Magensäure: einen Esslöffel Apfelessig in einem kleinen Glas Wasser oder Mineralwasser verrühren (eventuell auch mit einem Esslöffel Honig) und trinken. Was ebenso hilft: den frischen Saft einer Zitrone trinken oder drei Zitronenscheiben essen.

Empfehlungen für eine gesunde Hauptmahlzeit

- Zum Mittagessen selbst wenig oder am besten gar nichts trinken. Ein halber Liter Bier bzw. irgendein anderes Getränk, in großen Schlucken zwischen den Bissen getrunken, »verwässert« den Magensaft, macht ihn weniger sauer. Dadurch wird die wichtige Eiweißvorverdauung blockiert oder gehemmt, ebenso die Kalzium- und Eisenresorption.
- Wer Suppen liebt, sollte Teller oder Tasse nicht zu voll gießen. Alle großen Flüssigkeitsmengen zum oder unmittelbar vor der Mahlzeit schaden der Nährstoffaufnahme. Erlaubt sind jedoch kleine, delikate bis würzig-scharfe Consommés und Süppchen als Appetitanreger und Säurelocker.

- Verzichten Sie auf alle Fertig-, Dosen- und Mikrowellengerichte. Ausgenommen: tiefgefrorenes Gemüse bzw. Fisch oder Krabben ohne irgendwelche weiteren Zutaten.
- Niemals helle Mehlprodukte, Fettes und Süßes gleichzeitig auf den Tisch bringen. Beispiele: süße Getränke zur Pizza, der süße Pudding nach den Spaghetti Bolognese, Eieromelett mit Likör.
- Verwenden Sie in der Küche jodiertes Speisesalz und Pflanzenöle.
- Gemüse sollte nur kurz in wenig Wasser gegart werden, um Vitamine zu schonen. Kartoffeln sollten immer mit der nährstoffreichen Schale gegessen werden, nicht als Pommes frites, weil diese sehr viel Fett aufsaugen.
- Häufiger Bestandteil des Mittagessens sollten Lebensmittel sein, die stark durchblutungsfördernd wirken wie Knoblauch, Zwiebeln, Lauch, Rettich, Meerrettich, Knollensellerie, Radieschen sowie Paprikaschoten.
- Beim Würzen darauf achten, dass Sie nicht zu stark salzen. Verwenden Sie lieber Paprika und Pfeffer sowie Blattgewürze wie Majoran, Thymian und Bohnenkraut, Blütengewürze wie Nelken, Safran und Kapern, Samengewürze wie Muskat und Senf oder Fruchtgewürze wie Kümmel, Fenchel oder Dill.

Erweitern Sie Ihr Gewürzregal, um Abwechslung in den Geschmack der Gerichte zu bringen und Salz zu sparen. Kaufen Sie möglichst unzerkleinerte Gewürze, sie bewahren länger ihr Aroma.

Ideale Getränke für die einwöchige Hautkur

- Gemüsesaft (am besten frisch gepresst)
- Tomatensaft
- Obstsaft (am besten frisch gepresst)
- Milch, Buttermilch, Kefir
- Kakao
- Kräutertee
- Mineralwasser
- Leitungswasser (muss qualitativ hochwertig sein)

2 bis 3 Tassen Kaffee oder schwarzer Tee pro Tag sind erlaubt (auch mit Zucker und Sahne).
Außerdem: 1 Liter Bier bzw. 1/2 Liter Wein für die Woche.
Verboten sind alle süßen industriell hergestellten Getränke wie Limonaden, Colagetränke usw.

Bausteine für das Mittagessen

Das Mittagessen ist eine gesunde Mischkost und wird aus den drei folgenden Lebensmittelgruppen ganz nach Belieben zusammengesetzt:

- Eiweiß und Fett
- Kohlenhydrate
- Mineralstoffe und Vitamine

Setzen Sie für die Hauptmahlzeit des Tages nach dem Baukastenprinzip jeweils nach Ihren Vorlieben einen Bestandteil der Kategorien 1, 2 und 3 ein.

1. Eiweiß und Fett

(Portionen an Fleisch, Fisch und Geflügel jeweils nicht mehr als 80 Gramm)

- Leber, Niere, Herz
- Kalbfleisch, Rindfleisch, Schweinefleisch
- Lammfleisch, Hammelfleisch
- Huhn, Ente, Gans, Truthahn
- Fisch
- Meeresfrüchte: Krabben, Garnelen, Krebs, Austern, Hummer, Tintenfisch
- Für Vegetarier: Tofu

2. Kohlenhydrate

- Biokartoffel (mit Schale), Süßkartoffel (Batate)
- Naturreis, Polenta
- Vollkornteigwaren

3. Mineralstoffe und Vitamine

- Wurzel- und Knollengemüse
- Blatt-, Stängel- und Blütengemüse
- Hülsenfrüchte
- Fruchtgemüse
- Pilze
- Salate

Der nussig schmeckende Naturreis hat eine längere Kochzeit als polierter Reis. Man sollte ihn nicht länger als sechs Monate lagern, weil die enthaltenen Fettstoffe leicht ranzig werden.

Zwischengerichte am Nachmittag

Gegen den kleinen Hunger helfen natürliche Lebensmittel – Snacks, wie man sie beispielsweise aus der hohlen Hand essen kann:

- Nüsse, Mandeln, Kastanien, Pistazien (nicht zu viel davon, sie können bis zu 650 Kilokalorien pro 100 Gramm enthalten!)
- Trockenfrüchte (möglichst ungeschwefelt) wie Aprikosen, Pflaumen, Rosinen, Äpfel, Pfirsiche, Feigen
- Sojaknabber (Reformhaus, Bioladen)
- Sonnenblumenkerne bzw. andere Kerne und Samen

Das Abendessen

Es sollte nicht zu spät eingenommen werden (bis ca. 20 Uhr). Ideales Basisgericht ist ein Rohkostteller, z. B. mit Hähnchenstreifen, Zunge, Thunfisch, Eischeibchen, Räuchertofu, Krabben usw. Dazu gibt es Baguette, Toast, Knäckebrot. Leichte Kost am Abend hilft der Haut, sich während der Nachtruhe zu regenerieren.

Salat- und Rohkostplatten könnte man wochenlang in immer neuen Kombinationen zusammenstellen. Holen Sie sich Anregungen in den vielen appetitlichen Kochbüchern zu diesem Thema, und variieren Sie Ihre üblichen Mischungen.

Weitere hautgesunde Abendmahlzeiten

- Tatar mit Zwiebelringen, Kapern und Vollkorntoast – Bohnensalat mit Roastbeef oder kaltem Braten, dazu Pumpernickel
- Forellenfilet mit Meerrettich und Vollkornbrot
- Sonnenblumenbrot mit Butter und viel Schnittlauch
- Magerquark mit Obststückchen und Vollkornbrot
- 2 Rühreier mit Tofuwürstchen und Baguette
- Krabben mit Oliven und saurer Sahne (vermischt), dazu Baguette
- Matjesfilet mit Pumpernickel
- Parmaschinken mit Feigenscheibchen auf Vollkorntoast
- Eivollkornbrötchen mit Kaviar
- Hähnchenleber, pikant gebraten auf Vollkorntoast
- Dinkelbrot mit Butter, kaltem Braten und Gurkenscheibchen
- »Türkischer Teller« mit Tomate, hartem Ei, Gurkenscheibchen, Oliven, Weinbeeren, Schafskäse und Baguette
- Mozzarella mit Tomate und Vollkorntoast
- Gekocher Maiskolben mit Butter, Diätmayonnaise, Schinken und Baguette
- Kleine Käseplatte mit Butter und Mehrkornbrot
- Pikanter Tofuwurstsalat mit Vollkornbrot

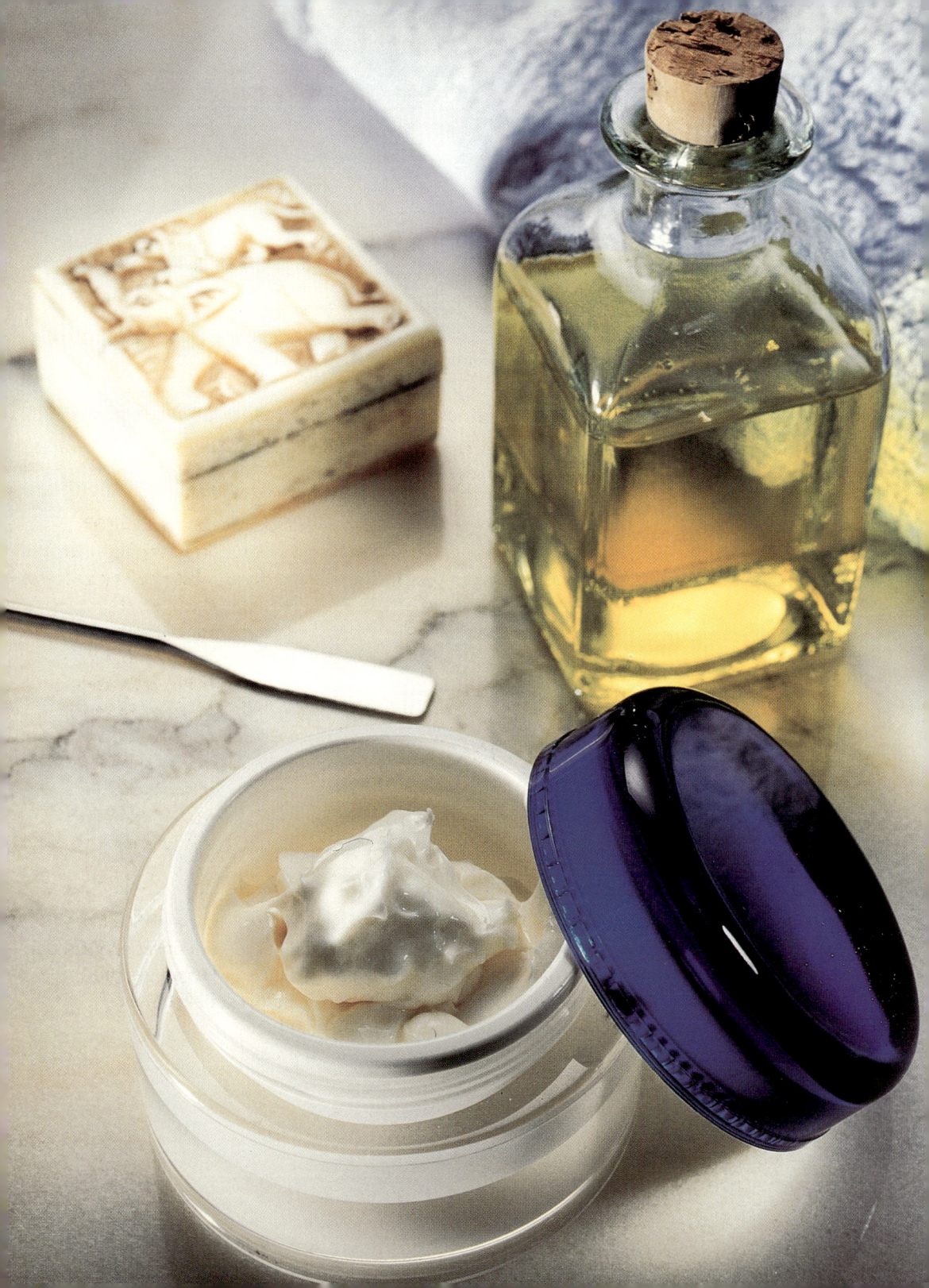

NATÜRLICHE PFLEGE FÜR DIE HAUT

Gesunde Haut erfordert auch ein gewisses Maß an Pflege von außen. Unsere Umweltbedingungen sind nicht mehr so wie in Urzeiten. Ungesunder Stress, Umweltverschmutzung u. a. zehrt an unseren Abwehrkräften. Deshalb müssen wir unserer Haut eine vermehrte Pflege gönnen. Dazu gehört auch viel Bewegung an der frischen Luft.
Die meisten Mittel zur äußerlichen und innerlichen Pflege der Haut sind einfach und jederzeit für uns verfügbar: Wasser, die Vielfalt der Heilkräuter, wertvolle Pflanzenöle, Milch, Honig und manch andere Zutaten aus der Küche tun auch äußerlich gut. Zur Unterstützung der Haut durch die Ernährung brauchen wir uns aus einem Riesenangebot gesunder Lebensmittel nur zu bedienen.

Gesunde Lebensweise

Ausschließlich kostbare Nährstoffe machen Hautzellen noch nicht ganz glücklich. Der Hautstoffwechsel ist nämlich sehr nostalgisch: Er wünscht sich Verhältnisse und Lebensumstände, wie sie vor Zehntausenden von Jahren herrschten.
Verantwortlich für diese Sehnsucht nach längst vergangenen Zeiten sind die Gene in den Kernen aller hautbildenden Zellen. Sie sind noch ganz genauso angeordnet wie in den Hautschichten unserer Urahnen und Vorfahren. Dementsprechend wollen sie nicht nur genauso ernährt, sondern auch ebenso behandelt werden. So merkwürdig es klingen mag: Unserer Haut wäre es am allerliebsten, wenn wir immer noch Steinzeitmenschen wären.
Je mehr wir unserer Haut Lebensumstände bieten, die denen unserer urzeitlichen Vorfahren ähneln, desto schöner, glatter und fester werden Haut und Bindegewebe.

Unsere Haut ist oft überpflegt mit zahllosen Wirkstoffen und äußerlichen Anwendungen, die oft nicht halten, was sie versprechen oder sogar die natürlichen Hautfunktionen beeinträchtigen. Dabei bedarf es nur weniger, einfacher Mittel, um unser größtes Organ gesund zu erhalten.

Das A und O – Frischluft und Bewegung

»Schon wieder den ganzen Tag nur im Zimmer rumsitzen«, klagen unsere Hautzellen, wenn wir sie nicht ausreichend spazieren führen. Aus Furcht vor Erkältungen und aus Bequemlichkeit sind wir viel zu bedacht auf Schutz vor rauem Wetter. Tatsächlich macht die Lebensweise in oft überheizten Räumen empfindlich und den untrainierten Körper anfälliger für Infektionen und Unterkühlung.

Bestimmte Gene in den Chromosomen der Haut- und Haarzellen warten nur darauf, dass ihnen wechselnde Temperaturen Vitalimpulse vermitteln. Bei Tieren in freier Natur ist dies der Fall. Die ständige Anpassung an unterschiedliche Wärme- und Kältegrade regt den Hautstoffwechsel enorm an, macht die Haut lebendig und verjüngt sie immer wieder.

Wenn es irgend möglich ist: Lassen Sie öfter mal das Auto stehen und gehen zu Fuß oder nehmen das Fahrrad. Auch Aufzüge und Rolltreppen sollten Sie links liegen lassen und so Ihren Alltag ein bisschen in Bewegung bringen.

Dies ist einer der Gründe, warum die Hautzellen beispielsweise eines sehr jungen Feldhasen unterm Mikroskop ganz genauso unversehrt und kräftig aussehen wie die Hautzellen eines Alttieres. Die Hautzellen von Tieren in freier Natur altern immer erst sehr kurze Zeit, bevor das Tier stirbt.

Wind und Wetter machen vital

Regen, Nebel, Schnee und Wind sind die unmittelbarsten genetischen Vitalspender für die Haut. Das war bei den alten Neandertalern nicht anders als bei uns heute in der modernen Zivilisation. Wir merken ja selbst, wie toll durchblutet, wie straff und fest unsere Gesichtshaut ist, wenn wir nur den kurzen Weg von der Bushaltestelle nach Hause im Schneesturm oder Regenguss zurückgelegt haben. Etwa 1000 unserer rund 80000 aktiven Gene sind für die Haut zuständig. Jedes einzelne Hautgen hat seine Aufgabe:

Das eine baut die feinen Tastkörperchen unter der Epidermis auf, über das wir Schmerz, Juckreiz oder Kälte aufnehmen. Das andere wiederum sorgt dafür, dass nicht zu viel von dem Pigmentfarbstoff Melanin produziert wird. Ein Gen kontrolliert den Bau von Bindegewebe um die Hautgefäße, das andere lässt Haare mehr oder weniger kräftig sprießen. Ähnlich einer großen Fabrik ist der Haut- und Haarstoffwechsel also bis ins Kleinste organisiert und von Managern – den Genen – kontrolliert und beaufsichtigt.

Das genetische Potenzial ausschöpfen

Diese Gene haben sich schon vor Neandertalerzeiten an Regen, Schnee, Tag und Nacht, an Sonne, Nebel, Frost oder Sturm angepasst. Jetzt warten sie oft vergeblich darauf, dass diese wechselnden Umstände wiederkehren. Wir meiden aber die widrige Unbill des Wetters, deshalb bleiben viele hautbildende Gene zur Untätigkeit verurteilt. Die Folge: Den Hautzellen mögen zwar ausreichend Nährstoffe zur Verfügung stehen, ihr Stoffwechsel ist jedoch gebremst, sie nutzen ihr genetisches Potenzial nur zu vielleicht 80, 70 oder noch weniger Prozent aus. Ganz anders also, als Tiere und Pflanzen, die stets zu 100 Prozent »gut drauf« sind. Hautzellforscher empfehlen, ohne Kopfbedeckung und nicht zu warm eingemummelt ins Freie zu gehen (am besten bei Regen oder Schneetreiben) und sich gegen die Kälte warm zu gehen oder zu laufen. Danach heim, unter die Dusche, trockenrubbeln – und Haut und Haar fühlen sich plötzlich ganz jung, fest, straff und voll an.

Auch wenn's schwer fällt – gewöhnen Sie sich daran, die tägliche Dusche mit einem kalten Guss abzuschließen. Die Haut ist dann bestens durchblutet und schleust vermehrt Nährstoffe in ihre Gewebe.

Die Haut sehnt sich nach Sonnenstrahlen

Genau wie bei den Urmenschen stehen unsere Hautzellen noch immer in ständigem Kontakt zur Sonne. Diese schickt ihre Photonen (Lichtteilchen) auf ihre Acht-Minuten-Weltallreise und zu unseren Hautzellen. Gene in diesen Zellen reagieren dann mit äußerster Empfindlichkeit auf jeden einzelnen dieser Licht- oder Sonnenstrahlen. Übermittler ist dabei das Hormonvitamin D, das in cholesterinhaltigen Zellen der Haut gebildet wird. Es eilt gleich nach seiner Fertigstellung über Blutgefäße und durch die äußere Schutzschicht der Hautzellen zu den Zellkernen. Auch dort braucht es gar nicht lange anzuklopfen, sondern es schlüpft auch durch die Schutzwand des Zellkerns zu den Genen. Als so genannter Transkriptionsfaktor stimuliert es diese zu Vitalimpulsen für die kräftige Neubildung von Hautgewebe, Bindegewebe und Haarwuchs. Die Sonne macht uns also jung und schön – wenn wir es nur wollen.

Die Tageshormone

Wenn es draußen noch ganz finster ist, reagieren erst die Pflanzen und danach die Tiere bereits auf die allerersten kleinen Lichtteilchen des anbrechenden Tages. Jetzt beginnt bei Tieren und bei uns Menschen die Produktion von wach machenden Tageshormonen, z. B. aus unserer Hirnanhangsdrüse. Diese setzen im Organismus eine ganze Reihe von Funktionen in Gang. Die Folgen:

So schädlich das stundenlange Braten an südlichen Stränden für die Haut ist, so unentbehrlich sind die Sonnenstrahlen für den Hormon- und Vitaminhaushalt. Es ist also eine Frage der Dosis, ob die Sonne nützt oder schadet.

- Die nachts schlaffen Gefäße verengen sich, der Blutdruck erhöht sich und bringt uns in Schwung.
- Herzschlag und Blutzirkulation werden angeregt.
- Die vorher noch »schlafende« Haut wird belebt, ihr Stoffwechsel angekurbelt.

Von dieser frühen Phase morgendlich aktiver Hautzellen bekommen wir Menschen meist nichts mit – weil wir uns ja noch im Tiefschlaf befinden. Bei unseren Vorfahren war dies anders: Deren Bindegewebe- und Hautzellen nutzten die verjüngenden Sonnenstrahlen viel länger. Von ihnen sollten wir also wieder lernen:

- Mehrmals täglich raus ans Licht und in die Sonne. Im Hochsommer sich nur am frühen Vormittag und am Nachmittag von der Sonne bräunen lassen – mittags verkriechen sich selbst die Tiere in den Schatten.
- Die belebenden UV-Strahlen dringen auch durch leichte Kleidung. Trotzdem ist es wichtig, möglichst große Hautpartien regelmäßig dem Tageslicht auszusetzen.
- Möglichst einmal in der Woche eine längere Wanderung, Spaziergang, Radtour usw. unternehmen, damit die Hautzellen über Stunden hinweg ihre genetischen Vitamin-D-Impulse erhalten.

Die Hautzellen durch Bewegung in Schwung bringen

Für unsere Haut ist es ein Unterschied, ob wir uns in geschlossenen Räumen aktiv bewegen (z. B. im Fitnessstudio) oder im Freien. Bei einem Waldlauf oder einem flotten Waldspaziergang erhalten unsere Hautzellen ein ganzes Paket verjüngender Frischeimpulse.

- Je kälter, desto besser. Wenn die Außentemperatur niedriger liegt als die Körpertemperatur, läuft die so genannte Thermoregulation der Haut auf Hochtouren. Für unseren Körper ist es nämlich lebensnotwendig, die Celsiusgrade stets um die 37 zu halten. Dabei wirken viele hormonelle und andere Mechanismen mit. Den Hauptjob bei der Bewältigung dieser Aufgabe aber hat die Haut. Durch Verdunstung und Erwärmung gleicht sie die Kälte- oder auch Wärmeangriffe ab und schützt so das Körperinnere.

Dynamischer Wechsel

In unseren Epidermis- und tiefer liegenden Haut- und Bindege-
websschichten stecken immer noch die »Neandertalerzellen«.
Diese sind auf einen ständigen Wechsel eingestellt:

- Absolute Trägheit und Entspannung
- Leichtes, vorsichtiges Schleichen
- Kräftiges Voranstürmen
- Höchstbelastungen (z. B. bei der Jagd oder im Kampf)

Dies alles spielte sich bei unseren Urahnen unter freiem Himmel ab. Dabei brachte der Wechsel zwischen völliger Ruhe und
Jagdstress viel steilere Kurven in die Stoffwechselrate. Gefäße
verengten sich in Zehntelsekunden, wenn z. B. Gefahr drohte;
sie erweiterten sich innerhalb von Sekunden, wenn die herrlich
lange glückliche Zeit des Dahindösens auf dem Waldboden ge-
kommen war. Die Haut wurde dabei jedesmal dynamisch
durchblutet oder total »eingeschläfert«.

Frische, sauerstoffreiche Luft verjüngt

Wer einmal die Gelegenheit genutzt hat, eine warme Sommernacht
im Freien (z. B. im Schlafsack oder auch im »Notbett« auf dem Bal-
kon) zuzubringen, bekommt eine Ahnung von dem süßen Nacht-
schlaf der Natur:

- Weil die Luft sauerstoffreicher und frischer ist und die Temperatur
sich zwischen Abend- und Morgenstunden ständig ändert, steigt die
Anzahl der Mitochondrien (Energiebrennkammern) in den Haut- und
Bindegewebezellen bis auf das Doppelte an. Die Folge: Proteinsynthesen und Erneuerungsprozesse in der Haut werden enorm angekurbelt. Beim Schlaf in geschlossenen Räumen bei gleich bleibender
Temperatur und in sauerstoffärmerer Luft hingegen sinkt die Anzahl
der Mitochondrien und damit die Sauerstoffversorgung und Energiegewinnung von Haut und Bindegewebe.

- Auch die Anzahl der Ribosomen nimmt drastisch ab. Dies sind
winzigkleine Eiweißfabriken, in denen verjüngende Haut- und Kol-
lagenproteine hergestellt werden. Jugendlich-kräftige Bindegewebezellen oder entsprechende Fibroblasten bei Tieren in freier Natur ver-

Vergessen Sie ruhig einmal würdiges Beneh-men, und legen Sie einen kleinen Sprint ein, um Bus oder Bahn zu erreichen, hüpfen Sie über Regen-pfützen, und las-sen Sie sich auf eine Schneeball-schlacht ein. Wechselnde Be-lastungen tun der Haut und dem Kreislauf gut.

Ein geöffnetes Schlafzimmerfenster kann Ihre Haut in den Genuss der feuchten Nachtluft bringen. Auch ein später Spaziergang nach der Abendmahlzeit tut der Haut gut und verhilft zu süßem Schlummer.

fügen über etwa 50 000 bis 80 000 solcher Ribosomen. In jeder einzelnen dieser Eiweißwerkstätten wird aus Aminosäuren etwa alle 45 Sekunden ein Haut- oder Kollagenprotein synthetisiert – insgesamt also eine gewaltige Anzahl. Ganz klar, dass unsere Urahnen, die Neandertaler, frühmorgens mit bestens verjüngter Haut und beneidenswertem Bindegewebe aufwachten.

● Die würzige Nachtluft legt der Haut einen feinen Feuchtigkeitsfilm auf, den sie noch lang behält, selbst wenn man am Vormittag schon wieder mittendrin im Bürostress steckt. Genetisch geschulte Dermatologen behaupten: Es gibt kein besseres Schönheitsmittel für Kollagen, Haut oder Haare, als eine Nacht im Freien zu schlafen.

Wer also seine Eine-Woche-Haut-Kur (siehe Seite 163ff.) möglichst aktiv unterstützen möchte, sollte in dieser Zeit hin und wieder mal Neandertaler spielen. Haut, Haare, Bindegewebe und sogar die Fingernägel freuen sich darüber und bedanken sich, indem sie uns jünger, schöner und attraktiver machen.

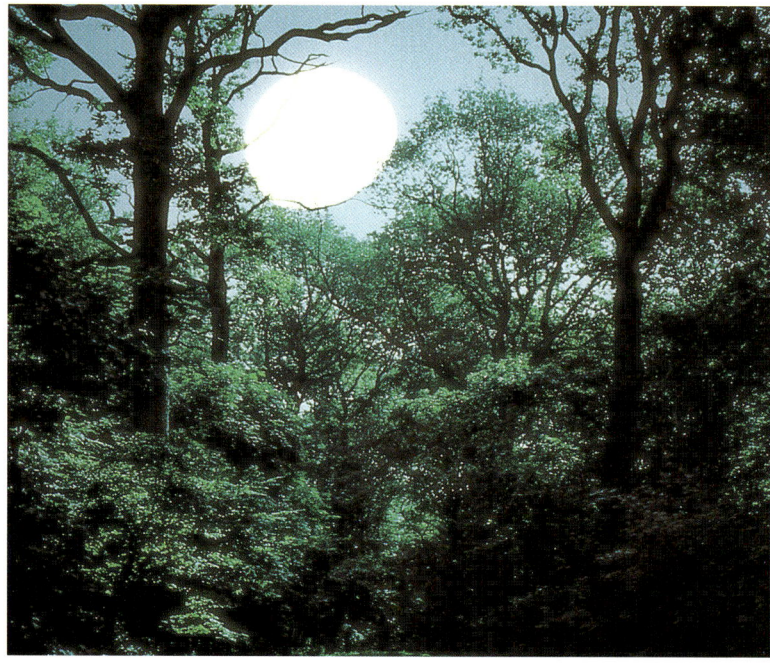

Nicht nur romantisch, sondern auch die reinste Frischekur für die Haut: ausgedehnte Abendspaziergänge in Gebieten abseits vom Straßenverkehr.

Saunen und Baden

Bäderanwendungen sind seit jeher eine Wohltat für körperliches und seelisches Wohlbefinden. Die positive Wirkung auf die Haut kann durch Badezusätze noch verstärkt werden. Auch Saunen ist durch die durchblutungsfördernde Wirkung besonders gut für die Haut.

Wasser – der beste Freund Ihrer Haut

Dass unsere Haut das schlichte Wasser so gern mag, hängt wohl damit zusammen, dass wir Menschen zu 70 Prozent selbst aus Wasser bestehen. Bis zur Geburt verbringen wir neun Monate geschützt und geborgen im Mutterleib, von Fruchtwasser umgeben. Wasser ist das Elixier des Lebens. Fest steht, dass sich unsere Haut immer freut, wenn sie mit Wasser in Berührung kommt – sei es im Regen oder auch in der Badewanne.

Entzündungen können unter Umständen bereits abklingen, wenn Gesicht oder Hände statt mit der gewohnten Seife hin und wieder lediglich mit Wasser gewaschen werden. Empfehlenswert ist das milde Regenwasser mit seinen Konzentrationen an Staubteilchen und Luftgasen in gelöster Form. Das Wasser aus sauberen Bächen oder Flüssen ist reich an hautfreundlichen Kalzium- und Magnesiumsalzen. Ideal ist frisches Quellwasser, das diese Biostoffe meist in noch höheren Quantitäten enthält.

Schwitzen nach finnischer Art

Saunen ist besonders in der kalten Jahreszeit sehr beliebt. Es stärkt das Immunsystem, löst Muskelverspannungen, trainiert die Gefäße, reinigt und strafft die Haut. Die Hautdurchblutung wird angeregt, was wiederum die Regeneration der Haut unterstützt. Hautunreinheiten werden beseitigt. Bei einem Saunabesuch kann der Körper über die Haut mehr als einen Liter Schweiß ausscheiden. Der Stoffwechsel der Haut wird dadurch enorm aktiviert. Der Wasserverlust wirkt sich aber nicht negativ auf den Feuchtigkeitshaushalt der Haut aus. Im Gegenteil: Die Oberhauthornzellen quellen dabei sogar auf.

Die Sauna ist in ihrem Ursprungsland Finnland seit Jahrhunderten bewährt als Mittel zur Gesunderhaltung des ganzen Körpers. Auch hierzulande gibt es in fast allen Orten öffentliche Saunabäder, wo man auf entspannende Art sich selbst etwas Gutes tun kann.

177

Mit dem Schweiß werden Gifte und Schlacken aus dem Körpergewebe gelöst, da der Flüssigkeitsverlust des Bluts über die Zellflüssigkeit wieder ausgeglichen werden muss und damit auch die Gifte mit ausgeschwemmt werden. Regelmäßige Saunabesuche haben auch eine positive Wirkung auf erweiterte Äderchen, so genannte Teleangiektasien, die meist im Gesicht auftreten. Dies sind erschlaffte Gefäße, die ihre Fähigkeit, sich den Temperaturreizen anzupassen, nahezu verloren haben. Durch das Gefäßtraining beim Saunen (die Gefäße müssen sich an den Wechsel von heiß und kalt anpassen) werden diese Hauterscheinungen mit der Zeit weniger sichtbar.

Balneotherapie – die Haut gesund baden

Schon die alten Griechen und Römer gönnten ihrer Haut ein duftendes Kräuterbad, um anschließend verjüngt und wie neugeboren aus dem Becken zu steigen. Dabei werden oberflächliche Hautgefäße weit gestellt, die Durchblutung verbessert, die Schweißreaktionen verstärkt, und es kommt zu einer entstauenden Wirkung auf das darunter liegende Bindegewebe.

Man hat festgestellt, dass bei regelmäßigem Saunabesuch Allergien seltener oder in milderer Form auftreten. Vermutlich ist das auf die allgemeine Harmonisierung der Immunabwehr zurückzuführen.

Bei einem Warmbad können bis zu eineinhalb Liter Blut aus dem Körper in die Haut abfließen – eine gehörige Menge, da läuft die Durchblutung auf Hochtouren.

Medizinische Badezusätze gibt es für unterschiedliche Hautbeschwerden sowie ganz einfach als verschönernde Kosmetika.

Sauna – Schwitzkur für die Haut

- Mit dem Badegang zwischen kalt und heiß wird die Haut stark durchblutet und die Schweißdrüsensekretion angeregt. Die Luft ist nämlich trocken und die Luftfeuchtigkeit gering.
- Die wechselnden Temperaturreize wirken belebend auf die Gene der hautbildenden Zellen. Dadurch wird die Stoffwechselrate erhöht, die Haut in kurzer Zeit regeneriert und verjüngt.
- Durch das Saunaschwitzen werden Schlacken, Gift- und Schadstoffe aus der Haut ausgeschieden, Ihr Immunsystem entlastet, die Haut wird widerstandsfähiger. Krankhafte Hauterscheinungen klingen – je nach Disposition – rascher ab.

Gesunde Bäder für die Haut

Dampfbäder

Dampfbäder öffnen die Hautporen, reinigen die Haut, schenken ihr Feuchtigkeit und regen die Durchblutung an, wodurch der gesamte Hautstoffwechsel angeregt wird. Mit Kräutern wie Melisse, Thymian, Kamille oder Fenchel kann man die Wirkung verstärken und vor allem auch die Schleimhäute der Atmungswege desinfizieren.

Ölbäder

Ölbäder helfen nachhaltig gegen trockene Haut und verstärken den wichtigen ölig-feuchten Schutzfilm der Haut. Ölbäder (z. B. mit Rosmarin, Eukalyptus, Pfefferminz, Wacholderbeeren, Anis oder Nelken) sind ein wunderbares natürliches Mittel gegen unreine Haut, Pickel, Pusteln usw.

Fango- oder Schlammbäder

Fango- oder Schlammbäder wirken oft ausgezeichnet bei Hautentzündungen. Natürlicher organischer Schlamm ist sehr reich an Schwefel und anderen wertvollen Mineralstoffen.

Außerdem erwärmt sich der Körper in einem Moorbad stärker als in einfachem Wasser, die Durchblutung der Haut wird gefördert, und Stoffwechselprozesse kommen besser in Gang. Fango enthält wertvolle Huminsäuren, die den Säureschutzmantel der Haut regenerieren. Auch bei einer gestörten Balance der Vaginalschleimhaut wirkt Moorwasser ausgleichend. Allerdings ist so ein Bad auch anstrengend, deshalb sollte man anschließend eine halbe Stunde ruhen.

Meerwasserbäder

Besonders hautfreundlich und -verjüngend sind Meerwasserbäder (Thalassotherapie). Vor allem das Atlantik- und Nordseewasser weist eine ähnliche Zusammensetzung wie das menschliche Blutserum auf. Diese salzreichen Bäder kräftigen die Haut ganz allgemein, weil das Wasser die Nährstoffaufnahme der Haut begünstigt. Sie helfen bei großflächigen Hauterscheinungen, Ekzemen und Geschwüren. Meerwasserdampfbäder können die Heilung von Entzündungen (z. B. der Augenbindehaut) beschleunigen.

Ätherische Öle aus verschiedenen Kräutern und Blumen wirken als Badezusatz nicht nur über die Haut, sondern auch über die Atemwege. Man darf die hochwirksamen Essenzen aber nie überdosieren oder unverdünnt anwenden.

179

Kosmetik aus der Natur

Hautkosmetik wird oft überbewertet. Allerdings hält die Natur einige Produkte für uns bereit, die wir bedenkenlos anwenden können und die zudem auch nicht so kostspielig sind wie entsprechende Produkte der Kosmetikfirmen.

Milch und Honig – nicht nur Nahrungsmittel

Auch ohne das riesige Arsenal an Kosmetika, das uns heute zur Verfügung steht, schafften es unsere Vorfahren, ihre Haut zu pflegen – und das oftmals mit mehr Erfolg, obwohl sie nur auf einfache, im Haushalt vorhandene Mittel zurückgreifen konnten.

Was unserer Haut äußerlich helfen kann, sind Produkte der Natur wie Wasser, natürliche Badezusätze, Öle, Fette, Essig, Milch, Honig, Eigelb, Kräuter und Meersalz.

Mit diesen »Fertigprodukten« aus der reichhaltigen Kosmetikabteilung der Natur sind unsere Hautzellen genetisch vertraut. Sie schaden auch dem sensiblen ölig-feuchten, an Mikroben reichen Film nicht, der unserer äußersten Hautschicht aufliegt.

Trister Alltag der Haut

Der Alltag im Leben unserer Haut sieht häufig recht trist aus: Die Luft ist trocken, verbraucht und sauerstoffarm, die kümmerlichen Lichtstrahlen kommen aus Glühbirnen und Neonröhren, im Sommer sorgen Klimaanlagen, im Winter Zentralheizungen für hautfeindliche Temperaturen. Außerdem wimmelt es von Schad- und Giftstoffen. Ungesunde Seifen und Shampoos greifen den Säureschutzmantel an, reizen mit einer Vielzahl von Farb-, Duft- und Konservierungsstoffen oder entfetten rigoros die Haarsubstanz. Parfüms, Rouge, Make-up und Make-up-Entferner, Aftershaves, Lidschatten, Tag- und Nachtcremes, Deodorants usw. geben der Haut nicht selten den Rest.

Dabei können wir unserer Haut auch von außen helfen. Am liebsten wäre es ihr natürlich, wenn wir die würzig-feuchte Waldluft, die belebenden Sonnenstrahlen oder den feinen sauerstoffhaltigen Nacht- und Frühnebel ins Büro oder in unsere Zimmer holen könnten. Weil sich die Natur aber nicht einfach einpacken und zwischen vier Wände sperren lässt, darf man mit natürlicher Hautkosmetik ruhig ein bisschen nachhelfen.

Vorsicht, Giftstoffe!

- Im eitlen Bemühen, die Natur in punkto Hautkosmetik zu übertreffen, setzt die Industrie fast 2000 Wirk- und Inhaltsstoffe ein.

- Die meisten von ihnen sind chemisch-synthetisch hergestellt, viele von ihnen über so genannte LD-Tests im Tierversuch als »unbedenklich« ausgewiesen. LD bedeutet Letaldosis, also die Dosis, die dazu führt, dass ein kleiner Beaglehund, ein Meerschweinchen oder ein anderes Versuchstier an den enthaltenen Giftstoffen stirbt.

- Dass wir Menschen nicht daran sterben, liegt nur daran, dass die Kosmetika keine Giftkonzentrationen in tödlicher Dosis enthalten. Trotzdem: Die meisten solcher Schönheitsmittel für Haut und Haare schaden eher, als dass sie nützen. Grund genug, um sie im Regal der Parfümerie oder der Drogerie links liegen zu lassen und auf die gesünderen und zudem viel preiswerteren Produkte zurückzugreifen, die die Natur für uns bereit hält.

Öl schützt die Haut

Vor allem Menschen, die sich viel in geschlossenen Räumen und trockener Luft aufhalten, sollten ihrer Haut hin und wieder etwas Öl gönnen. Der der Epidermis aufliegende Film ist ja selbst ölig-feucht. Gemeinsam mit der Haut schützt er den Körper vor Austrocknung – sonst würden wir Menschen nämlich täglich bis zu 20 Liter Wasser bzw. Flüssigkeit verlieren.

Verschiedene hochwertige Pflanzenöle sind bei den meisten Naturvölkern das wichtigste Mittel, um Haut und Haare zu pflegen. Auch die indische Gesundheitslehre Ayurveda kennt unzählige Anwendungen für wohltuende Ölbäder, -packungen, -massagen und -güsse.

Wohltuende Öle und Fette

Pflanzen speichern Fette vorwiegend in ihrer Außenhaut, um sich selbst bei sengender Hitze vor dem Austrocknen zu schützen. Ohne Fettsäuren in der Schale von Äpfeln, Weintrauben usw. gäbe es kein köstlich-saftiges Fruchtfleisch. Je unerbittlicher Sonnenstrahlen vom Himmel brennen, desto hartnäckiger wehren sich Öle und Fette in Blättern, Nadeln oder Früchten dagegen.

Das Wollfett, auch Lanolin genannt, ähnelt in seiner Zusammensetzung besonders dem menschlichen Hauttalg und wird deshalb gern für Pflegecremes und -lotionen verwendet.

Einige wichtige Fette

Pflanzliche Lipide ziehen leicht in die Haut ein und verbinden sich mit ihr. Sie wirken bei fettiger Haut ebenso wie bei trocken-rissiger oder unreiner Haut. Hautfreundliche Lipide sind:

- Bienenwachs: Es eignet sich gut als Basissubstanz bei der eigenen Herstellung von Cremes, Salben, Masken usw.
- Lebertran: Mit seinem hohen Anteil an wertvollen ungesättigten Fettsäuren und den fettlöslichen Vitaminen A und E hilft er bei kleinen Wunden und lokalen Entzündungen.
- Sojalezithin: Enthält viel Cholin, das den Cholesterinstoffwechsel der Haut reguliert.
- Wollfett: Wird aus roher Schafwolle gewonnen. Als hautfreundlicher Träger von Wirkstoffen transportiert es gesunde Substanzen direkt in die Hautschichten.
- Kakaobutter: Dieses hochwertige natürliche Samenkernfett der Kakaobohne schmilzt bereits bei 32 °C und wird nicht so schnell ranzig wie andere Lipide. Es eignet sich deshalb bestens als Rohstoff für gesunde Hautcremes.

Fettsäuren bewahren vor Austrocknung

Auf eben dieselbe Weise schützen Fettsäuren und Ölsubstanzen auch die Haut von uns Menschen vor Austrocknung. Während sich die Schutzhäutchen der Zellen im Inneren unseres Körpers gegen UV-Strahlen nicht behaupten müssen, haben es die Zellen in den drei Hautschichten wesentlich schwerer. Ihr Stoffwechsel muss trotz dieser Dauerangriffe von außen unbehelligt arbeiten, in cholesterinhaltigen Zellen z. B. das lebensnotwendige Sonnenvitamin D herstellen. Wissenschaftler fassen Öle, Fette und Wachse unter dem Begriff »Lipide« zusammen.

Wie Lipide unsere Haut jung halten

- In gemäßigten Klimazonen brauchen Pflanzen und deren Früchte und Keime keinen so dicken Ölpanzer als Schutz gegen die Sonne. Je heißer es allerdings ist, desto mehr entwickelt die Natur den besten öligen Feuchtigkeitsschutz.

- Dementsprechend zählen bestimmte Öle zu den besten Verbündeten der Haut von Menschen, die sich fast ausschließlich in geschlossenen Räumen oder im Auto aufhalten: Avocadoöl, Kokosöl, Olivenöl, Sesamöl, Jojobaöl, Zitronenöl, Mandelöl, Sojaöl.
- Alle diese Lipide werden von Naturkosmetikherstellern als Basis hautschützender Produkte verwendet. Wichtig: Je weniger chemisch-synthetische Bestandteile auf dem Etikett aufgelistet sind, desto hautverträglicher ist das Produkt.

Essig – die Haut mag's auch sauer

Die im Essig enthaltene Essigsäure ist ein wichtiges Heilmittel der Natur. Sie wirkt desinfizierend, befreit z.B. Magen- und Darmschleimhäute von Infektionen. Essigsäure, die sich im faulenden Fruchtfleisch bildet, schützt aber auch die Kerne, Keime und Samen von reifen Pflanzen vor Bakterien, Pilzen, Viren, Parasiten und anderen Krankheitserregern.

Auf dieselbe Weise wird Essig auch zum gesunden Desinfektionsmittel für die Haut. Er sollte jedoch immer verdünnt angewendet werden, etwa im Verhältnis fünf bis zehn Teile Wasser zu einem Teil Essig, weil eine Behandlung großflächiger Hautpartien mit reinem Essig sonst auch die »gute« Bakterienflora abtötet, die der Epidermis als Schutzfilm aufliegt. Am besten geeignet für eine einmalige Behandlung oder auch eine Hautkur, die sich über eine Woche hinzieht, ist verdünnter naturreiner Apfelessig.

Kleinere Wunden und Abschürfungen kann man zur Desinfektion und besseren Abheilung mit stark verdünntem Apfelessig abtupfen oder Auflagen damit machen.

Apfelessig verjüngt die Haut

- Auf unserer Haut leben freundliche Bakterien. Sie bilden eine Barriere gegen krankheitserregende Mikroben, die überall in der Natur um jeden Quadratmillimeter Lebensraum kämpfen. Diese Pilze, Viren, Bakterien, Milben, Parasiten usw. versuchen mit erheblichem Ehrgeiz, Schleimhäute zu besiedeln oder auch in tiefer liegende Hautschichten vorzudringen.
- Genauso wie Apfelessig für mehr Magensäure sorgt (die wiederum Bakterien und Pilze im Magen abtötet), hilft seine Essigsäure den »braven« Hautbakterien bei ihrer Dauerschlacht gegen die feindli-

**Eine morgend-
liche Massage mit
verdünntem
Apfelessig regt
die Blutzirku-
lation der Haut
an und liefert
Spannkraft für
den ganzen Tag.**

chen Mikroorganismen. Dabei genügt es häufig schon, dem Badewasser ein kleines Glas mit qualitativ gutem, naturtrübem Apfelessig
beizumengen.

● Anwendungen mit Apfelessig sind vor allem für Menschen mit
rauer, trockener und rissiger Haut nützlich. Denn die oft winzigen
Hautrisse öffnen krankheitserregenden Mikroben den Zugang zu den
unteren Hautschichten, wo sie sich ansiedeln und Entzündungen oder
Krankheiten hervorrufen.

● Apfelessig eignet sich auch sehr gut als Beigabe für eine Haarspü-
lung, er macht das Haar geschmeidig und vermittelt ihm Glanz.

Warum gerade Apfelessig?

Essigsäure ist auch in anderen Obstessigen oder in Weinessig enthalten. Ein guter Apfelessig ist aber besonders reich an Vitaminen und
Spurenelementen, weil er aus dem ganzen Apfel gewonnen wird.
Stängel, Schale und Kerne liefern dabei wertvolle Biostoffe, z. B. Kalium und Kalzium sowie die Hautschutzvitamine C, E und Beta-Karotin. Abzuraten ist von billigem, meist klarem Apfelessig, der nicht
selten industriell erzeugt wird, als Gemisch aus Wasser, Essigessenz
und Apfelsaft.

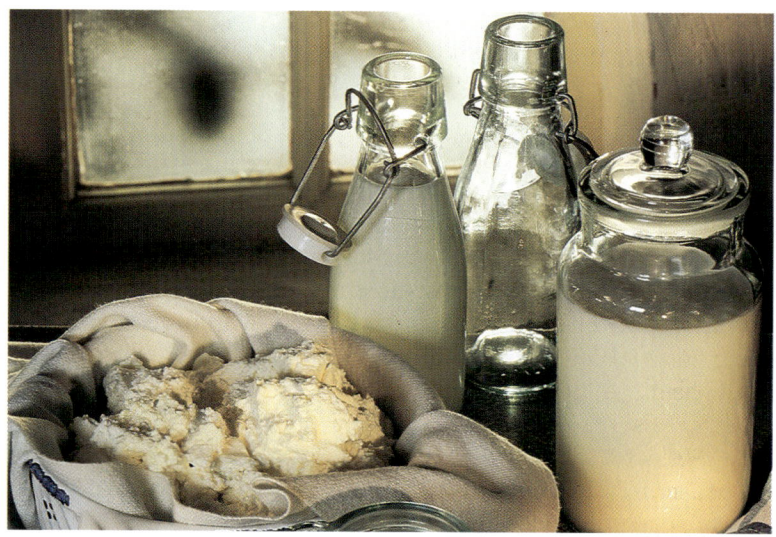

*Milch und Milch-
produkte sind wun-
derbar hautnäh-
rende und zugleich
preiswerte Pflege-
mittel aus der Natur.*

Milch schmeckt auch der Haut gut

Schon die schönen Damen im alten Rom oder Athen pflegten ihre Haut mit Milch – wobei die einen auf Schafs- oder Eselsmilch, andere wieder auf Ziegen- oder Kuhmilch schwörten. Eines haben alle Milcharten gemeinsam: Sie enthalten für die Aufzucht der Neugeborenen Eiweiß, Fett, Milchzucker, Mineralien, Spurenelemente und Vitamine. Äußerlich aufgetragen kann die Milch einen Teil ihrer kostbaren Inhaltsstoffe direkt in die Haut einschleusen.

Der beste Nährstoff der Natur

• Milch ist eine Emulsion aus Wasser und verteilten winzigen Fetttröpfchen (mit zahlreichen anderen Biostoffen). In dieser Kombination ist sie für sich selbst eine eigentlich unübertreffliche Feuchtigkeitscreme. Ihre Bestandteile werden von der Haut rasch aufgesogen.

• Die in allen Milcharten reich enthaltenen Aminosäuren können fettige Haut normalisieren und einer zu starken Verhornung der Haut vorbeugen.

• Bestimmte Bakterienarten bauen die in der Milch enthaltenen Kohlenhydrate zu Milchsäure ab – so z. B. auch, wenn wir unser Gesicht mit Milch reinigen und diese eine Weile eindringen lassen. Diese Milchsäure ist bester Nährstoff für die guten Bakterienkulturen auf unserer Haut. Damit trägt sie dazu bei, dass die Haut ihren natürlichen Säure- und Feuchtigkeitsmantel beibehält.

Hautbehandlung mit Milchprodukten

Milchsäure und andere Milchbestandteile werden auch von der modernen Kosmetikindustrie mehr und mehr genutzt. Man hat nämlich herausgefunden, dass naturgewachsene und -belassene Substanzen intensiver auf die obere Hautschicht und ihren Bakteriensäurefilm einwirken als chemische Hautmittel bzw. Mischsubstanzen aus Natur und Chemie. Auch andere Milchprodukte gewinnen für die Hautbehandlung mehr und mehr an Bedeutung:

• Molke als kurzfristig aufgetragene, sehr eiweißreiche Hautnahrung. Sie enthält das sehr hochwertige Eiweiß Albumin, außerdem Mineralstoffe wie Kalium, Kalzium, Magnesium und reichlich Spurenelemente, Vitamine, Milch- und Orotsäure.

Quark, Joghurt und Buttermilch eignen sich hervorragend für preiswerte Gesichtspackungen, die besonders der feuchtigkeitsarmen, trockenen Haut gut tun.

● Joghurt mit seinen reichen und gesunden Bakterienkulturen stimuliert als Gesichts- oder Halsmaske den Neuaufbau der Hautflora und beugt einer Verhornung vor. Die darin besonders reich enthaltene Milchsäure kann auch frühzeitige Faltenbildung verhindern bzw. bereits vorhandene Fältchen geschmeidig halten.

● Kefir, ein gesundes Getränk aus dem Kaukasus, verwenden die dort lebenden Menschen schon seit vielen Generationen, um vor allem die Haut der Hände geschmeidig zu halten. Eine von innen und außen ungenügend genährte Haut trocknet oft im Winter aus, es kommt dann zu Hautrissen, Blutungen und Entzündungen. Dem beugt Kefir vor.

● Sahne, auf Hautrisse und kleine Wunden aufgetragen, beschleunigt den Heilungsverlauf. Bekannt ist, dass Sennerinnen oder ganz allgemein Menschen, die in Handarbeit mit der Käseherstellung oder Milchproduktion beschäftigt sind, meist wundervoll glatte, weiche und unverbrauchte Hände haben.

● Quarkpackungen sind ein altes Hausmittel bei entzündlichen Hautveränderungen. Quark hat auch eine durchblutungsfördernde Wirkung auf das Unterhautgewebe.

● Eine kräftige Gesichtsmaske kann man auch aus Milchpulver machen, das mit Dinkelmehl gemischt wird. Das Gemenge wird mit heißem Wasser zu einem Brei gerührt und auf das Gesicht aufgetragen. Wenn die Maske nach etwa einer halben Stunde getrocknet ist, wird sie abgezogen.

Kräuterkosmetik steht hoch im Kurs, dabei sind die namengebenden Heilpflanzen oft nur in winzigen Spuren in Fertigpräparaten enthalten. Bei Ihren eigenen Kräuteranwendungen können Sie gezielter auswählen und dosieren.

Hautpflege mit Heilkräutern

Wildkräuter sind die Apotheke der Natur, sie produzieren beißend riechende, scharf schmeckende, in höherer Potenz oft giftige Wirkstoffe, mit deren Hilfe Tiere sich von Krankheiten befreien oder die sie instinktiv zu besserem Allgemeinbefinden nutzen. Ein Beispiel: Vor und während der Brunftzeit fressen Hirsche und andere Wildtiere massenweise Brennnesseln, um damit ihre Hormonproduktion aufzumöbeln und sich zu kräftigen.

Tiere in freier Natur fressen Blätter von Kräutern, um ihren Darm von schädlichen Bakterien zu befreien. Sie wälzen sich ebenso in bestimmten Kräuterkolonien, um ihr Fell zu reinigen und ihre Haut gesund zu erhalten. Auch wir Menschen können Kräuter für eine schöne, gesunde Haut und geschmeidige Haare nutzen.

Die Naturapotheke

Aus Kräutern gewinnen die Hersteller von Phytopharmaka (pflanzliche Arzneimittel) ihre Grundsubstanzen. So gibt es beispielsweise über 3000 verschiedene so genannte Alkaloide, aus denen u. a. Koffein, Chinin, Kodein oder Morphium gewonnen wird. Das Herzkräftigungsmittel Digitalis wird aus dem Fingerhut gewonnen, das Schmerzmittel Aspirin ist eine chemische Imitation des Wirkstoffs Salizin aus der Rinde weißer Weidenbäume. Reserpin, ein Medikament gegen Bluthochdruck, haben die alten Inder schon aus Wildkräuterbüschen gewonnen, das Antibiotikum Penizillin stammt ursprünglich aus ganz primitiven Schimmelpilzen.

Immer neue heilkräftige Pflanzenwirkstoffe werden im südamerikanischen tropischen Regenwald entdeckt, der noch reiche Schätze an unbekannten oder kaum erforschten Pflanzenarten enthält.

Heilkräfte sind seit Urzeiten bekannt

- Vor rund 5000 Jahren haben die alten Sumerer mit Thymian und Kümmel geheilt. Um 1600 v. Chr. hat ein ägyptischer Naturarzt die Namen mehrerer hundert Kräuter mit heilsamer Wirkung auf Papyrus geschrieben, darunter die noch heute genutzten Heilpflanzen Pfefferminze, Myrrhe und Rizinus. Der Ägyptologe Georg Ebers entdeckte diese Schrift.
- In gewisser Weise ähneln Kräuter unserer Haut: Sie produzieren Abwehrstoffe gegen Parasiten und Bakterien, die von außen auf sie eindringen. Diese Abwehrstoffe sind also schon darauf spezialisiert, feindliche Mikroorganismen abzutöten, so dass sie auf der Haut keinen Schaden anrichten.
- Diese ganz natürliche Waffe der Kräuterpflanzen verbindet sich mit unseren hauteigenen »Bakterienarmeen« im Kampf gegen krankheitserregende Mikroben aller Art.

Kombinierte Therapie

Ideal ist die Kombinationswirkung von äußerlicher Kräuterbehandlung und einer Hauttherapie von innen, aus dem Stoffwechsel heraus, durch eine entsprechende vollwertige Ernährung. Die Erfolge bleiben nicht aus:

- Unreine Haut glättet sich, Entzündungen, Pickel und Pusteln etc. klingen ab.
- Fettige, seborrhoische Haut reguliert ihren entgleisten Fett- und Talgstoffwechsel.
- Trockene, rissige Haut erhält ihren natürlichen und schützenden Feuchtigkeitsfilm zurück.

Alle empfohlenen Kräuter erhalten Sie in der Apotheke oder in speziellen Heilkräuterläden. Natürlich können manche einheimischen Pflanzen auch selbst gesammelt werden, aber dazu gehört viel Sachkenntnis über geschützte Arten, von Umweltbelastungen freie Standorte sowie über Trocknungs- und Aufbewahrungsmethoden.

Nicht jeder einzelne Pickel erfordert gleich einen Großeinsatz an Gegenmaßnahmen. Unreine Haut entsteht auch leicht durch eine Überflutung mit ständig wechselnden Pflegepräparaten.

Unreine Haut – die Natur hilft

Sie versprechen zwar viel, die Etiketten und Beipackzettel, die Werbeslogans und Verkaufsargumente der Kosmetik- und Hautmittelhersteller. Allerdings: Nur zu oft machen sie letztlich aus einem Pickel auf der Haut zwei Pickel.

Die Natur kennt keine Werbeslogans, sie drängt sich mit dem Zauberschrank ihrer Medikamente auch nicht auf. Dabei lagern in ihren geheimen Apothekenkästchen faszinierende Wirkstoffe, die unreine Haut – im Zusammenwirken mit dem inneren Stoffwechsel – wieder richtig schön glatt machen.

Tiefenreinigung für die Haut – die fünf besten Kräuter

Unreine Haut neigt zu den unterschiedlichsten Erscheinungen wie Mitessern, Pickeln, Pusteln oder Furunkeln. Die folgenden bekannten und weniger bekannten Heilpflanzen können angewendet als Umschläge oder Badezusätze – jedoch immer in Kombination mit einer sinnvollen Ernährung – wertvolle Dienste bei der Behandlung dieser oft sehr hartnäckigen Hautprobleme leisten.

Sarsaparilla

Dieser hohe, kräftige Strauch wächst mit Vorliebe in südlichen Ländern und den Subtropen, wo er sich mit einer Fülle hochprozentiger Abwehrstoffe gegen Dauerangriffe von außen wehren muss. Besonders hautfreundlich sind so genannte Phytosterine, Fettstoffe, die chemisch dem Cholesterin sehr ähneln und deshalb vorbeugend, lindernd und heilend bei Hautunreinheiten wirken, die durch einen Mangel an Hautcholesterin verursacht werden. Sarsaparilla stimuliert Immunkräfte der Haut und kann bei Schuppenflechte helfen.

Anwendung Waschungen mit einem aus Sarsaparillawurzel zubereiteten Tee sind ein hervorragendes Reinigungs- und Heilmittel bei unreiner Haut.

Die Sarsaparilla gehört zu den Liliengewächsen und hat einen intensiven Duft. Präparate aus der Wurzel werden auch zur Behandlung der Schuppenflechte eingesetzt.

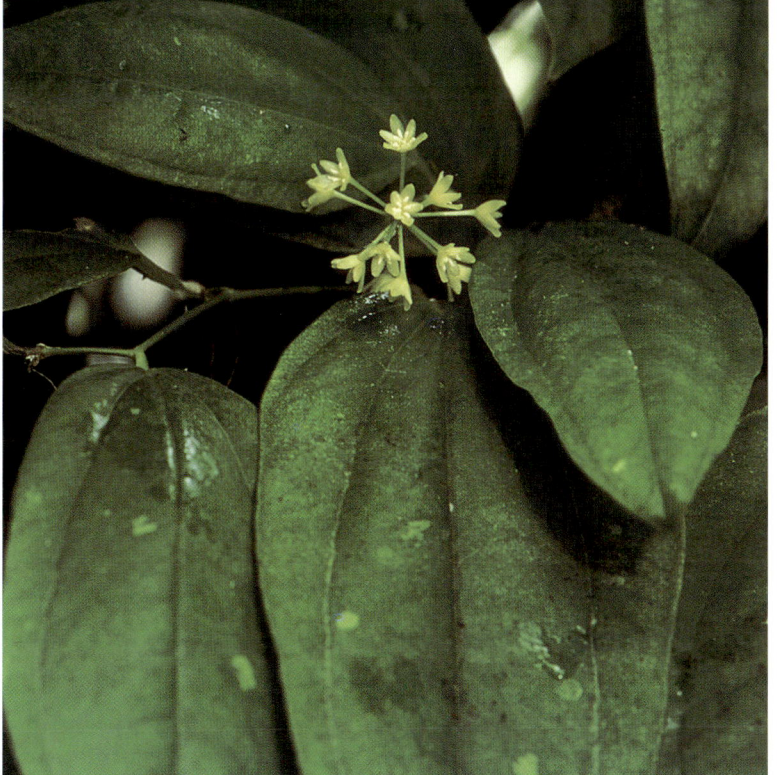

Die aus der Stechwinde gewonnenen Sarsaparillawurzeln enthalten antibiotische Substanzen und werden auch innerlich als Tee angewendet, um Giftstoffe auszuschwemmen und den Körper zu entschlacken.

Schwarzwurz

In alten Heilpflanzenbüchern wird diese Pflanze auch als Comfrey, Beinwell oder Bienenkraut bezeichnet. Schon Hildegard von Bingen empfahl das Kraut u. a. bei Hautleiden. Seit dem Altertum wird die Pflanze sehr geschätzt bei schlecht heilenden, eiternden Wunden. Schwarzwurz enthält neben Schleim- und Gerbstoffen viel Allantoin, einen Wirkstoff, der heute in zahlreichen Dermatika (Hautheilmitteln) zu finden ist. Allerdings: Aus Heilpflanzen isoliert und als Einzelwirkstoff in Cremes gepresst, verliert Allantoin seine enorme Heil- und Reinigungskraft.

Das Kraut und besonders der Wurzelstock beschleunigen die Wundheilung, bauen Hautentzündungen und Unreinheiten ab und helfen zudem vorzüglich beim Aufbau neuer kräftiger Schleimhäute.

Anwendung Ideal ist es, aus der Wurzel einen Auszug für einen Umschlag zu bereiten.

Man kann aber auch die pulverisierte Wurzel mit etwas warmem Wasser zu einem Brei verrühren und als Packung auf die entsprechenden Hautpartien auftragen, etwa 20 Minuten einwirken lassen und dann mit lauwarmem Wasser abwaschen. Diese Packung hat eine entzündungshemmende und reizmildernde Wirkung.

Schwarzwurz eignet sich auch als Badezusatz für die Behandlung unreiner Haut. Er hilft bei allen Arten von Hautunreinheiten, gegen Karbunkel ebenso wie bei nässenden Hauterscheinungen (Ekzemen) sowie auch bei Verbrennungen, Verbrühungen oder kleinen Hautverletzungen (Stiche, Kratzer, Risse, raue Haut).

Ein Aufguss aus Schwarzwurz hilft übrigens auch gegen Zahnfleischentzündungen.

Eukalyptus

Eukalyptus, insbesondere das ätherische Öl, ist hauptsächlich als Mittel gegen Erkrankungen der Atemwege bekannt. Es ist jedoch auch äußerst hilfreich bei unreiner Haut.

Krankheitserregende Mikroben hassen die Blätter und Öle dieses Baums, der in südlichen und tropischen Ländern zu Hause ist. Sie strömen nämlich einen äußerst scharfen Geruch aus und wirken pilz- und bakterientötend, bieten sich also nicht gerade als Paradies für die Besiedelung von Mikroorganismen aller Art an.

Eukalyptusöl eignet sich auch gut zur Aromatherapie bei Erkältungskrankheiten. Ein paar Tropfen davon in einer Duftlampe erfüllen ein ganzes Zimmer mit dem erfrischenden, die Atemwege befreienden Duft.

Unsere eigene Hautbakterienflora aber freut sich, wenn wir dem Badewasser Eukalyptusöl oder -tee zusetzen, das Öl auch direkt auftragen oder zur Behandlung infizierter Schleimhäute inhalieren. Dann nämlich verbünden sich gute Abwehrbakterien gegen Einflüsse von außen, hemmen und stoppen pilz-, viren- oder bakteriell bedingte Hautunreinheiten.

Anwendung So bereiten Sie sich ein Bad mit Eukalyptusöl gegen die unreine Haut:

- Warten Sie zuerst, bis der Wannenboden mit Wasser bedeckt ist.
- Geben Sie dann einige Tropfen ätherisches Eukalyptusöl hinein, und lassen Sie die Wanne mit der Duschbrause volllaufen. Die Badezeit sollte 30 Minuten nicht überschreiten.

Löwenzahn

Wunderhübsche gelbe Farbtupfer und -flächen breitet er schon im beginnenden Frühjahr auf grünen Wiesen aus. Jetzt müssen sich Blätter und Stängel allerdings schon kräftig panzern und wappnen gegen andere Geschöpfe der Natur, die die ersten warmen Wochen nutzen, um sich ihrerseits auszubreiten: Parasiten aller Art, gefräßige Kleinstlebewesen, die danach trachten, die verführerischen Löwenzahnblätter anzuknabbern.

Wenn man aber genau hinsieht, stellt man schnell fest, dass die Löwenzahnblume ganz gesund bleibt. Dies verdankt sie speziellen Wirkstoffen, die auf ähnliche Weise auch unsere Haut schützen, Unreinheiten vorbeugen oder ausheilen. Insbesondere die in den Stängeln enthaltene weiße Flüssigkeit besteht aus Bitter- und Gerbstoffen, die adstringierend (zusammenziehend) auf die Haut wirken.

Anwendung Milchsaft hilft nicht nur bei Furunkeln, Papeln, Pusteln oder Pickeln, sondern fördert auch den Heilungsprozess bei Warzen.

Löwenzahntee (aus Wurzel und Kraut) bewirkt – regelmäßig getrunken – eine bessere Durchblutung des Bindegewebes und eine allgemeine Anregung des Stoffwechsels. Man bringt dafür 2 Teelöffel des getrockneten Krauts mit Wurzeln mit 1 Tasse Wasser zum Kochen und lässt das Ganze 10 Minuten ziehen. Der Tee hilft dabei, schädliche Schlacken auszuschwemmen, die sonst Hautunreinheiten verursachen können.

Die jungen Blätter vom Löwenzahn sind eine würzige und vitaminreiche Salatzutat. Man sollte sie nur nicht gerade an Straßenrändern oder auf gedüngten Weiden pflücken.

Gelbwurzel

Sie ist giftig, essen darf man ihre gelappten Blätter nicht, die von Alkaloiden geradezu strotzen. Für unsere Haut aber sind die Wirkstoffe eine vorzügliche »Putzfrau«, die Hautunreinheiten effektiv beseitigt. Schon die alten Cherokee-Indianer schwörten auf die gelbgoldene Krautwurzel. Wenn die hübschen Indianermädchen auf das Hochzeitszeremoniell vorbereitet wurden, wurden sie toll aufgeputzt, und die alterfahrenen und gereiften Squaws gruben frische Gelbwurzeln aus dem Prärieboden, um damit die Haut der Mädchen noch zarter und reiner zu machen.

Anwendung Von der Gelbwurzel gibt es ätherische Öle, die sich als Bade- und Duschzusätze eignen. Sie helfen bei entzündlichen Unreinheiten, u. a. bei Schleimhautreizungen (z. B. auch der weiblichen Vaginalschleimhäute).

Gelbwurzeltee ist ein gutes Mittel, um damit die Haut zu waschen; anschließend kann man zusätzlich den Wurzelextrakt in Pulverform auf unreine Hautstellen auftragen.

Das Pulver bzw. der Puder kann ähnlich wie Schnupftabak über die Nase eingesogen werden und wirkt dann desinfizierend auf die Schleimhäute.

Ein altes Hausmittel gegen unreine Haut ist Stiefmütterchentee. Der Absud vom Kraut des wilden Feldstiefmütterchens soll sowohl als Tee getrunken als auch für Waschungen verwendet gegen Pickel und Pusteln wirksam sein.

Unreine Haut von innen behandeln

● Jeweils vor den Hauptmahlzeiten einen Esslöffel Apfelessig, in Wasser aufgelöst, trinken. Dies regt die Produktion von Magensäure an, verbessert die Eiweißverwertung und beugt auf diese Weise den häufigen Formen von Hautunreinheiten vor, die durch zu große Eiweißmoleküle ausgelöst werden.

● Die Haut braucht mehr Zink. Deshalb sollte die Nahrung reich an Vollkornprodukten und Naturreis sein, die jeweils viel von dem wichtigen Spurenelement enthalten (sehr viele Hautcremes und -salben enthalten Zink als wichtigsten Wirkstoff). Ideal: täglich ein Müsli (eine halbe Tasse) aus Weizen, Roggen, Hafer, Dinkel oder Gerste. Bei größeren Hautunreinheiten, schlecht heilenden Wunden usw. empfehlen Dermatologen auch die Einnahme von Zinktabletten aus der Apotheke über einen Zeitraum von 30 Tagen (nach Beipackzettel einnehmen), um bestehende Zinkdefizite in Hautzellen rasch auszugleichen.

● Unreine Haut braucht dringend Vitamine! Deshalb mal eine Woche lang mehrmals täglich frisches Obst (reich an Vitamin C) auf den Tisch bringen. In der Küche viel Pflanzenöle verwenden (Vitamin E).

● Schenken Sie Ihrer Haut jetzt eine Eine-Woche-Tomatensaft-Kur zum Aufbau neuer Hautgewebe sowie zum Schutz gegen freie Radikale und andere Krankmacher: täglich 1 Liter Tomatensaft mit 1 Esslöffel Pflanzenöl vermengen, 1 Stunde lang leicht köcheln, dann abkühlen lassen und den Tag über in kleinen Schlucken trinken. Durch das Kochen werden so genannte Lykopene aus dem festen Zellgefüge des Tomatenmarks freigesetzt. Diese in unserem Körper am stärksten konzentrierten Karotinoide panzern Hautzellen und machen sie gesund. Heilungsprozesse laufen dann viel schneller ab.

Endlich Schluss mit fettiger Haut

Seborrhö nennen Dermatologen eine zu ölige Beschaffenheit der Haut. Weil der Hautstoffwechsel meist hormonell oder enzymatisch bedingt aus der Balance geraten ist, werden Talgdrüsen krankhaft fleißig und überfetten die Haut. Viele betroffene Menschen sind darüber sehr unglücklich. Je öfter sie das lästige Talg- und Schweißfett von ihrer Haut waschen, desto hartnäckiger produzieren die Drüsen ihr Hautfett.

Das Problem dabei: Als Folge der Entgleisung sind sowohl der natürliche Säurewert der Hautflora als auch die Konzentration hautfreundlicher Fettsäuren gestört. Bakterien, Pilze, Viren und andere Mikroben haben es deshalb sehr leicht, durch die vergrößerten Hautporen in tiefere Hautschichten einzudringen und Infektionen auszulösen.

Die Hautseborrhö gibt es in unterschiedlichen Formen, als ölige oder trockene Hauterscheinung.

Bei der trockenen Form bilden sich fette Haut- oder Kopfhautschuppen, häufig auch Mitesser, und Hautbereiche können verhornen. Juckreiz führt zu häufigem Kratzen und dadurch bedingten Entzündungen oder auch stärkerer Verfettung.

Bei der öligen Form wirkt die Haut leicht fahl oder grau und glänzt stark, besonders in der Gesichtsmitte auf Stirn, Nase und Kinn. Sie neigt ebenfalls zu Mitessern und entzündeten Pickeln.

Wer fettige Haut hat, leidet meist auch unter fettigen Haaren. Widerstehen Sie der Versuchung, dem öligen Glanz mit stark entfettenden Seifen und Shampoos zu Leibe zu rücken. Die gereizten Talgdrüsen werden nur umso heftiger neues Fett nachliefern.

193

Kräuter helfen gegen fette Haut

Eine Reihe bekannter Heilpflanzen, beispielsweise die bei uns in den letzten Jahren als Mittel zur Infektabwehr sehr populär gewordene Echinacea purpurea, kann auch zur Behandlung fettiger Haut verwendet werden.

Kamille

Schon die alten Ägypter nutzten die Wirkkraft der Kamille, u.a. gegen Hautentzündungen, Abszesse, Juckreiz und Hämorrhoiden. Ganz ausgezeichnet helfen die hochkarätigen Wirkstoffe des ätherischen Öls der Kamille bei fettiger Haut. Sie regulieren die Talgdrüsenproduktion, wirken antibakteriell, desinfizierend und fördern die Wundheilung.

Die entzündungshemmende Wirkung der Kamille beruht auf den beiden Inhaltsstoffen Bisabolol und Chamazulen. Bei der Wasserdampfdestillation des Öls bilden sich blaue Verbindungen, die Azulene heißen und zu denen auch das Chamazulen gehört, einer der wichtigsten Wirkstoffe dieser Pflanze.

Anwendung Das Öl lässt sich örtlich auf die Haut auftragen, aber auch als Badezusatz verwenden.

Hilfreich bei fettiger Haut sind auch Dampfbäder aus Kamillenblüten oder dem Auszug der Pflanze.

Umschläge mit Kamillenblütenaufguss erfüllen einen ähnlichen Zweck und helfen zudem bei Hautausschlägen. Dabei wird ein mit dem Aufguss getränktes Leinenläppchen auf die betroffenen Stellen gelegt. Den Aufguss stellt man folgendermaßen her: Man gibt 3 Esslöffel getrocknete Blüten (aus der Apotheke oder dem Reformhaus) in 1/4 Liter kochendes Wasser und lässt das Ganze 10 Minuten lang ziehen, danach abseihen.

Echinacea

Die Indianer Nordamerikas schwörten auf dieses Kraut, den Sonnenhut, wenn es darum ging, Wunden zu heilen oder die Haut gegen Bakterien und andere krankheitserregende Mikroorganismen zu schützen. Der hervorragende Ruf dieser bis zu einem Meter hohen Pflanze sprach sich später bis zu uns herum – und heute ist die Echinacea für uns ein beliebtes Volksheilmittel geworden.

Im Gegensatz zu vielen anderen Heilkräutern entwickelt der Sonnenhut einen ganz eigenen und besonderen Wirkstoff: das Echinazin.

Anwendung Der Extrakt wird (z. B. als Salbe) in der Hautheilkunde verwendet, die Salbe hilft bei Furunkeln, Karbunkeln, Ekzemen und anderen Unreinheiten – insbesondere, wenn diese durch eine zu starke Talgabsonderung gefördert werden. Darüber hinaus enthalten Wurzel und Pflanzenteile der Echinazea weitere hautaktive Inhaltsstoffe, wie z. B. auch ein ätherisches Öl, das sich bestens als Badezusatz eignet. Zur äußerlichen wie auch zur innerlichen Behandlung bietet sich der reine Presssaft aus Echinacea purpurea an.

Bockshornklee

Bereits Hippokrates, der Urvater aller Ärzte, verwendete ihn vor etwa 2500 Jahren als Heilmittel, das er sich direkt aus der »Apotheke Natur« besorgte. Die Pflanze wächst vorwiegend in südlichen Ländern. In ihren Samen konzentriert sie eine unvergleichliche Mischung aus unterschiedlichen Wirkstoffen sowie Spurenelementen und Vitaminen, darunter eine eigene Kräutermedizin mit der Bezeichnung »Trigonellin«.

Gemahlene Bockshornkleesamen sind auch ein beliebtes und häufig verwendetes Gewürz in der fernöstlichen Küche. Currymischungen enthalten oft diese in rohem Zustand sehr bitter schmeckenden Samen.

Oft wird die Haut fettiger in Zeiten besonderer Anspannung und Belastung. Bei dieser vorübergehenden Störung der Talgdrüsen ist es sinnvoller, für seelischen Ausgleich zu sorgen, als mit äußerlichen Mitteln die Haut normalisieren zu wollen.

Hautpackung aus Bockshornklee

● Zur äußerlichen Anwendung kann man die getrockneten Samen im Mörser zerstampfen und mit etwas warmem Wasser zu einem Brei verrühren. Der Samenbrei wird auf die betroffenen Hautpartien aufgestrichen und mit einem Tuch abgedeckt.

● Man lässt die Packung etwa 20 Minuten lang einwirken, nimmt dann das Tuch ab und wäscht die Breimasse ab. Die wertvollen Fettsäuren in den Samen des Bockshornklees haben inzwischen die Kombination hochaktiver Wirkstoffe in den Hautstoffwechsel eingeführt, so dass sie sich entsprechend entfalten können.

Ingwer

Bei Ingwer denkt so mancher gleich an eine gut gewürzte Mahlzeit. Wie Bockshornklee ist auch die Ingwerwurzel ein beliebtes Gewürz aus der fernöstlichen Küche.

Immer noch ein guter Tipp bei fettiger Haut ist die altbewährte Gurkenmaske: Legen Sie für 10 Minuten Scheiben einer ungespritzten oder heiß abgewaschenen und geschälten Gurke auf das Gesicht, und decken Sie es mit einem angefeuchteten Tuch ab. Ausgleichend wirkt auch frisch gepresster Gurkensaft als Gesichtswasser.

Extrakte und Wirkstoffe des getrockneten Wurzelstocks sind jedoch nicht nur ein delikates Gewürz, sondern auch ein exzellentes Naturmittel, um eine zu fettige Haut wieder zu normalisieren. Hoch dosiert ist der Ingwer für Zunge und Gaumen brennend scharf. Dies ist ein Beweis dafür, was alles in dieser in Asien beheimateten Pflanze steckt. Tiere wissen es ja längst instinktiv: Was in der Natur scharf schmeckt oder riecht, lässt sich in der Regel als Arzneimittel nutzen, was hingegen wenig oder nach nichts riecht und schmeckt (wie z. B. Fett, viele kohlenhydratreiche Pflanzen oder auch reines Eiweiß), ist ideal für die Ernährung und zur Energiegewinnung.

Anwendung Ingwerwurzel kann man fertig gemahlen und getrocknet kaufen (z. B. im Naturkostladen oder im Reformhaus), sie ist enorm reich an kostbaren ungesättigten Fettsäuren, die wohltuend auf die Haut einwirken. Noch besser ist jedoch die frische Wurzel, die man jeweils bei Bedarf zerreibt. Die entfettende Wirkung lässt sich noch zusätzlich verstärken, wenn man den zerriebenen Ingwer mit Olivenöl mischt und aufträgt. Dies ist beispielsweise eine hervorragende Kur auch für seborrhoische Kopfhautschuppen.

Der reine Presssaft von zerquetschter Ingwerwurzel oder aber auch eine selbst gerührte Paste aus gemahlenem Ingwer, vermischt mit Olivenöl, beruhigt Hautentzündungen und kleinere Verbrennungen und fördert die Hautheilung.

Wenn Sie eine wirkungsvolle Hautpackung gegen fettige Haut herstellen wollen, verwenden Sie dazu am besten gemahlenen oder geschroteten Ingwer:

● 1 Tasse Pflanzenöl (am besten kaltgepresstes Olivenöl) wird in einem Töpfchen erwärmt und das Ingwerpulver darin verrührt.

● Dann eine Mullbinde, einen Baumwollverband oder am besten ein abgetragenes, aber frisch gewaschenes Baumwoll-T-Shirt mit der Ingwer-Öl-Masse tränken und das Ganze noch warm auf die fettigen Hautpartien auflegen.

● Den Brei 20 Minuten lang einwirken lassen, dann abnehmen und die Haut mit lauwarmem Wasser abwaschen.

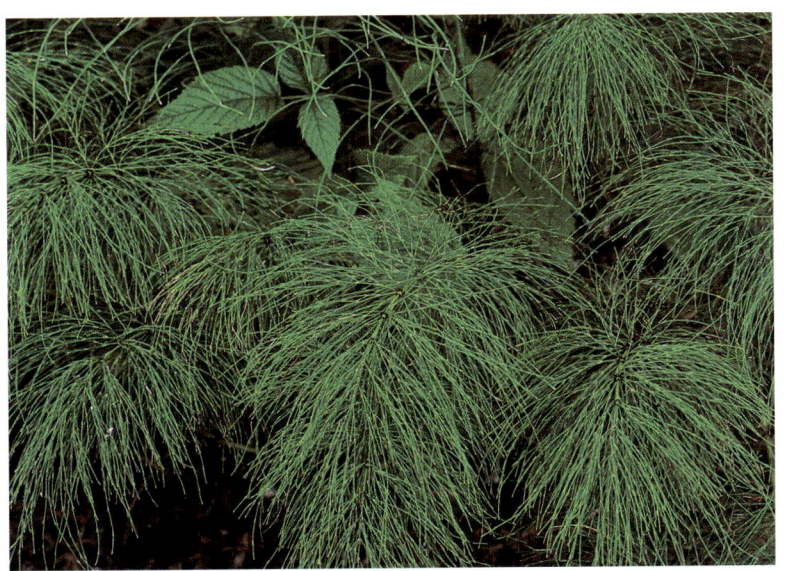

Seine Heilkräfte verdankt der Schachtelhalm vorwiegend dem hohen Gehalt an Kieselsäure. Diese wirkt u. a. gewebestraffend und -kräftigend.

Schachtelhalm

Diese Pflanze ist auch unter der Bezeichnung »Zinnkraut« bekannt. Wenn man ihre bescheidenen grünen Triebe sieht, könnte man kaum auf die Idee kommen, dass sie in der Lage ist, den Fettgehalt der Haut zu regulieren, und störrische Talgdrüsen davon abhalten kann, zu viel von ihrem Inhalt auf die Haut zu ergießen. Der Schachtelhalm – ein typisches Unkraut – ist das vielleicht eindrucksvollste Beispiel dafür, dass in der Natur die scheinbar schlichtesten Pflanzen manchmal die stärksten Heilkräfte beinhalten.

Das Kraut wirkt sowohl von innen als auch von außen auf die Haut ein. Es befreit sie von überschüssigem Öl, Talg, Fett und Schweiß. Und es gibt gleich noch eine gute Nachricht dazu: Molekularbiologen und Genforscher in Kalifornien haben jetzt herausgefunden, dass der Schachtelhalm auch unsere Haare kräftiger, dicker und widerstandsfähiger machen kann. Nicht umsonst werden Wirkstoffe des Schachtelhalms ja seit langem von Kosmetikherstellern für Produkte genutzt, die Haut, Haare und auch Fingernägel verjüngen und schöner machen. Verantwortlich dafür ist der hohe Gehalt an Kieselsäure, die bei der Pflanze die Aufgabe hat, die Zellwände zu festigen.

Rezept für eine Schachtelhalmkompresse: 2 Teelöffel des getrockneten Krauts 12 Stunden lang in 1 Tasse kaltem Wasser ausziehen lassen, ein Mulltuch damit tränken und für 20 Minuten auf das Gesicht legen.

Fettige Haut von innen behandeln

Fettige Haut kann man nur wirksam bekämpfen, wenn man zusätzlich zur äußerlichen Pflege seine schlechten Ernährungsgewohnheiten umstellt und seinen Speiseplan mit speziellen Biostoffen ergänzt. Wichtig sind in diesem Zusammenhang vor allem Wirkstoffe, die den Fettstoffwechsel der Haut regulieren, sowie Wirkstoffe, die den Immunschutz der Hautzellen kräftigen.

Sorgen Sie durch ausreichend Bewegung und eine ballaststoffreiche Kost für eine gute Verdauung. Viele Hautstörungen werden auch durch Darmträgheit ausgelöst.

● Sojalezithin (aus dem Reformhaus) enthält bis zu 40 Prozent Phosphatidylcholin, ein fettähnliches B-Vitamin, das vor allem das Cholesterin in den Schutzhäutchen der Hautzellen transportfähig und gesund erhält. Wenn dieser Biostoff fehlt, stoßen Talgdrüsen zu viel Fett aus. Kommt es dann zum Nachschub an Phosphatidylcholin, reguliert sich ein entgleister Fettstoffwechsel der Haut oft von allein.

● Fettige Haut ist oft arm dran, sie hofft auf Hilfe aus dem Nährstoffangebot des Bluts, wird aber nicht selten wieder und wieder enttäuscht, weil die wichtigsten Biostoffe fehlen. Was seborrhoische Haut besonders braucht, sind die beiden Vitamine A und C. Auf dem Essteller sollten möglichst oft – mindestens einmal am Tag – grüne, gelbe oder rote Gemüse auftauchen. Ideal: Spinat, Brokkoli, Mangold, Grünkohl, Paprika, Tomaten. Mit diesen Nährpflanzen haben schließlich schon unsere Ururahnen ihre Haut gesund erhalten, und wir haben heute diese Gemüse das ganze Jahr zu Verfügung.

● Um den Vitamin-C-Bedarf zu decken: viel frisches Obst essen. Je saurer, desto besser, am besten Zitronen, Grapefruits samt Fruchtfleisch, Kiwis, saure Beeren, saure Äpfel.

● Leiden Sie unter fettiger Haut oder fettigen Kopfschuppen? Dann versuchen Sie doch einmal Folgendes: Kaufen Sie sich in der Apotheke das weiße Vitamin-C-Pulver (Askorbinsäure), und trinken Sie zweimal täglich einen Teelöffel davon in Wasser oder Fruchtsaft aufgelöst. Keine Angst, Vitamin C können Sie nicht überdosieren. Ein Zuviel wird über die Nieren ausgeschieden.

● Tiere in freier Natur machen sich ihr hautfreundliches Vitamin C aus Glukose im eigenen Stoffwechsel selbst. Deshalb wird ein Tier niemals unter fettiger Haut leiden. Wir Menschen haben es da nicht so leicht. Wir müssen den natürlichen Heilmechanismen der Haut ein wenig nachhelfen. Und da kann Vitamin C, das einfachste und wahrscheinlich bedeutendste Vitamin, wahre Wunder wirken.

Trockene Haut geschmeidig pflegen

Ähnlich wie die Schale eines Apfels konzentriert auch die Haut Fettsäuren in ihren Zellen, um das Gewebe vor Ausdunstung und Austrocknung zu bewahren. Würde man der Apfelschale ihren Ölgehalt entziehen, würde das Apfelfruchtfleisch sein Wasser verlieren, und der Apfel würde rasch schrumpfen und faulen.

Für den Feuchtigkeitsgehalt der Haut sorgen die Glykosaminoglykane (siehe auch Seite 36ff.), große Moleküle, die viel Wasser binden können und beispielsweise auch die gallertartige Grundsubstanz der Gelenkschmiere bilden. Diese Moleküle sind in der bindegewebereichen Dermis unter der hornigen Außenhaut in hoher Konzentration eingelagert. Sie enthalten Schwefel, regulieren die Viskosität, den Feuchtigkeitsgehalt der Haut. Dieser Aufgabe können sie allerdings natürlich nur gerecht werden, wenn sie durch Lipide vor dem Austrocknen bewahrt bleiben.

Fett schützt vor Austrocknung

- Es ist nicht eigentlich Wasser, das die Haut schön feucht und geschmeidig erhält, sondern es sind ungesättigte Fettsäuren, wie sie z. B. auch in pflanzlichen Ölen enthalten sind. Kein Wunder also, dass sich speziell bestimmte pflanzliche oder ätherische Öle dazu eignen, unsere Haut dabei zu unterstützen, ihre wichtige Feuchtigkeit zu bewahren.

- Ungesättigte Fettsäuren sind äußerst verletzlich, sie haben jedoch von der Natur schwierige Aufgaben übertragen bekommen. Einerseits sollen sie nämlich Blüten und Blätter vor Ausdünstung schützen, andererseits werden sie aber heftig von Sonnenstrahlen attackiert. Aus diesem Dauerangriff von UV-Strahlen resultieren freie Radikale, die ungesättigte Fettsäuren rasch zerstören, wenn diese nicht entsprechend geschützt sind.

- Aus diesem Grund hat die Natur den Blüten und Früchten so genannte Antioxidanzien beigegeben, Schutzvitamine wie A, C und E. Aus so genannten Provitaminen, wie z. B. den Karotinoiden, entsteht das panzernde Vitamin A.

Die Karotinoide, aus denen das Vitamin A entsteht, sorgen in der Natur auch für leuchtende Farben. Tomaten, Aprikosen, Kürbisse und sogar die Federpracht der Flamingos verdanken ihre strahlend roten, rosa oder orangen Töne diesen Biostoffen.

So wird trockene Haut wieder geschmeidig

- In der Küche vorrangig Pflanzenöle verwenden (um der Haut von innen, aus dem Stoffwechsel heraus diese kostbaren Fettsäuren zur Verfügung zu stellen).
- Die Fettsäuren äußerlich auftragen, am besten durch ein Bad, das mit ätherischen Ölen angereichert ist. So werden sie am leichtesten von der Haut aufgenommen.
- Die ungesättigten Fettsäuren in unserer Haut vor freien Radikalen schützen – nämlich durch die Vitamine A, C und E.

Kräuter und Öle bringen den Morgentau in Ihre Haut

Besonders wertvolle Öle zur Pflege trockener Haut sind auch Avocadoöl, süßes Mandelöl und Weizenkeimöl. Sie erhalten sie in der Apotheke oder in Läden für selbst gemachte Naturkosmetik.

Folgende Pflanzenöle und Kräuter können Ihnen dabei helfen, Ihrer strapazierten Haut wieder ein jugendliches Aussehen zu verleihen. In die Haut einmassiert, als Umschlag, Packung oder dem Badewasser zugesetzt, sind sie eine Wohltat für die zu Entzündungen neigende trockene und rissige Haut.

Die Ursachen trockener, rissiger Haut können sehr unterschiedlich sein. Hinter feinen Rhagaden und Fissuren (meist spaltförmigen Einrissen der Haut) mag der geschulte Dermatologe mehr erkennen als lediglich eine zeitweise mangelernährte und deshalb ausgetrocknete Haut. Einen Versuch ist es aber immer wert. Wenn jedoch nach längerer Behandlung mit Kräutern und Ölen keine Besserung eintritt, sollte auf jeden Fall ein Arzt aufgesucht werden.

Olivenöl

Das einfachste Mittel bei trockener, rissiger Haut – probieren Sie es einfach einmal aus. Verwenden sollte man das verhältnismäßig teure kaltgepresste Öl, bei uns auch als natives oder Jungfernöl bekannt.

Anwendung Das Öl wird großflächig auf die betroffenen Hautpartien aufgetragen oder auch leicht einmassiert. Lassen Sie es einwirken, und decken Sie die Hautpartien gegebenenfalls mit einem Tuch ab. Vor allem trockene Haut nimmt das Öl gut an, ein Zeichen dafür, dass ihr schützende Fettsäuren fehlen. Olivenöl hilft auch bei Hautentzündungen, besonders bei feuchtigkeitsarmer Haut, und man kann auch sprödes, glanzloses Haar damit behandeln.

Das Öl eignet sich auch gut als Badezusatz. Dazu gibt man 2 oder 3 Esslöffel von dem Öl ins Badewasser. Mit Olivenöl kann man auch Kräuterauszüge selbst herstellen, beispielsweise aus Johanniskraut (siehe unten).

Wiesenklee

Da kann es geschehen, dass wir über Monate oder Jahre hinweg ganz unglücklich über unsere trockene Haut sind – und auf der Wiese vor unserem Haus wächst genau das Mittel, das uns so rasch von dem Leiden befreien könnte. Futterklee oder Rotklee wird er auch genannt, die allen bekannte Pflanze mit den drei kleinen grünen Blättchen (wenn man Glück hat, findet man auch mal eine vierblättrige). Gerbstoffe sowie antibakterielle und desinfizierende Substanzen machen den Klee zu einem natürlichen Heilmittel für unsere Haut.

Anwendung Kleeblätter samt Blüten kurz aufkochen, abseihen, mit einem guten Pflanzenöl vermengen und als Umschlag oder Packung der trockenen Haut auflegen.

Johanniskraut

Die an ihrer Spitze reich verzweigte Pflanze enthält den stark wirkenden roten Farbstoff Hyperizin sowie Bioflavonoide (Pflanzenschutzstoffe), Gerbstoffe und ein ätherisches Öl, das feinste Hautrisse schließt und bei wiederholter Anwendung der Haut ihre ursprüngliche Feuchtigkeit wiederschenken kann.

Anwendung Die frischen Blüten werden zerquetscht oder zerstoßen, mit einem guten kaltgepressten Öl (z. B. Olivenöl) vermengt und längere Zeit stehen gelassen. Man gewinnt auf diese Weise ein hervorragendes, selbst bereitetes Hautmittel für die ganze Familie. Damit können z. B. auch ein Sonnenbrand sowie Brand- und andere schlecht heilende Wunden behandelt werden.

Die Wirkung der frisch gepflückten Pflanze ist antibakteriell und durchblutungsfördernd. Sie kann auch als Packung oder Badezusatz verwendet werden.

Achtung Der im Johanniskraut enthaltene rote Farbstoff Hyperizin erhöht bei innerlicher Anwendung die Empfindlichkeit für Licht um ein Vielfaches. Man sollte in diesem Fall intensive und direkte Sonnenbestrahlung vermeiden.

Neben seinen hautpflegenden Eigenschaften hat auch die innerliche Anwendung von Johanniskraut an Bedeutung gewonnen. Das enthaltene Hyperizin soll stimmungsaufhellend wirken und wird daher als mildes, natürliches Antidepressivum eingesetzt.

Die gelbe Schönheit der Nacht kann mit ihrem wertvollen Samenöl innerlich wie äußerlich eine Menge für die Hautschönheit tun.

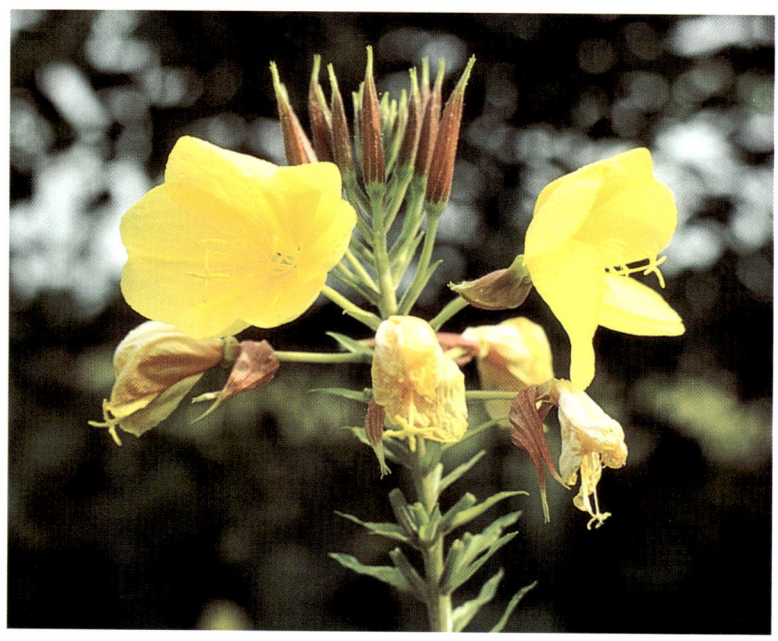

Nachtkerze

Die Nachtkerze wurde von den Indianern schon seit Jahrhunderten als wichtige Heilpflanze gesammelt. Bei uns ist ihre Wirkungsweise erst seit 1919 bekannt, als man die wertvollen Fettsäuren der öligen Samen analysierte.

Die gelb blühende Nachtkerze hat ihren Namen daher, dass sie in der Nacht ihre Blüten öffnet.

Das Samenöl dieser Pflanze ist einer der besten Lieferanten der Gamma-Linolensäure, einer der kostbarsten mehrfach ungesättigten Fettsäuren der Natur überhaupt. Sie ist äußerst empfindlich gegen Oxidationsvorgänge, d.h. sie wird sehr rasch von freien Radikalen zerstört, und muss deshalb durch Vitamin E (Tokopherol) vor einem entsprechenden Abbau geschützt werden – so wie dies im Nachtkerzensamen auch schon der Fall ist.

Anwendung Nachtkerzenöl ist nicht gerade billig, es eignet sich am ehesten für die Behandlung lokaler Trockenstellen der Haut (z. B. trocken-rissige Finger oder Hände, wie sie vor allem in der kalten Jahreszeit mitunter auftreten).

Die regelmäßige Einnahme von Nachtkerzenöl ist auch bei der Behandlung von Neurodermitis hilfreich und wirkt sanft lindernd auf den Krankheitsverlauf.

Borretsch

Wegen seines gurkenähnlichen Geruchs und Geschmacks ist er auch unter dem Namen »Gurkenkraut« bekannt. Er stammt aus dem Mittelmeerraum, wo die Sonne herunterbrennt und die sensiblen Blüten und Blätter deshalb durch Lipide vor dem Ausdunsten geschützt werden müssen. Dieses Öl macht den Borretsch sehr wertvoll.

Anwendung Man kann die jungen, üppigen Blätter klein schneiden, zerstampfen und mit Borretschöl vermengen. Danach auf die trockenen Hautpartien auftragen und einwirken lassen.

Borretsch hat aufgrund seines Gerbstoffgehalts auch eine entzündungshemmende Wirkung. Umschläge mit Kräuteraufgüssen aus Borretsch lassen Entzündungen wie Ekzeme und andere Ausschläge schneller abheilen.

Trockene Haut von innen behandeln

• Die vergleichsweise gröberen tierischen Fette (z. B. in Fleisch, Wurst, Butter) finden den Weg nicht in die Hautzellen. Dort werden vorwiegend nur ungesättigte Fettsäuren sowie der Fettstoff Cholesterin geduldet (deshalb ist z. B. die knusprige Haut von Grillhähnchen eine wahre Cholesterinbombe!). Die Haut braucht ungesättigte Fettsäuren, deshalb in der Küche möglichst Pflanzenöle verwenden (z. B. für Salate, Saucen, Gemüse).

• Wichtig ist es, den Hautzellen aus dem inneren Stoffwechsel heraus möglichst viele »Immunpolizisten« zu schicken. Diese schützen nicht zuletzt die sensiblen Fettsäuren vor freien Radikalen und bauen auf diese Weise einen neuen Feuchtigkeitsfilm der Haut auf. Die dafür nötigen Vitamine holt man sich frisch aus der Natur: mit viel Obst, Salat, Rohkost und Gemüse.

• Was auch noch notwendig ist: das Spurenelement Selen für den Bau von Immunenzymen in den Hautzellen (siehe auch Seite 30). Selen ist vorwiegend in Vollkornprodukten, Naturreis, Pilzen, Spargel, Käse, Eiern und Fisch enthalten.

• Wer seiner allzu trockenen Haut im Eiltempo helfen will, kann sich in der Apotheke ein Antioxidanzienpräparat kaufen und einen Monat lang nach Beipackzettel einnehmen. Das Präparat enthält Selen sowie die Vitamine A, C und E. Je nach Disposition kann es eine schrundige, zu Entzündungen neigende Haut rasch ausheilen.

Borretsch lässt sich auch gut im Garten ziehen, wo er sich großzügig selbst aussät, wenn er erst einmal Fuß gefasst hat. Die klein geschnittenen Blätter sind ein gutes Salatgewürz, die hübschen blauen Blüten sind ebenfalls essbar und schmücken z. B. pikante Kaltschalen.

Bildnachweis

Image Bank, München: Titel/Einklinker (Gay Garry), 28 (J. du Boisberran), 40 (James Meyer), 45 (A. Boccaccio), 86 (Derik Murray), 101 (Henry Wolf), 106 (G. + M./David de Lossy), 119 (Richard Kirsch), 123 (Marc Romanelli), 125 (Jean Mahaux), 150 (Renate Kupatt), 158 (Steve Proehl), 161 (David Gould), 176 (Alain Choisnet); New Eyes, Hamburg: 2 (Retna/Acheson), 14 (Bert Leidmann), 22, 136 (Retna/Ken Bank), 66 (Tandem), 108 (Retna/S. Wallis), 155 (Happy Pictures); Südwest Verlag, München: 51 (Christian Kargl/U. S.), 60 (Nada Gotovac), 98, 184 (Karl Newedel), 145 (Christian Kargl), 170 (Bernhard Hecker), 197 (Joachim Heller); Tony Stone, München: Titel/Fond (Andre Perlstein), 10 (Barry Yee), 16 (Chris Craymer), 32 (Tony Latham), 36 (Steve Taylor), 56 (Chris Everard), 58 (Laurence Monneret), 72 (Ian O'Leary), 76 (Ken Scott), 80 (Jerome Tisne), 90 (Mark Douet), 133 (Ralf Schultheiss); Wildlife, Hamburg: 189 (Harms), 202 (P. Hartmann)

Literaturhinweise

Dittrich, Kathi/Leitzmann, Claus: Bioaktive Substanzen. Trias Verlag. Stuttgart 1996
Kovács, Heike/Preuk, Monika: Kursbuch Haut. Südwest Verlag. München 1997
Oberbeil, Klaus: Fit durch gesunde Ernährung. Südwest Verlag. 6. Auflage, München 1996
Zittlau, Jörg/Kriegisch, Norbert: Das große Buch der gesunden Ernährung. Südwest Verlag. München 1997

Hinweis

Das vorliegende Buch ist sorgfältig erarbeitet worden. Dennoch erfolgen alle Angaben ohne Gewähr. Weder Autor noch Verlag können für eventuelle Nachteile oder Schäden, die aus den im Buch gegebenen praktischen Hinweisen resultieren, eine Haftung übernehmen.

Impressum

© 1998 Südwest Verlag GmbH in der Verlagshaus Goethestraße GmbH & Co. KG, München Alle Rechte vorbehalten. Nachdruck – auch auszugsweise – nur mit Genehmigung des Verlags.

Redaktion: Dr. Marion Onodi
Redaktionsleitung: Dr. med. Christiane Lentz
Bildredaktion: Ute Schoenenburg
Produktion: Manfred Metzger
Umschlag und Layout: Heinz Kraxenberger, München
DTP-Produktion: AVAK Publikationsdesign, München

Printed in Italy

Gedruckt auf chlor- und säurearmem Papier

ISBN 3-517-07605-8

Sachregister

Anwendungsregister